U0206450

心理咨询师笔记

宋兴川◎著

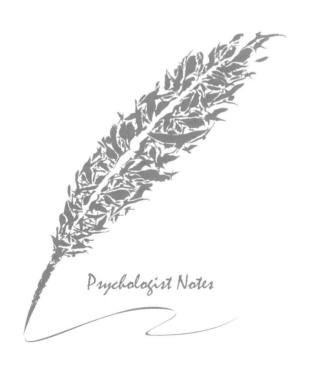

Psychologist Notes

中国社会科学出版社

图书在版编目（CIP）数据

心理咨询师笔记 / 宋兴川著. —北京：中国社会科学
出版社，2015.5（2024.4重印）
ISBN 978-7-5161-6030-5

Ⅰ.①心… Ⅱ.①宋… Ⅲ.①心理咨询－咨询服务
Ⅳ.①R395.6

中国版本图书馆CIP数据核字（2015）第085575号

出 版 人	赵剑英	
责任编辑	黄　山	
责任校对	张文池	
责任印制	李寡寡	
出　　版	中国社会科学出版社	
社　　址	北京鼓楼西大街甲158号	
邮　　编	100720	
网　　址	http://www.csspw.cn	
发 行 部	010-84083685	
门 市 部	010-84029450	
经　　销	新华书店及其他书店	
印　　刷	北京明恒达印务有限公司	
装　　订	廊坊市广阳区广增装订厂	
版　　次	2015 年 5 月第 1 版	
印　　次	2024 年 4 月第 3 次印刷	
开　　本	710×1000　 1 / 16	
印　　张	18.5	
字　　数	279 千字	
定　　价	58.00 元	

凡购买中国社会科学出版社图书，如有质量问题请与本社营销中心联系调换
电话：010-84083683
版权所有　侵权必究

目　录

第十章　学会说话

第十一章　寻找快乐

第十二章　积极教育

走近心理咨询（自序）

我喜欢上心理学，纯属偶然。在 20 世纪 80 年代，高考报志愿时，师范大学的各系都能在中学找到相应的课程，唯独教育专业没有，所以我就毫不犹豫地选择了它。因为自小待在山沟里，我很想到外面走走，想过游走不定的生活，我不想过学校固定的生活。我很熟悉老师，想做不熟悉的职业。

读了教育专业后，发现教育学、教育史、心理学是它的三大主干课。在学习中，我喜欢上了心理学。毕业之后，我任教于高校。工作之余，我常和学生交流思想，渐渐喜欢上了心理咨询与治疗。然后，我开始关注自己，也有意识了解别人，积极帮助别人解除心理困惑。不过，这些都是好奇与兴趣，真正让我把心理学当作一项事业与追求则是在北京读博士的时候，因为在那时我参加了美籍华人李绍昆、张宝蕊的心理咨询师培训班。他们的咨询技能、催眠以及团体辅导等，尤其现场观摩她对一位学员的咨询，为我打开了一个探究心灵的神奇领域，同时召唤我踏上寻找自我的旅途。从此，我的任何学习、科研、教育，也都和探索心灵，拯救灵魂的迷失有关。

我是自上而下开始走上心理咨询之路的，也就是说，我不是沿着先参加各种培训、然后是实践的那种自下而上的过程。我是先从对心理学的研究开始介入，并逐步投入心理咨询的，所以，我喜欢思考与研究，对心理咨询与治疗，喜欢尝试一些新方法，更喜欢整合。无疑，这就是我走的赋有特色的心理咨询与治疗的路子。

我认为心理咨询师要想帮助别人首先得帮助自己。很多走上心理咨询道路的人，都是由解决自己的问题开始的——荣格和阿德勒都是这样。做精神分析的人都知道，如果自己的问题没解决，就会把自己的问题带到咨询活动中，很容易产生"移情"，从而妨碍对来访者真实问题的探究与分析。可以说，我们认识自己有多少决定了我们对来访者探索有多少。心理咨询师是一面镜子，如果上面有污点，那就坏事了，一定也会把这个污点映射到来访者身上，让人误以为照出的是来访者身上的污点。因此，认识自己这是其一，走出自己的心理问题更重要。因为只有咨询师心理健康了，才会怀有积极健康的心态，开始其助人的工作。

我认为心理咨询师要接地气，倡导本土治疗。人是一定文化下的产物，人的成熟是与人交往中社会化的结果，所以人是文化的产物。国外的心理咨询与治疗方法走在我们前面，虚心的学习固然重要，但更要结合自己的文化，进行必要的扬弃。心理咨询是助人的事业，涉及面对面的交流与沟通，在此过程中，尊重、温暖、共情、倾听，积极关注是建立信赖关系的基础。这是不管在任何文化背景下都需要的，也是我们进行心理陪伴的精髓。然而，在进行危机干预时，就充分体现出文化的优势了。对信奉宗教的人来说，宗教对亡灵的超度就能极大地抚慰遇难亲人伤痛的心。了解当事人的文化背景不仅有助于进入他的内心，还有助于汲取他原有文化中的积极因素，十分有效地帮助他。

我认为心理咨询师的人品很重要。心理咨询是帮助人的事业，凡是与人沟通的工作，尤其面对面的，你的个人修为对彼此的关系有重要的影响。如果来访者对咨询师不喜欢，那将很难开展工作。因为，人品的优劣会在互动的相处中反映出来。人常说：相由心生。人品如何不仅在面部，还会在行为中表现出来。一次咨询可能让对方很难感受到，但是多次咨询后就很容易使对方感受到了。无疑，真诚、袒露是咨询师必须做到的，不用说，你的个人修为也会不经意地流露。中外许多咨询大师不仅咨询技能高超，而且更重要的是他们人格魅力的伟大，你想从事这项工作，并持续得久远，那就必须加强自己的品德修养。

我认为心理咨询师要有理有情。心理咨询师要陪伴来访者，不仅要听懂来访者的心声，还要体会对方的情绪，所以咨询师不仅要有头脑，更要有心，或者说是爱心。作为咨询师，你可能拥有很多心理学知识，有许多了解人的方法，但并不能成为好的咨询师，因为咨询不是说教与争论。在某种意义上，如何体会对方的情感并准确表达出来，这对咨询的成功更加重要。这就是共情的魅力。有心理问题的人，一般是错误的认知影响了情绪的困扰，只要咨询师体会并表达了对自己痛苦的情绪，咨询师就可以由此进入对方的内心，对方也愿意敞开心扉向你倾诉。这就等于将对方的创伤治好了一般，因为他向你宣泄了情绪。实际上，来访者都有自我修复能力的，在他诉说过程中很多就已澄清了困惑，理清了思绪，也悟出了困扰的原因。所以，对于许多适应性问题，咨询师有情的陪伴更重要。无疑，任何来访者都喜欢有生命的、有血有肉的咨询师。

我认为心理咨询师要广泛学习。了解人的方法很多，对人的困扰疏导、对人精神的提升并非是心理学一门学科，所以心理咨询师需要专业成长，需要不断地学习。凡是关注人的所有人文学科知识都对提升心理咨询师的专业发展具有滋养作用。从心理学到心理学是成就不了一个心理咨询大师的。所以，致力于心理咨询事业的人要向其他人文学科学习，比如文学、艺术、伦理、政治、历史等。咨询师还要向民间文化学习，如果有可能的话，每个地方的风俗习惯都需要学习或涉猎，要知道许多心理问题就是由于不同文化冲突造成的，文化治疗也是本土治疗的一个缩影。作为咨询师，你还要向同行学习，他们特殊的案例或方法或许会激发你想得更多，从而丰富你咨询的经历。不可否认，必要的督导是重要的，尤其是年轻的、刚入行的新手，适时的督导会缩短你由新手到熟手的时间。

不管怎么说，咨询是语言沟通的过程，你要向别人学习如何讲故事，如何让自己的沟通有亲和力，更有魅力。

我认为心理咨询师的人格魅力比方法更重要。方法重要，咨询师要尽可能学习不同的流派及方法，咨询师要多实践，多接个案，并对每次的咨询写出总结及反思，这对初学者重要也对成熟者重要。因为咨询无止境，每个个案，尤其特殊的，对咨询师构成挑战的，它们都是促使咨询师专业成长的契机，所以，咨询师要怀着感恩之情对待每次咨询，及时写下总结是咨询师敬重对方的表现。不过，随着咨询师的专业成熟，会发现咨询有方法也没方法，当咨询师全身心陪伴对方的时候会忘了方法。咨询师咨询的技能、方法已融合，在其转化为能力的同时，也就成为咨询师的人格魅力了。面对咨询的来访者，咨询师会随着咨询过程的力量——咨询力，双方，尤其咨询师，而协调一致地变化。此时的咨询表面上是双方的互动，其实背后则是一种艺术。

这么多年来，我正是怀着对咨询的热爱开始这项工作的。我非常珍惜每次咨询的那些机会，反映在行动中就是写反思与总结。我还利用一切学习的机会，与同行和水平高的人交流，这些学习经历使我心理咨询的专业得到快速提高。

正是怀着对人生的悲悯意识，以及敬重心灵沟通的活动，我把咨询过程中能让我感动或感悟的事件、启迪的思想写下来，一是化解我的困惑，让我的心灵平静——这说明写作具有治疗作用；二是写出来为了让我记住，融化到我的人格中，我认为凡是写出来的东西才是自己的东西。当我把这些思考的东西放在一起时，不经意间竟然形成了一个集子，我很乐意与大家分享我思想走过的路。

分享能带来快乐，还能带来友谊。

我真诚地向大家敞开心灵，向大家走来。我也很希望得到大家的回应，为的是，能让我们一同携手，在心理咨询的路上走得更远！

我要感谢浙江丽水学院、丽水学院教师教育学院的倾力资助！

我要感谢李丽虹、上官玉彦、黄爱玲、唐晓诚、刘燕燕、程翠萍、高伟光、方盛良的鼓励和支持！感谢李丽虹在文稿修改、校对中的辛勤付出！

我更要感谢为本书提供大量插图的无名学生。

我祝愿你们能够跨越人生遭遇的任何艰难与险阻！明天比今天好！

是为序！

宋兴川

2014.11 于浙江丽水

第一章 心理咨询

///

世上职业有很多，什么样的职业能让你快乐，有无穷的魅力吸引你，并能作为自己的精神家园和寄托呢？

我认为这种职业就是心理咨询。

这是一种助人，是一种"布道"，是一种大爱无边的工作。

从事这种工作，要有爱心，要有专业技能，还要有对咨询者的浓厚兴趣。

无疑，良好的心理咨询能使双方满足与快乐，心理咨询——真是充满无穷的魅力。

心理咨询师，你召唤我，我已踏上追逐你殉道的人生旅途。

心理咨询师

就在我于北京读博士期间，我参加了一个名为"中美心理咨询与治疗"高级研修班。那是我第一次亲身参加的心理咨询活动，美籍华人夫妇俩把心理咨询的理念及实际操作展示给我们，短短的七天，我接触了咨询的基本技术，还有催眠、团体辅导、心理剧和督导等方法。这么多的信息量，又是全封闭授课，我真像"刘姥姥进了大观园"，是那么的兴奋、激动与欣喜，我如饥似渴地学习着。后来，我又参加了一个小时的个体辅导，亲自聆听"大师"给我的点化。我真是收获太大了，整个人都灵动起来，能带着乐观的心态看待周围的一切。我也体验到，一个人的变化如同沾了仙气，那是从头到脚的轻松与精神。可以说，人有精气神儿了。

说真的，当时，我真有些痴迷。不过，我的确也受益了，我放下了心结，面对了内心不愿企及的问题。

现在想想，似乎从小到大，三十多岁了，也只有在那时我才关心自己的内心世界，探索我是一个什么样的人。在"大师"的引导下，我终于了解我是一个自卑、胆怯、内心有许多委屈的人。因为，当时我还走不出遭到家庭伤害的阴影，只要提起曾受到的伤害，我总是泪流满面。我是遭受过创伤的，那件事后，我从小对家庭、亲人建立的依赖和许多价值观全部崩溃。即使过了一年半载，一触及这样的问题，我仍会似"祥林

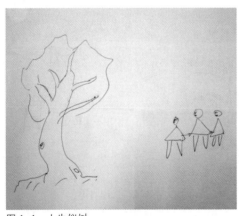

图 1-1　人生似树

嫂"一样，提起"阿毛"总抱怨不完，我对家庭中的"他们"有许多困惑和痛苦。虽然读了博士，由于一直在学校，从小就知道拼命读书，一门心思想跳出苦难的家，所以什么社会经验，如何为人处世的道理，对我来说都几乎是个空白。自然，对遭遇的所有不幸都是逃避，或委曲求全，或压抑，或绝望地叹息。我化解痛苦的最好方式，是沿着弯弯的河，一个人逆流前行，最远走到山里头。那当儿，我会忘了时间，也会疑惑竟不知自己在寻找什么。然而，事不遂人愿，由于还有许多事要做，所以我更多的时候是读书或绘画。

不可回避的是，生活依旧。我究竟能逃避到哪里呢？除了画画和读书我别无他法。我于是埋头读书、画画，间或写作，期望到山外的世界去闯，去获得未来人生进一步的超越。

今天，第一次有这么尊敬我的人与我交流内心，那么亲密，那么理解我、懂我。我只觉得，这一刻我是十分幸福的人！

在这个学习班里，每天我都会早早到，认真听，仔细思考，竟然还大胆地发言。每天课后不断与其他学员交流，主动参与其中勇敢表达自己。

每天除了参加课堂学习、吃饭就是交流，分享的快乐让我们忘了休息，甚至聊天到夜里熄灯。我第一次体会到在信赖的气氛下，人与人心灵交流是非常快乐的事。

参加完培训班后，有一天晚上，我真地做了个梦：一粒豆子在土壤下骚动，似乎有呢喃的低语声，它慢慢顶破头上的土，探出圆圆的头，嫩黄的芽沐浴在清晨的阳光中。这时我醒了，我内心认同我就是这棵豆秧。我怀着愉快的心情从床上爬起来。那时天刚蒙蒙亮，昨夜一场大雪，大地一片银装素裹，我激动地在操场跑了几圈。这时太阳出来了，我迎着曙光掬了一捧雪，洗了把脸。"除掉往昔的晦气吧！"我心里想。此刻，我内心通透的清亮，我知道：这预示我生命翻开新的一页，将得到一次重生！我体会到远方，从阳光涌动而来的一种温暖和神圣。

这是我第一次接受心理咨询师培训的经历，我认识并理解了这个职业，我觉得这个职业很神秘，不是任何人都可以做的。

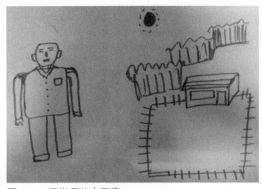

图 1-2　男学员的自画像

在这个培训班里，我对那两位美籍华人印象很深，也产生了几分崇拜。那位女咨询师能从别人的谈话中，比如某个词、某句话便能一步步追问，进而了解其背后隐藏的鲜为人知的故事。那故事一定引人入胜，讲述者都会带着眼泪，怀着深情诉说这段往事，这气氛足以打动我们每个学员的心。不仅是语言，有时可能还是某个惯常的行为。这习惯也能被她所捕捉，其背后也是有故事的。我们学员都很怕她，生怕她看穿我们自己也不知道的内心。我是一直想知道，她为什么有这般过人的洞察力，我仔细看过她的眼睛，和别人没什么区别，但她的眼神很犀利。她还坐在教室的中心，亲自给一个五十岁的男学员咨询。这位男学员不敢注视着三十多岁女性的眼，每次咨询时，只要遇到这个年龄段女性的眼睛，他就会脸红、内心紧张，总想极力避开。经过他们之间的交流、讨论，尤其是通过她营造的信赖环境，使这位男学员一边回忆自己的经历一边思考。他们的交流持续了一段时间，眼看快陷入僵局了。这位女咨询师向后一仰，努力喘了口长长的气，这位男学员忽然醒悟道："可能是我担心与这个年龄段的女子有染吧！"

咨询就这么神奇结束了。我们看呆了，都惊讶这神奇的心灵交流。

事后，我问这个男学员为何交流如此成功。他也迷惑为什么平时都找不出原因，与这位专家聊天时，就在轻松的互动中自己竟然会悟出来。他想来想去，认为是专家的问话方式促进了他的内我探索。但是，这位专家却告诉我们："原因是放下了自己，全身心地陪伴对方，跟着心的流动，以唤醒对方心灵的探索能力而已。"

专家还十分肯定地说："这就是咨询的道！"

另一位男咨询师教我们催眠，他让我敬佩的是能让你哭，也能让你笑。

哭和笑都是人的基本情绪，有心理问题的人，要么不会哭，要么不会笑。能哭会笑不仅可以宣泄人的情感，还可以真实表达人的内心需要。一个矜持的、自我保护意识强的人往往表现于外的是不苟言笑。能唤醒别人情绪变化，就等于触及了他的柔软部位，也表示他接纳了你，准备向你敞开心扉。哭，也是他自我防卫的彻底崩溃。说来也巧，培训班就有这么一个学员，他以前是个很风光的校长。虽然今天已经落难，但仍有几分自尊和高傲。他内心很苦，但迫于面子，一直包裹着自己，从不向别人言及自己的痛楚。他明明帮不了别人，但却总想帮别人。用他的话说就是很想享受以往被别人关注，以及被人求的优越感。为此，他时不时夸下要帮助人的海口。过后，他也后悔这种承诺，非常痛恨自己的这番虚伪。在一次的团体活动中，咨询师感觉他心不在焉，就坐到他跟前与他攀谈。老师先说些动情的话，煽动他的情绪，然后身体与他剧烈起伏的胸脯相一致，就这样往复着，终于唤醒、放大了那个人的情绪，让他顷刻间号啕大哭起来。不用说，这位学员憋着的一肚子话一股脑儿全倒了出来。之后，那位男学员轻松了，眼睛有神了，简直变了个人。还有一次催眠，我们回到了小时候，在很安静的气氛下，一位女学员嘤嘤啜泣。待我们回到现实中，老师单独对那位学员辅导。为了解尘封多年的问题，她也坦诚开放了自己。

"知道你很伤心，一定是经历了很痛苦的事。"这位咨询师带着同情，用十分悲伤的语调和表情问。咨询师的语气特别有感染力，那压低的声音，饱含痛楚，他的声调和身体的呼吸与那位学员协调一致，在高低起伏的呼吸中，这位老师先哭了出来，终于那位女学员也爆发了抑制不住内心蓄积的情绪，哭了出来，而且是仰天长号。很快，这位咨询师和那位女学员抱在一起，两个人齐声恸哭……

这场面十分的感人，我们十几位学员也流出了同情的泪水。我真真切切地看到那位女学员的悲恸是怎么被这位咨询师一步步带出来的。我惊叹于他的这种魔力。

在经过一番交谈后，那位女学员平复了情绪，也解决了她的心理问题。

此刻，大家的情绪还很悲伤，这位咨询师因为要讲其他的内容，很想调整一下大家的心情，于是把我们拉回平静、快乐的情绪当中。只见他深呼吸了一下，霎时，他的语调和表情都快乐了起来。刚才悲伤的情绪尽消，好像根本没发生什么事似的。他伸开双臂，对我们说："好，大家的心情回到课堂上，把刚才的痛苦放下！"

他面带微笑环视着我们："大家刚才哭了，想不想笑啊？"刹那间，他前仰后合大笑起来，我们不约而同也都笑了。他还学了一位学员的笑，我们觉得更可笑了。于是，笑声在学员间传递，互相感染，整个课堂也搅翻了，不知怎么大家都笑了，有的竟然还笑出了眼泪……

他开始讲课了，我还没回过神来，我深深折服他的能力，怎么能让我们哭和笑。我认为，我们被催眠了，或被暗示了。我很钦佩他具有这般调控人心灵的魅力。

从那时起，我真正认识了心理咨询，也喜欢上了心理咨询师这个行业。不用说，这两位咨询师的影子种在我脑海里了，因为我是一个十分虔诚的"孩子"啊。很小的时候父母和周围人都这么说："这孩子是个老实人，心眼儿特别死！想做的事，死活也拦不住。"这话一点儿都不假，凡是感动我的人，我不仅羡慕还会崇拜和追逐。就这样，我先后参加了他们举办的三次心理咨询师培训班，每一次都是全身心地投入，去发现、探索，也去自我成长，更去揣摩我与他们之间的差距，因为我想成为他们那样的人，我想走近他们，因为我已踏上他们撑起拯救人灵魂的渡船。如果他们是在"布道"的话，那我就是他们的"门徒"。他们召唤着我，我紧紧追随着他们，寻找我心目中的目标。从此，我珍惜与他们交流的任何瞬间，他们身上散发的任何气息都逃不过我的内心，我用心记录他们的影像，用心读关于他们的故事，还用心思考他们给我启迪的任何话语。

为了抓住这宝贵的提升自己的机会，每次培训我都会主动把我的感悟与周围的学员分享，我还大胆地去实践，也经常在孤独和寂寞的时候去想。

从那以后，我也在工作之余接待一些来访者，在我做心理咨询的经历中，我体会了他们，理解了他们，并逐步走近他们。

心理咨询师的路很长，它需要我们不断学习，还要努力学会思考，更要主动形成自己的理论和风格。我认为做咨询心怀一颗爱心很重要，具有多方面的人文知识也很重要，但这些都不如在实践中精神境界的提升。另外，心理咨询是两个生命的交流，不仅是用语言更是用彼此能感觉的心。

心理咨询不是聊天，是陪伴，但是它也是聊天，不是陪伴。不管是什么，心理咨询是带着咨询者走向光明，走向自我实现的再生之路。

心理咨询是一项伟大的事业，从你的言行到你的人文修养，都是永无止境的，它充满无穷的挑战和魅力，值得你终生去追寻。

心理咨询师，你召唤我，我已踏上追逐你殉道的人生旅途。

拯救心灵

世上职业有三百六十行，什么样的职业能让你快乐，有无穷的魅力吸引我们，并作为自己的精神家园和寄托？

这个话题是人生最重要的问题，除了吃饭睡觉维持生命的活动外，我们的身心都需从事职业活动，与我们相伴，可能一直到退休。我们的精力需要耗费在它上面，它是我们的精神伴侣，当然它也会给我们提供快乐。一想到人生这么漫长的时间，我们都要与职业息息相关，处于对自己人生负责的态度，我们必须慎重抉择和考虑自己要从事的职业。

心理学研究指出：选择合适

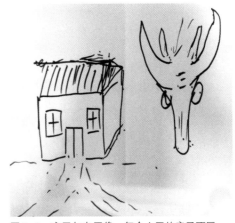

图1-3 房子与自画像。每个人画的房子不同，每个人画的自画像不同，这就是人心不同

的职业有助于实现人生的幸福；反之职业决定我们的人生和性格。既然如此，那么最好的职业是什么？职业心理学家认为，从事的职业最好要做到人职匹配，也就是说根据个人的特点，选择从事相适应的职业。职业只有适合人的特点，才有助于发挥人的潜能，最大限度地实现自己的人生价值。当然，也容易获得职业的成功。一般而言，符合自己特点的，也往往是自己感兴趣的，但未必是自己想做的。因为不同的历史阶段，社会有不同的价值导向，人们往往选择最有价值、社会影响最大的，也就是声望高的职业，这是社会历史发展倚重职业经济价值的文化体现。美国职业心理学家霍兰德把职业分为六类：社会型、艺术型、实际型、常规型、企业型、理论型。我们每个人都能从中找到适合自己的职业。只要适合自己个体禀赋，能获得身心发展的职业，都是可取的职业。职业没有高低贵贱之分，因为只要社会存在某种需求就会有相应职业。随着社会发展，有些职业由于缺乏社会的需求，可能会消失，所以职业具有很强的社会价值。不管什么职业，只要能满足社会需要又能满足个人的性情，这样的职业就是好的职业，也是具有人生价值意义的。

我们只有选择了能满足自己个性特点的职业，才能让这个职业陪伴自己整个人生，使之可持、可依、可赖。可以说，这样的职业既满足了我们的自我存在感，也是意志、精神得以活动的地方，更是我们彰显生命创造力的场所。

每一个有责任感的人，都要对自己的职业有个规划，也就是职业生涯规划。

做你喜欢的又符合个性特点的职业，我们的整个身心都会被唤醒、激活，从而专注于手头的学习或工作，让我们的生命活动处于"忘我"状态。这不仅是生命创造力最好的状态，也是主体力量自由的运动。这是人生的巅峰，也是我们生命周期焕发光辉的时期。对我们而言，25岁至55岁既是获得职业成熟，也是我们生命最灿烂的年龄段。社会流行的职业可划分为两大类，一类是针对于自然的，是做物的工作；另一类针对于社会的，也就是做人的工作。

较难的工作是做人的工作，因为做人的工作，许多任务的完成，往往充满许多不确定的、难于预测和控制的因素。其中面临最大挑战的是工作对象，不是物而是有生命的人。人有意志，并非完全接受外界施加的影响。这也正是做人的工作最大的魅力，因为你的工作离不开沟通，并且是对一个有生命的人交流，这不仅是对心灵的操控，而且他还能主动对你的言行进行回应。这种反馈负载大量的信息，远远超过自然界的物理反应和化学反应。因为生命的反映性，不仅有肯定或否定的价值评价，还有喜欢与否的情感表达，更主要的是在心灵上进行跨越时空的探究。人的精神、思想是一个无边无际的宇宙，它神秘无穷，能够满足我们无限的探究欲望。当我们做人的工作时，避免不了两个心灵的沟通。沟通的魅力在于能产生相互的启迪，在于通过质疑与共情，消除困惑，获得认同，赋予观念新的意义和价值。这些心灵的滋养能激起我们生命的无限创造。所以在做人的工作中，最崇高的是做心灵的工作，比如，牧师、教师、心理咨询师、社工师，以及爱心使者等，这些工作时刻都具有挑战性。我们很难预测和控制对方的行为，因为影响人行为的因素太多了，不仅有外界环境的影响，而且个体本身已有的经验和个性也都会影响个体的行为表现。然而，它却充满无穷的魅力。因为，人与人的交流，我们能及时获得对方认知、情感和行为上的回应，不仅满足我们的成就感，还能让我们获得精神上的满足，提升自我效能感。不仅如此，如果能帮助人走出人生的迷途，抚平心灵的创伤，这种工作真可以说是在挽救生命。佛说：救人一命胜造七级浮屠。因此，做人心灵的工作，可以说是拯救心灵，它是基于捍卫生命、关爱生命为己任。如果我们认同生命是世界上最宝贵的东西，那么呵护心灵、关爱生命、提升生命价值的工作，就是世界上最神圣的、最有价值的工作。

这是一种"布道"，是一种大爱无边的工作。做这种工作的人，不是一般修为的人所能承担的，他必须有博爱生命的人生境界，怜爱人类的忧患意识，以及拯救人类灵魂的使命感。这是最为重要的人格魅力，仅靠学习是很难获得的，他必须有一个自我心灵的自救过程。也就是说，不仅要经历生命心路历程的挣扎，而且还有吸纳人类爱的滋养，让身心获得彻底的蜕变。更重要的是，他尊重一切生命，能体验到生命活动的神圣感，还能感受到内心生命的召唤，守望大爱无边的使命感。在这个前提下，他具有一定的人生智慧和与人交流的技能，很容易走近别人的心灵，透彻理解对方的困惑，有独特的唤醒别人生命的积极力量。

这就是拯救心灵的工作，是一个生命对另一个生命爱的呵护和陪伴，能唤醒沉睡的生命，也能激发自己的潜力，勇敢地承担起生命酝酿的大爱使命，更能脱俗、淡定地融入自然与社会之中，在有限的生命中闪耀着殉道者的光华。

深深的意识经验

我们知道自己叫什么名字，但不一定了解自己的行为表现，更不知道自己行为背后的原因。如果是良好的行为习惯，我们心里漠然，坦然处之，心绪宁静。如果是怪异的行为，那会引起别人的反感，或困扰自己正常的生活，还将带给我们无尽的痛苦。

如何探究行为习惯背后的潜在原因，然后采纳适宜的方法修正我们固有的观念，进而改变我们的习惯，努力养成我们期待的行为——这是我们非常感兴趣的，这也是一个专业心理治疗的过程。心理治疗的方法是为我们提供如何洞悉内心经验，探究行为习惯背后原

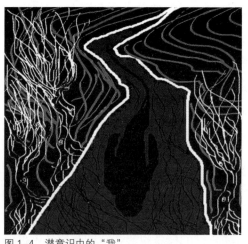

图 1-4 潜意识中的"我"

因服务的，这些统称意识的经验。它是由我们以往的经历沉积到内心，日积月累层层叠加而成的。我们从小到大，每一天的经历都会沉淀到内心，有些平淡无奇会逐渐忘却，有些重大人生事件却让我们卷入过多的情感，它不仅改变了我们的思想和行为，还会在我们的意识层面停留较长的时间。随着岁月流逝，那些曾经让人放不下的伤痛，会很快被挤压到更深的意识底层。它像滚雪球一样，越聚越大，早年的也被新近的经验包裹着，并挤压得越来越深，也就是以至于我们忘记了它。

这就是意识经验，以及它形成的过程。那么意识经验具有哪些特点以及对我们生活有哪些影响呢？

意识经验是一种能量，对我们的生活产生深远的影响。

意识是人对客观世界的反映，这包括认知、情感体验等。这些统统称为意识经验，留存在人的大脑里，形成自我概念而对我们的未来期待、行为定向以及解释世界的方式产生持久的影响。意识经验是一种动力性的能量，具有启动、减弱或制止行为的作用，也就是驱动人产生一定的实现目标的意志行为。根据行为结果，意识经验归为两类：正向的、负向的。它们都具有很强的感染性，能把我们本性的性质通过投射、放大而表现出来，从而彰显我们自我意志的力量。这些都是不以我们人为的意志而转移的，它们已成为我们自我独特生命的一部分，也使我们与其他人区分。可以说，过去的经验塑造了我们的生命，相应的生命活动又强化了我们的意识经验。

意识经验不仅有两种性质，而且可以叠加、蓄积。

一出生意识是一张白纸，随着岁月流逝，我们经历的事情增多，意识经验也开始积累，有些是主动的，表现为要挑战，满足自己的好奇心，体现自己的价值；有些是被动的，表现为遭遇的，可以预料但又无法摆脱的挫折，比如，随着我们的长大，承担的角色越多，遭遇的艰难也越多。人生的经历会让我们高兴，或让我们沮丧，两种经验分门别类沉入我们的意识，它们不会消失，逐层地叠加累积，如后浪推前浪一样，被挤压到意识的深层。不曾或很难冲破层层经验而上升到我们的意识中，进而受到关注、抚慰和满足。这些意识经验以不同的扭曲方式在我们意识的汪洋大海里翻腾，有时也会暂时平静，这些有生命的经验在不停呼唤。

意识经验可以弥散于我们的躯体，尤其是交感神经和副交感神经，从而影响我们的身体健康。

中医的经络学说认为，人的周身有一张我们看不到的经络，人的气血沿着这些相通的经络流动。如果经络畅通，流动的气血没有阻滞，人很快排出体内各脏器的毒素，人的周身就健康。这正是中医常说的："通则不痛，痛则不通。"我们的意识经验是一种能量，可以转为这种气，活跃在我们内心，尤其是创伤性经验，它会让我们情绪波动，从而影响交感神经与副交感神经的协调活动。这种气可以阻滞或紊乱气血的流通，甚而在某个部位造成瘀滞，让这个部位人体的免疫力降低从而引起病变，损害我们身体的健康。当下社会高发的各种癌症中，长期郁闷的情绪以及不良的行为习惯是主要的致病因素。

意识经验里有真正的自我。

现代人在追逐物质欲望的满足时会迷失自我，即使生活水平提高了，人们却并不幸福。也许得到了金钱、官位，但内心孤独，感受不到人生的意义及生存的价值。更多的成功人士在他们耀眼光环的背后，内心却依然是难以言说的高处不胜寒。他们都是迷失自我的人，在寻找真实自我的过程中，会有各种各样的表现：有些人放纵自我挑战各种伦理，甚至法律的底线；有些人药物滥用，甚至痛苦地自杀；还有一些令我们羡慕的人走上关爱人类的大爱之路。这幅社会图景告诉我们：人们在满足欲望、追求卓越时会走向异化，我们的自我会不经意间迷失，人持久的生命力是自我

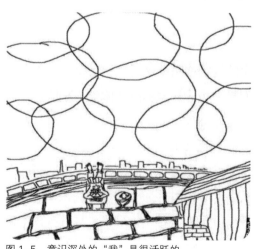

图 1-5 意识深处的"我"是很活跃的

潜能的实现。在我们意识经验里，也许很深的层面是我们生命走过的历程，那起点就是我们真正自我的呐喊，一旦找到并守望，我们的人生就会充满激情与力量。

意识经验的介入是信赖的标志，是亲密关系的表达。

彼此袒露是接纳的态度，也是在咨询中来访者信赖咨询师的具体表现。袒露，是把自己的内心打开，允许对方进入自己比较深的意识层面，也就是把自己内心最柔软脆弱的东西拿出来与对方分享。如果没有相信对方严守秘密，我们是不会袒露自己内心的。亲密无间表现为态度上是喜欢接近，在信息交流时，比较深地开放自己内心的意识经验，并允许对方触摸与分享。当然，这是对等的，对方也向我们表达真实的感受，允许进入他比较深的意识，结果是两颗心贴近，互相陪伴，这就是亲密。因此，意识比较深的经验介入及分享是衡量亲密关系最敏感的指标，也是信赖的一种心理承诺。

意识经验的唤醒是召唤，也是自我倾情难收的回归。

每个人都有自己独特的需要，可能是根深蒂固的。随着生命的成长，这些需要潜藏在意识经验里并不断膨胀，让我们紧张不安，这种强烈的渴望演化为我们自己神圣的使命。如果这种渴望是我们心灵家园的话，那么它就会不停在我们内心聚积归心似箭的力量，这既是使命的召唤，也是自我强烈思念而踏上回归家园的路。这是一腔沸腾的热情，是自我使命的强烈驱动，搞乱我们，心，让我们呐喊倾情难收。走近我们自己的意识经验，重新发现自我，踏上成就使命的殉道之路，这是我们生命绽放的绚烂之花，获得超乎物质的，能给我们带来极大愉悦的高峰体验。发觉对方意识经验里的呼唤，捕获他心灵的生命，我们就能帮助他走上蜕变，踏上实现自我的征途。

深层次的意识经验是我们殉道的使命，它让人放下一切，全身心地臣服与皈依。

"路漫漫其修远兮，吾将上下而探索。"自我实现的路，从生命取而代之的能充满诱惑的诞生的一刻，就种在我们心田。随着生命年轮的流转，以及遭遇环境的变化，我们人生的渴望以及实现的路可能会沉入深深的意识里。而外界闪耀目标的实现都是过眼烟云，即使这些目标达到了我们内心却并不快乐，甚至更加孤独。当我们已有的社会光环褪去，我们的心灵就会回旋前所未有的无意义感。这种内心不满与另一种"我真正需要什么"强烈的渴望，呼唤着我们，去寻找并实现自己的需要和使命。这深层次的意识经验是我们生命出发的起点，也是孕育和贮藏我们生命之本的地方。我们采用面壁、领悟、回溯、寻觅等方法，努力在意识经验的深处，找回真正的自我，那不曾忘却还愈久弥新的需要，这就是我迷失的自我，它具有的魔力让我们臣服与皈依，它的灵光吸引我们放下一切外在的诱惑而去踏上成就生命发展的殉道之旅。

如何走近深层次的意识经验？精神分析大师们提出了一套行之有效的方法，比如说：催眠、自由联想、口误与笔误、梦的分析。不过，这些方法的采用需要专业人员的帮助，仅凭我们自身还无法有效地使用这些方法。进入深层次的意识经验，自我分析和别人的帮助都可以采纳，但方法和结果都有所不同。相比较而言，自我分析方法比较便捷，更适合帮助自我成长。

自我分析的方法，主要关注个人活动的产品、个人的喜好，可从以下几方面进行：

我喜欢某个人或厌恶某个人，为什么？

人非草木，孰能无情？情是什么？心理学认为，情是客观世界是否满足主观需要的内心体验。也就是，人的内心需求得到满足就能获得积极愉快的体验，如女为悦己者容。因此，凡是我们身心欠缺的都会产生需求，当然不需要的就会餍足、逃避，在我们的生命中，若喜欢某个人或厌恶某个人，那都是有原因的，只有回归意识经验的深处方可找到答案。

我喜欢哪些活动？有什么特殊的嗜好？为什么？

我们还有自己喜欢的活动或怪异的嗜好。其中，有些不能领悟其原因，反而是感觉莫名其妙，这些正是我们要探究的意识经验。之所以莫名其妙，让人不可思议，主要是由于它埋藏在意识较深的层面，需要我们设法沉思或寻求专业帮助，以逐步深入底层去触摸意识的经验，唤醒在生命的经历中曾发生过哪些鲜为人知的事情。对这些经验，有些碍于自尊，可能难以启齿，但一定要正确地面对。发现自我是勇气，面对并超越自我，仅有勇气是不够的，还要有大彻大悟的智慧，以及达观与求真的人生观。

在观看影视作品或阅读小说时，哪些情节吸引我？为什么？

艺术作品是我们生活的反映，无论影视还是需要想象的小说，这些人物都由复杂曲折的情节联系起来，它似一面镜子折射出我们走过的人生。看到这些熟悉的人物，若有似曾相识的故事，会不由自主地唤醒我们内心已去的情感及经历，它生动、形象而又真实细腻。这些作品的情节容易勾起我们的回忆，或泛起心底的悲欢，这些都是我们意识经验的回应。我们不要放过或漏掉这细腻的感触，这就是过去的你，或真实的你。我们还要去思考、去分析，从模糊走向清晰，以建构真实的自我。

有意识把自己与他人相比，找出异同，然后回溯寻找为什么？

在日常的生活中，我们要处处做有心人，因为有心才能把自己与他人相比，找出不同和差别。这种不同的行为方式是性情不同的具体表现，它取决于遗传和环境。通常脾气的不同源于遗传，而生活观念、为人处世的态度则更多地是受环境的影响，这些都与个人的人生经历有关，也是我们意识经验的一部分。

此外，寻求别人帮助，坦露自己的内心也是获得自我深层发现，行之有效的、比较快捷的方法。精神分析中经典的潜意识分析方法都可以在信赖的气氛下，由专业人员进行意识经验的分析。不过，专业人员只是一个协助的作用，当事人一定要发挥自我的积极性，勇于解剖自己，还要与专业人员主动沟通，及时补充召回到意识层面的细节或领悟。在这种气氛和态度下，当事人能了解到自我底层的意识经验。

不可否认，每个人不管是否意识到，我们都在追求自我潜能的实现。然而，社会环境条件的限制，使我们受各种条件的制约，某些人可能遭受更多的心灵创伤。因为，自我从进入社会的那一刻起就开始不得不接受社会化的影响，为了在社会上发展，我们隐藏、压抑自我，进而学习和掌握社会的规范、要求①，有些可能是让人心灵扭曲的风俗，甚至潜规则，为此，我们累积了许多痛苦的意识经验，它让我们肩负沉重的人生包袱，可能让我们心灵扭曲，也让我们迷失自己，甚至严重致病。我们生命的创造力被压抑，就享受不到人生的意义与快乐。

探索自我深层次的意识经验，了解真正的自我，宣泄压抑积累的心理能量，获得自我的解脱，走向自我的新生，绽放自我生命的创造力，是自我的神圣使命，也是自我获得超越与真正幸福的唯一途径。

恒：精神世界的一种表征

物理学认为物质世界是守恒的，是物质不灭的。比如说水有气态、固态和液态，在不同的条件下可以相互转化，其基本的质量是不变的。对无生命的自然界，那些物理变化、化学变化的物质，我们特别容易理解，并能用一定的方法测定。这种守恒的观念让我们能跟踪某种物质变化的轨迹，深刻体验到不死不灭，并泛化到整个世界，相信世界的永恒和守恒。我们人人都是天生的科学家，相信并喜欢探究世界的因果。凡任何事物的存在，其变化一定在我们感官或思想可及的范围，否则的话，我们会很混乱、困惑。这也构成一种守恒的因果变化观，这种观念根深蒂固，也是我们笃信宗教的一个重要思想基础。

我们相信，自然界的守恒不灭观，并履行在我们的生活和工作中，它影响我们思维的方式，决定我们对自然界的行为。然而，对人类社会中的个人，虽然也属于物质，但却是有意识能动性的特殊物质，这种守

---

① 宋兴川，金盛华：《大学生信仰的现状研究》，《心理科学》，2004年第27（4）期。

恒观如何体现，以及对人生的态度如何影响？显然，厘清这些问题有助于化解人生困惑，还有助于理解人的精神世界，比如迷信、皈依以及国人功利的宗教观。

　　人的身体是物质的，人的意识却是精神的。物质世界与人的精神世界是不同的，物质世界变化的规律，具有唯理、唯一、简洁，不受人主观意志的左右；精神世界则是合情、自我、文化性，深受人意志的影响。在我们的人生经验里，最能代表物质世界的自然科学，其变化规律具有唯一性，其本质是由命题组成，可由符号代表的公式表达，非常简洁。这规律是唯一的，不受历史、地域和开发利用者主观意志的影响。

　　然而，人的精神世界却与之迥乎异同，精神世界具有生命性，能对外界产生反映。物质世界的守恒反映在头脑里，也形成人永恒的观念和信仰。随着人的物质躯体消亡，让人主观地相信人的灵魂是不灭的，甚至顽固地认为人的死亡，并非是生命的完全消失，而是到了另一个世界，获得再生。所以人们崇拜祖先、修祠堂，对遗像与牌位尽心供奉、膜拜，甚至在每年的清明节，上坟祭奠或在祠堂举行盛大、耗时的家族祭祀活动[①]。在这些活动里，都要为逝去的亲人烧纸钱、敬食物，并哭诉对他们的思念，对他们讲述过去一年家里发生的大事，还有叩问许多让人矛盾无法抉择的事，等等，其形状酷似与真人对话一般。其神情肃然，诚心诚意，不敢有丝毫怠慢。不过，每次这种活动，以及其间的祷告结束之后，参与祭祀活动的每个人，心情也好多了。他们相信有亲人的暗中保佑，自己的生活少去了困难和恐慌，做什么事都神清气爽。除了清明节，世界各国也有它们一年一度的"鬼节"，这是亡灵回家探望亲人的日子，也是亲人为回家省亲的亡灵准备衣食礼品的日子。在这个特殊的日子，灵魂与活人见面、交流，人们从未怀疑过这些仪式活动的真实性。据说，这样的活动非常神圣，参与前要沐浴，穿洁净、素雅的衣服，不嬉笑，不讲忌讳的话。敬畏写在人们的脸上每个言语姿态都充满恭敬。因为他们相信，亡灵在身边不

---

① 宋兴川，金盛华：《大学生信仰的现状研究》，《心理科学》，2004年第27（4）期。

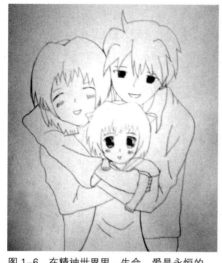

图1-6 在精神世界里，生命、爱是永恒的

仅看到自己还能看穿自己，一切言行都须真心实意。亡灵观也让人们笃信神灵的存在，相信三尺头上有神灵。他操纵人们命运的变化，掌握因果报应的权力，惩恶扬善，让人们心存敬畏，学会慎独，不能僭越道德与法律的底线。任何触犯法律，做了伤天害理的事而心存侥幸的人，虽逍遥法外，可内心已受审判，神明的白眼已使他们整天惶惶不可终日，生不如死。一旦绳之以法，他们反倒异样轻松，无不感慨："天网恢恢，疏而不漏，迟早会有这一天。"

正因为相信灵魂不死，以及有神明的原因，庙宇和祠堂成为连接生死的道场，以及乞求命运改变祈祷的圣地，也成为人们慰藉心灵创伤的家园。首先，在没有专业心理治疗和精神治疗的时候，寺庙或祠堂的确能解除一些人的苦痛，滋养人的心灵，鼓励人战胜各种困难，获得活下去的力量。这可能是宗教产生的一个极为朴素的原因，也是宗教得以维持，甚至永恒下去的潜在原因。其次，精神世界的问题不在乎科学、正确之说，更在乎合情合理。从小到大人们接受的道德、风俗习惯就是人间情理，它是调节人与人之间的冲突，维持社会秩序的工具。人们耳濡目染，在这种日复一日、年复一年的氛围中长大，其影响力根深蒂固。再次，一些行业、帮会也有自己的潜规则、行规。人们之间的冲突及协调，也都是依据这些规范和规则说服和化解。用这些道理规劝别人，由于具有相同的文化，比较入理、贴心，达到共情。实际上，我们视之为神圣的法律条文，都是参阅这些道德、风土人情的主要内容制定而成，否则发挥不了法律的神圣作用。特别在中国，人们法律意识淡薄，当遇到冲突或维持自己权利时常采用暴力解决，而不愿求助于法律，其原因是在现实生活中，人们遭遇太多权大于法、情大于法的问题。

在帮助人解除心理问题的方面，特别能做思想工作，以及处理家庭纠纷的人，其富有成效的说服方法往往都依据合乎情理。也就是用人们心目中早已存在的经历和道理去耐心说服要帮助的人。对人进行心理的专业咨询与治疗，不在于科学与否，更在于合乎情理。只要说到对方心里，打动对方，或触动他柔弱的内心，对方就会发生奇迹般的转变。推而广之，善于说服别人的人，不一定是文化水平高的，长得漂亮的，但一定都是懂得人情世故，以及行业规范，尤其是"潜规则"的人。所以，社会经验和阅历培养不出大学的专家和教授，却可以造就赫赫有名的政治家。最后，人的精神世界具有文化性，且深受人的意志影响。自然世界的科学与唯一性，在人的精神世界根本行不通。人的精神世界没有绝对的正确，不同的文化就表现出文化合理的，表现为文化的沙文主义，也就是文化或民族的优越感。具体到个人，就是自我中心论，人的意识中抉择好坏与合理的标准，往往是以自我为出发点，利己、自我价值保护以及自尊的维持是人们潜在的、自动化的习惯。因此，在社会交往中赢得别人最好的方式是重视别人，放下自己。人本主义受来访者乃至当今社会推崇的一个重要原因，就是满足了人们，尤其是求助者渴求被关注、被重视的内心需求。

既然人的精神世界具有这些特点，我们就应该追求生命本源的生活目标，执着人性的至真、至爱、至善、至美。这些永恒的东西，能让人摆脱低级趣味，获得内心的博大与力量，进而享受真正的自由与快乐。精神世界的特点的确与自然的物质世界不同，但是透过这些表面的不同，我们能调空精神世界变化体现的守恒。

针对于同一文化，人的诞生就是一个从无到有的过程，人的精神产生、发展也是这样。新生儿诞生后的知觉、记忆、思维以及情感等就是在接受外界刺激，尤其是在文化刺激的作用下而逐步发展起来的。精神世界的"恒"，除了表现为意识反映的上述生死永恒观外，还有得失的守恒观。如果科学家的发明创造，与他的付出与贡献是相当的，这体现一种得失的平衡，也是两种正反力量的转换与守恒。人的精神力量往往是有所为有所不为，这既是一方面的得到，也是其他方面的失去。心理上有问题的人渴望尊重，这是因为他们生活中缺少爱，尤其缺少被重视所致，所以这种受忽视的人渴望得到重视，这就是一种平衡，亦是一种可以度量的得失守恒。某些人为什么自我，以及某种文化下的人们为什么具有强烈的自尊，甚至自大，那一定与其背后存在的自卑情结相伴。日本、韩国属于小国，为弥补其"弱小"而渴望强大，他们都自称为大和、大韩民族。一个内心强大的人，外表总是那样虚怀若谷，能开诚布公自己的弱点和不足；自大、自负的人却都是外强中干的"纸老虎"，他们内心往往自卑、弱小。在精神世界里，人们奉行合乎情理，这是人们内心追求得失的平衡观产生的，也是人们精神价值的守恒。在生活中，我们也遵奉这样的人生格言：只要功夫深，铁杵磨成针；吃一堑长一智；说服别人，就是放下自己，回归到他人。任何成功的人士，在他们获得辉煌成功的结果背后，也都走过一段精神历程里艰难的奋斗。

这就是人情世故，我们不得不学的人生规则。人的成熟不只是经历磨难，更主要是精神的思考与蜕变，能洞悉人生精神世界"恒"的规则。

话说至此，我们可以对精神世界关于"恒"的探究作一个理性的总结。人的精神世界和人面对的物质世界，虽然都具有不同的表现形态和变化规律，但是，守恒却是大千世界万物皆有的。精神世界的"恒"表现为生命流转的永恒性，以及人们得失的守恒观。明白、看透这一点，可以让人更好地理解人，认识人生各种命运的变化，从而让我们内心平和，学会达观，悠然地走完我们的人生之路。

有个智者说过：三十五岁之前人考虑的是如何占有；四十以后则是考虑如何放下，如何寻找真正的自己。人生最大的财富是内心的强大，放下身背的各种重负，踏上寻找失去的精神之旅。这是一种守恒，亦是一种回归。

有一种力，叫生命力

人活着就会有一种生命力，不管是否意识到，它始终存在于你生命中，影响到你生活的方方面面。承认它的存在并有意识地在日常生活中运用它，不仅能解脱我们心灵的纠结与痛苦，增进身心的健康，还能促进我们养成达观、淡泊、和谐的人生态度，品德成就我们美好的人生。

在一次旅行的傍晚，我与一位中学的教师聊天，他所有的谈话都围绕着这个并不十分明确的主题展开。我们就这么敞开心扉聊人生，慢慢凸显出这个主题——生命力。

生命力是神奇的力量，是上亿年生命进化的结果。也许万事万物有生命的物质都潜在这种力，不过，我仅想从人的角度感悟这个论题。人为万物之灵，是生命上亿年进化而来的，它具有比如学习、创造与语言的能力，非其他生命物质所能匹敌。人的生命力很神奇，它不仅能认识和改造周围环境世界，而且能认识和塑造自己的身心。它具有意志的主动性，尽最大可能地追求生命意志的自由，这就是生命力活动的轨迹和方向。生命力的创造是无限的，也是永不停止的，这就是生命力突破外界限制，追求自由的目标及结果，所以人们每一次的创造都彰显其生命无可复制的神奇力量。生命的神奇无处不在，人体的生理结构就是一件神奇的杰作。人体的各个机能自然天成，它们功能齐全，搭配协调，协同产生一个活动。这动作如行云流水，没有丝毫的造作，俨然一架精密的仪器，牵一发而动全身。从我们现有的认识水平来反观产生生产力的机体，我们不得不惊叹它造化的神奇。

生命力的潜能很大，我们很难预料。人所有的力量，包括精、气、神共凝结到一点，可以产生非凡的力量致使外界事物变化。如中国的气功，若聚集集中于手臂可以劈断平时砍不断的砖块；也可以用意念使勺子变形。在社会中生存，它可以让我们在三百六十行的职业做到极致，也可以积累社会公认的巨大财富等，然而让我们小的时候我们却很难预见自己未来的发展和造诣。有人说在逆境中，尤其经历过生死体验的人，也就是亲临过死神又被死神送回来的青年人，往往会在未来的人生中创造非凡的奇迹。所以，不论我们遇到任何人生的艰难困苦，都不要气馁，天生我材必有用，人生没有过不去的坎儿。

生命力是平衡的，也是发展变化的。生命是运动的，人的各种本性呈现出阶段性，也表现出不同的生命需要与追求，比如十五志于学，三十而立，四十不惑，五十知天命；马斯洛提出的人的七种需要：生理、安全、社交、尊重、认知、审美、自我实现；艾里克森把人划分为八个阶段：信任与不信任（0—2）；自主与羞怯（2—4）；主动与内疚（4—7）；勤奋与自卑（7—12）；自我认同与角色混乱（12—18）；亲密与孤独（成年早期）；繁殖与停滞（成年中期）；完善感与失望感（成年晚期），等等。随着生命的发展，生命的轨迹螺旋上升，走过一个个阶段，通向圆满。循着这亘古未变的生命运动的轨迹，不难发现，生命力都是矛盾对立的两个方面，如阴阳、沉浮，以及金、木、水、火、土等都是寻求平衡，且这种平衡都具有自我调节的能力。无论是某个阶段还是整个生命的一生，都是这两种力量的平衡。维持这种和谐平衡状态，就要做到过犹不及，去其两端取其中间，这类似中国传统文化倡导的"中庸"，这也是一种为人的境界。这是一种动态平衡，生命力发展物极必反，所以努力做到激流勇退，适可而止，这也是中国自古以来对于人生的自我保护策略。

生命是因果的，也是不确定的。我们今天的一切行为表现都能找到生命曾经走过的痕迹，正如心理学学习理论认为：人们的任何行为习惯都是过去经验学习的结果。过去是原因，也是致使我们今天的结果。所以，生命力是有因果的。这告诫我们要谨慎自己的言行，不要随性放纵自我的欲望，期望今天的善行、努力和勤勉去成就我们明天的成功，能获得美好的人生回报。然而，由于影响事业成功的因素太多，有时很难找到生死富

贵其中的因果关系，因此
人生的成败、命运又往往
超越人的意志所为，未来
的生命力经常表现出不确
定性——这不禁让人敬畏
生命力，感受生命的神圣。
仔细想想，生命力是因果
的，但是也有确定性，这

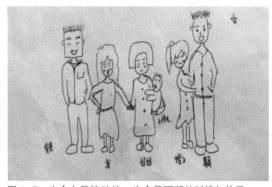

图 1-7 生命力是流动的，生命是不断的延续与传承

不是矛盾的，因为生命力多半不是单一的因果，而是多因一果，或多因多
果，所以生命力有时是不确定的。这似乎是矛盾的想法，其实主要是人们
认识的视角误区所致。

生命力是因果的，但是决定生命结果，尤其是生死富贵的原因并非由
我们个人的力量所决定。生活在社会环境中的我们，其生命的最终结果是
天时、地利、人和三个因素共同促成的，我们仅仅能决定我们可以控制的
因素。如果外界因素适宜我们生命的发展，表现出生命是因果的，尤其是
我们修为的结果。当遭遇到外界环境不适宜我们生命力发展时，我们的生
命力发展往往表现出"不确定性"。但是，一切未来都需要我们努力去争
取，我们不能因生命的不确定性而消极等待，听由命运的安排。

生命力的轨迹是由自己决定的，生命力的终结却又是未卜的。生命
力是最活跃的因素，一种寻找生长的力量从生命一诞生就以不可压抑的力
量蓄势待发，准备履行既有的规定性和阶段性，外界的环境条件只能阻碍
它，但并不能决定它最终的发展力量，这种活跃的因素具有自主性，它一
旦从混沌的生命中脱颖而出，就关注自我，追求意志的自由，显示自我改
变和影响外界的力量，所以生命力发展的方向和轨迹由个体决定。生命力
的终结是生命力固有的属性，但是在履行生命力的过程中，遭遇何种事何
时生命结束却又是未知的，并非由我们所能控制，除非人为结束我们的生
命。为此，在我们有生之年要爱惜生命，养成利于生命生长和发展的良好
生活习惯，努力多做事情，增加我们的生命价值。即使我们人生的某个时

段遭遇不测，由于我们珍惜了每一天的生命，使我们有价值地活到生命流逝的前一分钟，而可以无悔无憾，带着微笑离开人世。

生命力是人类本性产生的力量，是以生命的本源为出发点，无论个体置身于何种文化环境，生命力的特性都是一样的。即使岁月更迭，也不能丝毫消减它的方向和轨迹。珍惜了生命力，张扬了生命力，就会让我们的人生充满生动、自由、创造与情趣，不断绽放朵朵七彩的浪花。

让我们循着生命力的规律，珍惜彼此的生命，过好我们的每一天，生命似水，生命似一首流淌的山泉，让生命之乐曲流畅、和谐、圆满。

第二章 沟通的秘密

///

　　心理咨询的一项专业技能就是共情能力，它是成功建立咨询关系，也是顺利进行会谈的核心。殊不知，有些咨询专家，仅仅几句话，就能让来访者感到贴心的安全与信赖，进而愿意敞开自己的心扉。

　　不管我们处于何种身份地位，在人与人沟通交往中都要放下自己，以对方为本，多站在对方的角度考虑问题。

尊重的学问

我经常向学生讲述这么一个故事：有一次研究生开题，需要导师参加，但是有个新批的导师他没有学生需要开题，她本人的孩子又小，实情是她可以来也可以不来，而且不来的理由更加充足。我很希望她去，我打电话通知她，果然如我所料她委实不愿意来：一是没学生；二是孩子需要妈妈。我态度诚恳地劝她：阿花（化名），我知道你没有学生，也需要关照孩子，可大家喜欢你，大家需要你，更想听听你对他们学生论文的建议。一听到我的话，她爽朗一笑，忙说："好，好，好，我去参加……"

在沟通伊始，我首先同情她的处境，也就是说出她既没有学生，也需要关照孩子的现状，以吐露我的理解和关心，然后表达大家对她的重视，也就是"既喜欢她，又需要她"，这让她倍感欣慰和满足。我的言下之意是她不仅受到我，还有大家的关爱，这使她欲罢不能。她很清楚：大家的盛情可得罪不起啊。这次谈判成功的核心在于尊重，让对方体验到被重视、被关爱所产生的社会影响力。语言有无穷魅力，口头语言负载的内容、语调、音色合在一起，能精确表达谈话者内心的态度和情感。我们过去看过的外国电影，配音演员具有磁力一样的声音表达，给影片增色不少。配音不仅细致表达人物内心世界丰富的变化，还能活脱脱呈现出人物的性格，让观影者获得含英咀华、回味无穷的艺术享受。如何让语言的内容和语音语调表达出一种尊重，则是需要我们

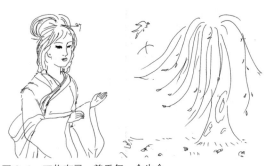

图 2-1　万物有灵，尊重每一个生命

在沟通中努力思考、学习，以及淋漓尽致表现的一种态度和能力。

尊重别人，首先表现为对别人的观点、个性不批评、不指责，要从对方的角度理解对方的表现及感受。批评、指责对方的行为，那是站在自己的角度，以自己的思想观念为参照来评估对方的思想及表现，具有明显的"民族沙文主义"，其实本质是假定自己是正确的，自己比别人有优势，也就是典型的"目中无人"。这是没有把自己摆放到和别人一样平等、公平的位置，极力突出自我而无视别人的存在。由于没有平等的态度，所以无论说话的内容还是语言表达的语音、语调，都会流露出咄咄逼人，这会让人感到受冷落、戏谑，甚至愚弄，直接挫伤对方的人格与尊严，造成对方内心的痛苦和伤害。严重时，可能会激起对方强烈的反抗和斗争。毕竟，尊严是人类社会生活中的"面子"，人们为了捍卫尊严甚至常常会产生你死我活的攻击，这方面的例子不胜枚举。

尊重别人，要以别人为中心，但绝不可一味地迎合对方，讨好对方，甚至弄虚作假，当面一套、背地一套，讨得对方的欢心。这表面上看似是尊重、重视，实际上是糊弄、敷衍、欺骗，其本质则是无视对方的人格与尊严，阳奉阴违，把对方当做玩偶，玩弄于股掌之间。我认为真正的尊重是以真诚为前提的，真心关爱对方，具有像爱护自己一样疼爱对方的情感，没有丝毫的虚假和做作。视对方为一个如自己一样有思想、有情感的人，能细微体察到自己内心的真挚和关爱。也许会产生误解，不过经过耐心的沟通能化解，即使一时受情绪左右对你有几许恩怨，但是凭借真诚的关爱总能打动他，消融冰一样冷漠的心，化干戈为玉帛。只要我们心里怀着对一番关爱之心，守望一颗期待对方走正道、往正确方向发展的精神寄托。随着岁月的流逝，对方一定会理解并真正接纳你的诚意和帮助，这也正是精诚所至、金石为开之含义。

尊重别人，不仅是一种态度更是一种能力。积极的内容总要有完美的形式予以展现，才能真正彰显沟通持久不衰的魅力。仅凭一腔对待别人热心、诚意、关爱的尊重态度是不够的。正确、科学、健康的内容总是需要语言忠实地表达，共情和热情地沟通，才能使对方敞开心扉，完全地接纳，达到影响对方内心变化的目的。因此，学会表达尊重也是人际沟通中重要的技能，否则会出现"好心办坏事"、"不领情"以及"冤枉"、"委屈"的负性情绪。是否具有表达尊重的能力是后天学习的结果，它是一些尊重方法在个体行为方式中的自动化。为此，要多向别人学习，多在实践中反思和总结，这是能力培养的重要途径。表达尊重有两种途径：一是身体语言；二是口头或书面语言。如何使二者完美地结合起来呢？一般认为要注意下列两点：首先是心态诚恳，看着对方，语言温和，说话的轻重节奏应视对方的心情和接纳程度变化。其次是与对方保持一样的高度和姿势，恰当地使用触摸，多使用倾听，不要随意打断对方的说话，以商讨的口气等和姿态。这些方法一定要熟记于心，融合在行动中，成为一种自觉的行为方式。为此，多实践、多经历，这是最好的老师和学习。

尊重还是一种不变的品格，不因时间、地点、对象的变化而产生不经意的怠慢以及忽视。比如，你正在同一位学生交流，渐入佳境，谈兴正浓。突然，迎面一个熟人，或某个领导走过来，这时，你不应该戛然中止谈话，扭头去接待领导。如果这样做了，学生会感到被遗弃、不被重视，而感到尊严受到伤害。避免这种境况的方法是，你可以伸手拍拍学生的肩膀，冲他点点头，示意你依然记挂着这段谈话，但身体可能要暂时离开一会儿，解决一件眼前亟须处理的事。这种处理方式公平地对待遇到的每位人，因而他们都获得了关注与尊重，也感受到来自你的真情和温暖。如果邀请朋友吃饭，决不能仅仅只与熟悉的友人交谈，因为应邀的都是朋友，外表、身份、位置都不应成为遭到不同差别对待的原因。尊重任何一个生命是一种修养和境界，也是人格魅力的集中体现。尊重他人，就是要有一种放下自我的姿态，视对方和自己一样享有的各种权益，自己在对方面前没有优越感，没有高人一等的心态，说话、做事都要事先进行必要的心理位置互换。记住"己所不欲，勿施于人"。不要一味从自己的角度出发，来作为评判对方的参照点。很多人也尊重别人，但有时出于经验和成熟，而想当然刚愎自用、自我决断，结果往往出现"好心办坏事"，别人"不领情"。为此，不应忽视对方的存在，要把对方当成一个有独立人格的

"人"，要能放下自我，真正以别人为本。

尊重人生经历中的每个人，就会赢得各种各样的真心朋友，他们会因你的人格魅力和品格，感受到自我存在的价值，获得尊严与温暖。兴许，你尊重生命的态度会挽救一些人生失意的路人，唤醒他们的尊严与生存的价值，打开他们尘封的内心，重新鼓起生活的勇气。这会逐渐演化为一种爱，如星星之火点燃我们心底的大爱之光，不仅提升社会的公德，还彰显人性的美好，促进社会的和谐发展。同时，我们在付出一份尊重时，不仅会收获一份尊重，还会收获被别人接纳的自豪感和快乐。尊重是一种精神给予，也是人际关系的润滑剂，能化解各种矛盾，打破各种人际沟通时的尴尬和紧张气氛。给别人尊重，你还可能会获得别人的帮助和支持，从而引领你走向美好的人生。所以，尊重是我们应该学习的一门学问。

放下自己学会倾听

我们比较注重自我，总是站在自己的角度看待问题，尤其独生子女长大的一代。不仅如此，有一定身份和地位的人，他们越是有优越感、强烈的自尊，越爱好发表自己的观点，喜欢显示自己独特的判断以及对任何事物的影响力，他们往往越重视自我。

这种品性是当下我们极力强调的突出自我、彰显个性的教育理念，也就是说，要求个体表现为自我独立，有自己的观点、判断和思考，这也是个体成熟的标志。中国的孩子自小就"无我"，在成人给他们圈定的"乖孩子"框框里长大。如果他们有一点自己的看法，表述出来，往往会受到"多嘴"的训斥。中国人崇尚以敦厚、老实、稳重为美，认为"祸从口出"，把谦虚、少说、多做视为修身之本。然而，中国需要发展，迫切要求整个民族解放思想，倡导人们冲破禁区，解放压抑的个性，发展潜在的

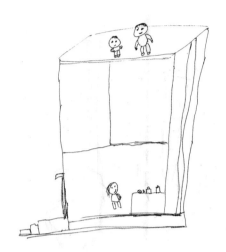

图 2-2 家里的沟通不是圆桌会议，也不是上级对下级的评判，应该是面对面的交流，是放下威严，细心倾听对方的表达

创造力。不言而喻，创新和有独特的见解，已开始成为人才培养的方向，教育改革的目标。无论从社会的发展看，还是从推进人类文明的进程看，众所周知，不拘泥现有模式，有独特见解和思考，都是社会倡导发展的核心价值和品质。

但是，如何在人与人沟通交流中，拿捏和把握个人的价值与独特判断，这涉及自我认同和人格塑造的问题，这对自我的发展极为重要。如果极于表现自己的价值，而没有放下自己，你将听不到对方的声音，你的强势将成为走近别人内心，理解他人感受的障碍，结果会扩大双方沟通的心理距离。也就是说，你的交流没有很好地陪伴对方，成为他有力的社会支持，因此可能失去对方对你的信赖，甚至丧失友谊。因为你先入为主的东西太多，缺乏对他的耐心和尊重，在没有完全听完或听懂对方的诉说时，就迫不及待地草率下结论、作总结。其实，极有可能你说的是你想说的话，其实你并没有读懂对方的内心，这一切的后果都是你的自我蒙蔽了你的双眼。结果是对方感受不到你的关心和温暖，感受到的却是你咄咄逼人的优势，以及你客观上拒人之外的距离，其背后作祟的可能是你缺乏温暖，不尊重人的那颗冷酷的心。

因为没有放下自我，极力想证明自己的正确，你表现更多的就会是指责和辩解，你做的一切都是在维持自己高人一等的自尊和面子。这种自我膨胀的情感是你内心的恶魔，让你不加理性地排除异己，拒斥异端观点和学说，还让你感受不到对方内心遭受的忽视。殊不知，极端的自我使你失去了一个最好的学习和反思的机会，这也为你以后的失败，彻底毁灭埋下了伏笔。

如果你不是一味地突出自我，而是放下了自我，去耐心倾听，你就会海纳百川，收获许许多多。有些是让人传扬的优秀品格，有些却是你的智慧没有顾及的潜在危机，尤其这些将成为你丰富的人生经验，是任何一个人都无法比拟的智慧，你由此能赢得超凡的资源和支持，无形之中拔高了你的境界，使你站在"伟人"的肩上，捷足先登而成就你的一番事业。有了这样的胸襟，纵有千山万水，你也一定能化险为夷而获得人生的成功。人最大的悲哀是轻视自己的敌人，目中无人，看不到自己的不足，无视自己的弱点，这些人性的误区都可能导致你人生的悲剧。不知你是否领悟到悲剧背后的原因其实都是共同的，那就是面子和虚荣作怪，也就是不能面对自己存在的缺憾和不足，不能接受别人提出的建议和批评。如果我们不自负，能放下自我，以及所谓的"自尊"，倾听不同的观点和批评，悦纳任何可能是帮助自己的建议，我们就能够吸纳丰富的知识经验，最大限度地提升自己克服困难的人生智慧。

放下自己的观念和所谓的"自尊"，学会倾听是人生的一种智慧和境界。每个人的一生是他自己一步一步走出来的，正如世上没有相同的两片叶子一样，每个人的经历和体验都是独特的，无论身份与文化背景如何，都是他自己的思考和感受，是他智慧的精华。不和他们接触，我们就不能获得这么鲜活的、有生命力的经验。我们只有放下自己世俗的品性，我们的生命才能触摸到他们的内心、观念抑或感受。有这样放下自我的人生态度，才能听到许多藐视卑微却能提升我们精神、滋养我们心灵的人生故事，这些故事让我们看清世态百相，明白人性的复杂，从而极大地丰富我们对人生的思考，这正是"世事洞明皆学问，人情练达即文章"，它使我们在很短的时间内，吸纳别人可能是一年，甚至是一生的智慧。正是由于怀着这种谦卑，奉行不张扬，"无我"的沟通原则，才使我们更容易理解别人。这种谦卑的心态还能吸引许多人走近我们，与我们促膝攀谈，他们坦诚地诉说、劝谏不断沉淀在我们的心灵，增长我们的智慧，甚而无形中延长我们的生命。这真是人生的智慧，如果我们一辈子都在吸纳别人的智慧，真的仿佛自己具有几辈子人的智慧精华。

当然，做到放下自己的观念和所谓的"自尊"，一般人很难做到，做到与人交流沟通中"无我"的状态更是不易。这是人生的一种境界，需要我们视众生平等，尊重生命中遇到的任何一个人，珍惜任何一个劝谏甚至批评，只有怀着感恩之心的人，才能达到这种"无我"的状态。

为了我们人生的成功和幸福，为了在人与人交往中增加我们的智慧，发展我们的潜能，为了增强我们的创造力，延长我们不平凡的人生，我们都要时刻提醒自己："放下自我，学会倾听。"

共 情

"共情"是心理学术语，又叫同理心，是能站在对方的角度理解他的心理感受，这是人与人交往要想达成和谐关系的基础。我们喜欢与善解人意的人相处，在于他容易理解我们，有时我们还表达不清的感受，他却能轻易进入我们的内心，分辨我们的情绪，准确地理解我们的困惑，还能用恰当的话语表达出来，让我们感觉很温暖，产生大于一般的信赖感。

心理咨询的一项专业技能就是共情能力，它是成功建立咨询关系，顺利进行会谈的核心。这个领域的有些专家，仅仅几句话就让来访者感到特别值得信赖，愿意向他敞开心扉。这些专家还能从来访者杂乱不清的谈话中，澄清他混乱的思路，化解他纠结的情绪，帮助他逐步找到问题的核心，从而促使他对自己困惑的领悟。我们在惊讶这些专家会谈功力的同时，也激起努力提高自我"共情"能力的决心。

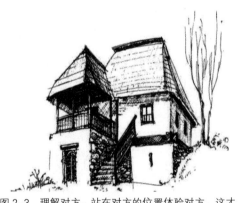

图 2-3　理解对方，站在对方的位置体验对方，这才是共情，也是用心的陪伴

"共情"既简单又复杂，其境界可以达到永无止境。说其简单，因为"共情"就是说话。只要我们放下自己，真心陪伴别人，耐心倾听对方的诉说，以及简单地重述，表明你在听，就达到基本的"共情"了。如果再进一步，那就是能听懂对方说的是什么，要听懂语言表面的深层含义。仅有尊重的态度，真诚的倾听是不够的，你要全身心关注对方，还需具有一定的生活阅历和文化修养。咨询师具有这些条件不仅有助于他捕捉对方谈话的要点，理清头绪，还能进行前后的分析和总结，归纳出问题的核心。会谈既要以对方为中心，又不能让对方牵着跑。因为只有介于中间的第三者才能看清问题的实质，有道是旁观者清。这方面关于听话的能力，只有在实践中提高，比如多读书，多交流，多反思，多领悟。我们除了提高自己如何听懂的能力外，还要提高自己准确地表达。因为毕竟是双方的交流，表达得准确与否直接影响对方进一步的自我开放。表达得含混不清，要么把对方引入更加困惑的境地，要么引偏了方向，使会谈陷入僵局，更有可能误导对方建构错误的认知，造成来访者更大的思想或情绪问题。因此，这需要我们不断地学习和提高自我的"共情"技能。

"共情"产生于人与人间的交流，也就是信息的传递。信息传递中语言是最基本的，此外还有身体语言。生活中经常有这样的情况，两个恋人之间不说话，只是触摸就能达到"此时无声胜有声"的深度"共情"境界。有些场合，处于自尊、保密，人们不得不采用身体语言沟通。当我们陪伴失去亲人的人时，任何劝慰的语言都是多余的。我们最恰当的做法是拥抱她，或拉着双方的手，听她诉说。陪对方流泪，遇到别人发生倒霉的事，太多的语言相劝，别人可能认为你站着说话不腰痛，很容易误解，以为你在看他的笑话。所以，最好的做法是与对方保持一定的距离，给对方一个私密的空间，不让他的自尊受到进一步威胁或伤害。

共情，还有面部表情的"共情"。心理学认为面部表情主要由目光来表达。生活中真有这样的人，他不说话，仅用目光的变化，就能与你交流。比较极端的表现是眼神能对你催眠，进而控制你的意志。想想，你为什么对某些人的目光难以忘怀，甚至愿意走近这个人。如果这个人是有意的话，你可真的是被催眠了。其缘由可能是他的眼神包含的信息，触及了你内心的需要，给出了你可能需要的东西，让你放不下，想找他，接近他，想从他那里获得贴心的满足。如果对方不是有意对你的，也可能是这个人具有某种普遍意义上的魅力。不过即使是这样的，他的眼神还是触及你还不了解的潜意识，好似唤醒了你，让你急忙去抓住能抚慰你心灵的一线曙光。

能控制别人精神的人，首先他得先能深入地"共情"别人，而后让别人从你这里获得心灵的信赖和安全，使他义无反顾地追随着你。因此，能控制别人精神的人都是我们心目中心灵的捕手，他们适时恰当地选用语言，由善解人意设身处地地陪伴别人到能够印象管理，役使他人的精神。这非一般凡人所能为，除了实践，具有丰富的知识阅历外，还需一定的智慧和博爱人类的爱心。与其说他们是"共情"的高手，不如说他们是心灵的导师。因此，我们任何人，尤其是从事与人沟通工作的人，"共情"是我们一生追求的人生技能。要学会与人交往，要学会生存，"共情"是贯彻其中的一项基本能力。

人生最大的能力是感动

《宗教经验之种种》这本书，有关皈依的主题反复强调强烈的情感状态，而使人蒙受神恩，全身心的臣服。这说明情感对一个人身心的改变起着非常重要的作用。无独有偶，在一个歌唱比赛中，有个参赛者是环卫工人，她丈夫有病，她要支付孩子上学的费用，还要照料丈夫。她乐观的心态以及不屈服生活的精神，让我敬佩和接纳这个人，感觉她的歌唱得美好，内心期望她比赛中获得成功。静下心来思索一下，之所以能使我身心关注，并产生接纳的态度，是我在情感上产生了"感动"的心理变化。

　　从心理学分析，感动是由于对方的行为或经历激起个体积极情感状态致使内心折服，而主动全部接纳对方的一种态度。我们若要激发感动，我们内心得有倾慕的需求或类他的经历。在日常生活中的感动往往发生在道德领域，某人具有奉献的价值取向，牺牲自我的利益而惠顾别人。这些事迹让我们自愧不如，遂打动我们的内心，让我们对他肃然起敬，并为他的人格魅力而折服。除此之外，在人与人之间的互动中，还存在一种感动，对方的言行激起你内心强烈的触动，让你不由自主地认同他的观点，产生完全接纳他的冲动。顷刻间，因你心情的变化，感觉周围视野的任何事物都发生奇迹般的变化，一种美好、温暖、淡淡的甜蜜涌遍全身。这是感动带来奇妙的身心变化，无论是人际沟通简单的劝说，还是宗教上的皈依仪式，都会引发我们自愿接纳对方的思想和情感。

　　人具有社会性，人在社会环境中生存，离不开与人沟通交流，若能被对方重视、接纳，这是个体存在价值的体现，也是一种幸福。如果是一个传教士抑或领导者，他最大的希望是周围的人完全接纳他的思想，甚至臣服他。不言而喻，这些都离不开如何激发对方的"感动"。一个人的生存发展，从事任何事业都需要彰显自己独特的意志，也需要依赖其他人的扶助，吸纳可利用的人力资源。从这个意义上，人生最大的能力是学会让对方感动，有效地传达并实现我们生命活动的意义及追寻。人与人之间的互动，其实质是相互影响。这影响包括语言及行为，它既是人生命存在的表现，也是人与人之间信息的传递。心理学认为，对人的影响，既受对方的身份、地位、

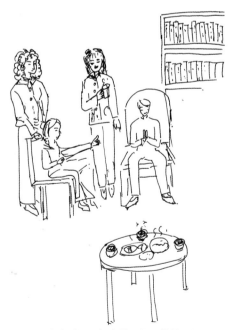

图 2-4　改变别人，仅有说服是不够的，还要以情动人

专业水平以及个性特点的影响，还受沟通方式比如单向沟通、双向沟通的作用等。此外，沟通过程的气氛是否宽松愉快，以及当事人的个性特点，也是影响沟通的一个不可忽视的因素。但是，所有渗透的因素中，最本质、最简单的核心则是语言的使用。也就是说，在激发对方"感动"中，语言及身体语言起着不可低估的作用，决定着是否能感动人、打动人。

在外旅行时，曾遇到一个地产商的孩子，他说早年有个国外客商到他的家乡投资，席间讲了个故事，大家听得津津有味。其实这个故事内容简单而平凡，可为何能够这样吸引人、打动人，让人记住并忘不掉这个客商，还对他的人格产生好感？这个地产商的孩子冷不丁的一句话，道破天机。我不知席间其他人是如何感受，我真是刻骨铭心。他说："要学会讲故事，让人记住你，这是赢得别人好感，接纳你的法宝。""同时，也让你从众多的人群中突显出来，吸引周围人的注意和兴趣。"他说得极对，我认为会讲故事、能吸引人，其实质也是打动人、感动人，因为故事及讲故事的语言激起并满足人的某种需要，也就是说给予别人的正是别人内心渴望需要的。如果两颗心灵碰撞出火花，激活潜意识，唤起人们好似久渴般的欲求，并适度满足，就会激发对方好奇的情绪，领悟、认同与接纳，产生倾心之态。如果人探究自然发现其规律的目的，在于预测与控制自然为人类服务，那么预测、控制成功带给人的是自我胜任感、自我成就感。同样，通过精心设计或者自我管理自己的言行，劝说别人改变其态度，如果这种能力，达到随心所欲的自动化水平，这说明我们掌握了感动别人的方法，也就是说具备了社会心理学提出的印象整饰的技能，这不仅能促进我们与周围人际环境的和谐相处，而且还能完满地表达内心的期望，实现我们理想的沟通目标。感动的心理效应提高了我们沟通的水平，使我们体会到沟通的快乐。这就是心灵的捕手的工作，是人间最难，也是最有魅力的任务。

要做到心灵的捕手，遇到任何场合都能达到会谈的感动，实属不易，不仅需要洞悉别人的内心，还需要一个真诚、助人的胸怀。根据经验和相关知识，我认为达到心灵的捕手必须具备下列条件：

第一，敏锐了解别人的潜在需要。这是我们说服别人，激发别人兴趣的前提。因为需要被唤醒了，尤其是潜在的不为人知晓的需要，就会驱动人关注你谈论的话题，浑身处于亢奋准备做出某种行为的启动状态。希望被尊重是人的天性，如何满足对方渴望尊重的要求，我们就先重视他、尊重他。

第二，从别人已有的价值观念中进行新观念的说服或建构。人们总是在已有自我概念的基础上解释外在经验，然后决定自己发展方向的期待，以及确立自己的生活目标。个体内在经验具有一致性，只有给个体提供满足其内心需求的观点，才能强化个体的整体感、一致感，而使个体获得自我的和谐与认同。以此为基础开启谈话顺理成章，自然而然走近个体的内心。然后，随风潜入夜，润物细无声，再嫁接或再生我们预先设定的思想与观念。

第三，适当利用身体语言。人是一个信息的整体，表现于外的物理特征都是人内心的反映。言行一致不仅是我们追求的道德境界，也是个体真诚的具体表现，我们适当利用身体语言，既能弥补口头语言声音刺激的单调，又能增强对改变个体态度的强烈影响。要发挥身体语言的神奇效应，心理学认为，有时候不需要语言，而是一个拥抱或拍拍肩膀足以表达更深切的关切。社会心理学非常强调身体语言在人际沟通中的重要性，认为触摸是表达亲密的最有力、最充分的方式。

第四，语言要中肯，有节奏，从内心和腹部产生。言为心声，语言既有表达意义的信息也有负载的情感流露。准确地解读情绪信息是人的本能，跨文化研究表明，对基本表情的理解各个民族都有惊人的跨文化一致性。孩子不理解父母的话，但能感受到其表情变化暗含的意义。在人际沟通中情感的信息最先为人体验到，也就是早于言语的逻辑意义，实际上打动人的不是词语的意义而是声情并茂的语调、节奏、音色等这些超言语信息。据研究从丹田发出来的声音浑厚，经过胸腔的共鸣更有真诚、力度，如配上节奏，更能打动人。

第五，要尊重对方、重视对方，站在对方的角度或至少中立的角度。因为接纳对方而愿意关注并接纳对方的思想，这就是"爱屋及乌"效应，心理学称为晕轮效应。社会心理学认为：人容易产生晕轮效应，喜欢一个人，就喜欢对方的一切。在人际互动沟通中，人都有尊重的需要，不管是自尊高的人，还是受歧视的人等，如果表示你对他们的真诚关心与重视，都会让对方内心获得极大地满足，感到和谐与舒服，或受宠若惊，内心似水微澜，平生感动。

不管我们处于何种身份、地位，在人与人沟通交往中都要放下自己，以对方为本，多站在对方的角度考虑问题。只有这样重视对方，对方才会感动，因认同而接纳你以至你的思想。如果存在观念的差异，我们不应强求对方接受，应从价值中立的角度予以正反两方面的阐述，这是一种尊重，能让对方感受到人格上的平等与重视，也能让他感觉到温暖，进而深深为你的人格魅力而感动。为此，他会接纳你，对你的思想或故事有兴趣。显然，只要我们有足够的耐心等待，对方就一定能接纳我们的思考和观点。

学会讲故事，学会让对方感动，是我们社会化的一项重要内容，这是我们化解人际冲突，与外界保存和谐相处的重要能力。

保　密

有个在中学做心理辅导的老师，他说有件让他一直揪心的事，他很想告诫才入职做这项工作的年轻人——做心理辅导一定要做好保密工作。否则的话，那将会害人害己。

他曾辅导过一个学生，这个女生个性很强，遇到学校不合理的事比较爱说，她因此得罪了自己的班主任。坦然说，这位教师师德不好，对班里的学生不是一视同仁，她就亲历这样的事情。有一次排座位，这位老师把领导或老板的孩子排在教室里很好的位置。为此，这位女生看不惯，曾私下议论并给这个老师写了纸条。这位老师恼羞成怒，查出这位女生了并报复了。这位女生莫名受到批评，还被调换了原来的座位。这位女生很生气，她知道为什么老师会对她这样。

有一次上课，邻桌的一位同学向她借文具，老师发现后不问青红皂白在课堂上当众批评、羞辱她。这位同学感到很委屈，内心十分地痛苦，曾想到教育局告状，但又担心由此失去读书的机会而无颜面对家乡的父母。

她曾想到跳楼自杀。

她精神恍惚在校园徘徊，就在此时，学校做心理辅导的这位老师，刚好从她身边经过。这位老师不愧为做心理辅导的老师，也不愧为有经验的老师，这位女生的异样举动立刻引起了他的注意。

他上前试探地询问："怎么没去上课？"

那位女生抬起头，满眼泪花望着老师，有点儿害羞地低下头。

老师说："你一定受了委屈。"那位女生眼泪一下流了出来，嘤嘤啜泣。

这位老师轻声问："到我咨询室说说吧，说不定我能理解并帮助你。"

这位女生噙住泪花点点头。

在学校的心理咨询室，这位女生一边哭一边说明了关于那位老师如何对她的不公，以及她如何遭受报复和自己想做的"大胆"人生决定。

这位很有经验的老师先抚平这位女生的情绪，又给她讲了很多道理，并在保密的情况下，督促校长作一次全校老师的师德自检教育。尽可能地去帮助这位或类似学校所有处于这种境况的学生，给他们一个宣泄情绪的机会，使他们坚信学校具有正能量的风气。

不用说，谈话后这位

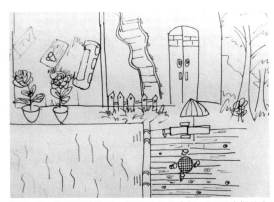

图 2-5　我们需要私密，需要独立的空间，否则我们的自尊将受到威胁，我们的生活将不再安全

女生欣然离开了咨询室，重新投入了学习。

就在接下来的每周例会上，出于对学校声誉的维护，也出于给学校所有这样学生一个真诚的帮助，这位咨询老师向校领导匿名反映了这种特例及学校中部分老师的不良行为。

校领导很重视这件事，因为如果出现告到教育局或学生自杀的事件，那对学校的负面影响很大，校长自身也难辞其责。校长很快在年段长会上通报此事，并责成各年段开展师德的严查活动，对学生反映的重点老师要严肃批评教育。

很快，年段会、班主任会、学生征询意见会在校园召开。广大学生高兴了，老师紧张了。然而，这阵风过去之后，受害的却是学生。那些做贼心虚的老师，开始在班级地毯式地深挖打报告的嫌疑学生。不用说，那位学生很快受到自己班主任的注意。据那位心理辅导的老师说："几个月后，那位女生因心情不好，失眠而抑郁，家长也曾带她去过县里的精神病院。"

听到后，我的心情很低落，深深为这个女孩的命运而担忧。

我急切问："后来怎么样了呢？"

他说："曾在家休学两个月。"

这位咨询的老师讲到这里，眼神躲开我的目光，我知道他比我心里更难受。

"你有些愧疚吧！"我想说，可我如何也说不出来。因为他能告诉我生命中最隐秘的故事，表明他已忏悔。我也是做咨询工作的，什么事情我们都会向好的方面想，然而他是绝对没想到事情会发展到这个地步。他起初告诉校长，用的是化名，是想扭转一下学校教师中的歪风，也想帮助一下遭受类似危害的学生，更想为这些孩子找到一些宣泄的途径。

我安慰他："这不怪你，你是想帮助这位学生，或更多这样的学生。"

短暂的沉默，我俩都不说话。

他打破了沉默，说："这位女生休学回来，我曾希望她转到我班。我从各方面都很关心她，还好，她去年考入一个二本的大学。"我也高兴起来，刚才揪着的心也放了下来。

这是一个比较好的结局，我想如果这位女生退学了，找个当地的农民嫁人了，那她有病的消息会跟着她的退学传到乡下，有这样的名声，那她一定得委屈下嫁了。日后，她极有可能变成一个有精神病的村妇，家里充满争吵，有关她的经历也会被人们当作茶余饭后的笑话，在乡下的妇人中传来传去。

这个故事使我反思，做心理咨询工作一定要对来访者的信息保密，否则传播出去的信息会对来访者的身心造成不可估量的影响。故事中的老师既是教师又是心理辅导工作者，毋庸置疑，向学校汇报是他当老师的责任，而并非是一个咨询师的责任。由于角色的多元，老师才对这个女孩的身心带来这么一连串的影响。学生的生命与学校的声望哪个重要？如果站在咨询师的角度，无疑，受咨询的学生是重要的。

无独有偶，我还记起大学一位心理学老师的经历，他曾对一位女社员做心理治疗。不过，最终的结果却让他揪心了半辈子。我记得很清楚，这位老师是怀着深深的愧疚讲述他与这位女社员的故事的。

那是"文化大革命"期间，他被下放到农村劳动。当时是农业生产队，大家每天都在地里参加集体劳动。由于在野外劳动，有了内急也就随便找个杂草齐腰深的地方解决了。有一天，有个女社员要小便，就蹲在离大家干活不远的一团灌木丛后。旁边一些调皮的男社员起哄，喊叫有蛇出没。

枯燥单调的劳动，有的社员常常说些男女逗趣的荤段子、夫妻笑话，引来大家的开心一笑。

就在这时，有个女的也跟着起哄："秀娥，小心蛇啊！"

有个男后生故意在旁边的草地里用棍子敲敲打打，还有几个高喊"抓住啊，跑了"。大家不住地笑，有的笑弯了腰。

旁边有个女的朝男的挤了一下眼，转身朝秀娥喊："秀娥，蛇跑裤子里啦！"

这话还真管用，那个叫秀娥的姑娘也许受到惊吓，提起裤子，从草地里跑了出来。

顷刻，张皇的秀娥似一枚炸弹，重重地在劳动的社员中炸开了锅。邻近田埂的人也都围了过来，闹啊、笑啊，真是不亦乐乎。

更有甚者，几个社员不约而同都说，看到蛇朝她蹲的那团灌木丛跑去了，还关切地问是否会钻到她肚子里，其中一个一本正经地说蛇最喜欢闻人小便的气味。

大家的描述让秀娥一脸迷惑。秀娥是信其有还是信其无呢？无疑肯定是信其有了，毕竟是众口铄金啊。临下工的时候，有个社员真的发现并打死一条拇指粗的草蛇，这些亲历更让秀娥忧心忡忡。

半夜，秀娥做了个梦，一条青蛇真的钻到自己肚子里了，她吓醒了。这时她下意识地摸摸肚子感觉有点胀，似乎肠子在里面扭动。继而，肚子有点痛，她又拉了肚子，这下她更信了。

从此，秀娥病了。她得的是总相信肚里有蛇而医院检查却没有的病，也就是精神病。

当时，村里有个下放的大学心理学老师，也就是后来我读大学的教授。他说这是心理病很好治，但需要大家的配合，尤其家人的保密。家里人听完这位大学讲师的话，当然是非常的高兴，因为不花一分钱反而能很快挽救孩子的性命，这真是天大的造化。

在实施救助前，这位叫欧阳的讲师先让家人四处放风，说要请省里的一位专家来治。这位装扮的医学专家先给秀娥把脉，又按摩了一下肚子说确实肚里有东西，这下这位女社员来了精神，更相信这位省里专家的水平了。这位专家给她开了两片药，说："吃了这两片药看能否把蛇逼出来，并注意观察小便的颜色，可能会是黄色。"不用说，秀娥当晚就认真吃了药，第二天一早去茅厕，令人惊讶的是，小便果然黄色，遗憾的是没把蛇逼出来。

这个时候，我们的欧阳教授已感觉到女社员完全相信他了。他对造访的秀娥问明情况，有些惊恐地告诉她："蛇太大了，药不起作用，得从胃里取出，否则蛇会伤及肠胃，如果这样，那命就危在旦夕了。"他接着十分严肃地问："你是否怕痛，是否会认真配合？"那女社员吓得直想跪下来求救，说："快救我吧，什么疼痛我都能忍受的。"

治疗就在她家的一个窑洞里进行。

昏暗的灯光下，衣着白大褂的医学专家一本正经地让她躺下，拨开她的嘴，然后，由她的父母帮忙再把她吊起来。这位专家燃着一种奇异香味的草药，在这位女社员的嘴边摇晃，告诉她吸引蛇出来。

过了一会儿，专家拿了把镊子让她闭上眼，然后，在她的口腔、咽喉拉扯，不知何故，慢慢拉出一条红糊糊的东西。专家顿时神色紧张，让秀娥睁眼看看，说："看好，这蛇已被药吸引出来了，我要把它烧死。"

他和蔼地问："行吗？"

这位女社员既好奇，又害怕，更气愤，说："烧死它吧！"

这位专家一边抖着这条血糊糊的长条形蛇，一边用火烧。

霎时，一柱火燃起，那个东西很快便化为灰烬。

很快，当她的父母从吊着的梁上放下她时，这位女社员就奇迹般恢复了正常，满脸的神采，少有的活力焕发在全身。

这位女社员非常感谢这位省里的医学专家，不仅在众人误解她时能理解她，而且又实实在在帮她驱除了缠绕她身心的蛇。

这位专家还嘱咐她好好休息两天，就可以下地干活了。

果然，不出两天这位女社员便好了，村里的道路上，田间地头又出现了她往日活泼的身影。

然而，没过半月她的父母尤其母亲把教授治疗的方案告诉了其他人。那就是她女儿肚子根本没蛇，教授从咽喉拉出来的是事先准备好的有汞染色的棉花条。之前吃的药是黄连，是让她女儿确信教授的话，从而为治疗打下基础。

也许，妈妈无意说这些全是感觉教授的神奇。不幸的却是，这话又经过别人传到她女儿的耳朵里，这下就惹大祸了。女儿不相信任何人了，又感到肚子里有蛇了。她的母亲很后悔，与村里的"长舌妇"又打又吵。

以后，据说她患了疑病症。她一直认为肚子里有蛇。

她不愿见人，更扬言要杀了那个装神弄鬼的教授。

那年寒冷的冬天，这个女社员因忍受不了家人的虐待而喝农药自杀了。她的母亲更痛苦，瘫坐在地下号啕大哭，还不住地抽打自己的嘴巴。

我的老师知道这事后，非常痛苦。不管谁是谁非，那毕竟是一个鲜活的生命啊。

他——我的老师，噙住眼角的泪，永远地离开了那个村子。

故事讲到这里，老师望着我们，语重心长地说："保密是心理治疗的生命！"

这位老师给我讲了一年的心理学，一想到他，我就会想起这个故事。

第三章　咨询的『道』

道是道理，即事物变化的规律，道还是具有创生力的起源，如道生一、一生二、二生三，三生万物。

做任何事物都有其道，遵循它，我们就能顺应其道，推动事物的变化与发展。同时，在我们历经努力仍处于绝境之时，也期望得"道"而化险为夷，踏上别有洞天的坦途。

咨询的"道"

"道"是大千世界变化的规律，我们很希望得道，更希望得到道的契机与状态。想想看，在我们历经努力仍处于绝境时，因意外得道而化险为夷，这神奇一定会让我们惊叹不已。无疑，"道"的力量对我们来说充满魅力，也让我们心怀好奇。

在咨询中，咨询师和来访者双方的互动，不管采用何种方法都是在一步步努力寻找与发现"道"。有时这种豁然开朗的时刻来得非常晚，而且让人捉摸不透其运行的轨迹，这更增加了咨询的几分神秘，让人对"大师"滋生崇拜，并体验一种神圣之感。

我还真体验了一下咨询的"道"。那是多年前我参加了一个心理咨询师的高级研修班，我们学员中的一位，他很想借机让专家开悟他多年困惑的问题。那位女专家拗不过他的执着，就在课堂上与他展开了面对面的咨询，这给我们提供了一个意外的观摩学习的机会。我们学员是那样地兴奋和激动，因为能亲历导师的咨询啊。那位学员的困惑是他不敢看中年，准确地说是三十多岁的，年轻女性的眼睛。一看到这个年龄段的女性，他就会脸红、心慌，下意识地想避开。为此，他不敢接待这个年龄段的来访者。对他而言，要做心理咨询的行业，如果自己的问题不解决，不仅影响自己的正常生活，而且很容易对来访者产生移情，从而妨碍他对这项工作的开展。所

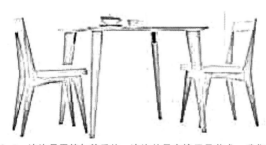

图 3-1 咨询是平等与尊重的，咨询的最高境界是艺术。我们看不到人的不同，却体会到"心"的韵动

以，他对解决自己的这个问题，可以说是由来已久了，他祈盼这样的机会多时了，不用说，他比我们任何学员都高兴。当然，我们也感谢他给我们带来的学习机会。

咨询开始了，我们十多个学员围了一个圆，导师和他面对面坐在教室中央。无疑，全场鸦雀无声，所有的眼光都集中到他俩身上。

来访者先发问：我很苦恼，一见到三十几岁女性的眼睛就心慌，不敢正视。

咨询师向前倾，一脸痛苦地说：遇到这事也真够心烦的，多久了？

来访者点头道：是的。这影响了我的正常生活。这事估计二十多年了！

咨询师关切地问：那谈谈你能想得起的最早发生的事吧！

来访者轻轻一叹，慢慢地说：开始我并未在意这事。那时，我在学校办公室做行政，是校长助理的职务，年轻的女性来我办公室，我都会开大门，说话嗓门也大，生怕别人产生误解。以后，我换了工作，和年轻女性接触得少了，也就没有这些事了。况且，即使有接触，时间也不会太长，只是三两句话。由于这几年做心理咨询，接触的年轻女性较多，你要长时间与她们面对面，近距离地交流，这种早已没有的脸红、心慌又出现了，以致我很难静下心来做咨询。

咨询师很理解地点点头，带着一丝疑惑地问：那你对你所认识的年轻女性怎样？

来访者直起脖子理直气壮地说：那当然没问题，我会很自然地与她交谈。

咨询师试探性地问：你与母亲的关系如何？是母亲带大的吗？

来访者十分认真地回忆道：我是母亲带大的，我生活在乡下，母亲对我很好。

咨询师又换了一下坐姿，继续追问：你和妻子的关系怎样？

来访者咧开嘴勉强一笑说：还好啊！反正孩子都大了，凑合着过吧！

咨询师不以为然，有点质问的口气：怎么叫凑合过？你们之间出现问题了吗？

来访者停顿了一下，欲说又止道：年轻时候闹过离婚，为了孩子又凑在一起过。说完他不好意思笑了笑，然后，低下头。

咨询师似乎抓住了什么想要的东西，毫不含糊地问：离了，还是没离呢？咨询师关切地问，想进一步澄清这个问题。

来访者想了想咬着牙很肯定地说：离了一段吧！我们那时感情不好，总在吵架，不管做什么事感觉她总在与我拗着劲。夫妻生活也不好，我想要她又不肯；我无兴趣，她又黏着我。两个人在一起，全是为了孩子，像个陌生人，除了孩子外也没什么话可说。我那时工作压力也大，所有的心思都放在工作上，家对我而言，就是一个住的地方。

咨询师放慢了刚才锋利的语言，和气地说：我能感觉到你的日子过得很不开心。离婚以后，你找到对象了吗？

来访者陷入沉思，边想边说：介绍的人挺多。我不愿意谈。

咨询师怀着好奇与关心，征求似的说：那为什么？说说吧！

来访者低下头，眼睛盯着地面，缓缓讲述他久远的过去：我当时的条件很好，是学校少有的大学生，又在领导岗位，介绍给我的年轻女性很多，她们都很主动来找我。其实，我也想谈。说真的，许多条件都很不错，我也是个有血性的男人，三十多岁的年龄也是有感情方面的需要的。可是，我不想让别人误认为我花心，是由于在外有女人追才离婚的。因为我原来的老婆是我上大学时在农村订下的媳妇，她总认为我瞧不上她，与她离婚是因为我认为她配不上我。况且，当时我也面临着被提拔到副校长的岗位。也有几个条件差不多的人看上这个位置，我不愿别人说我作风方面的闲话。在我们当地，人言可畏，一旦被扣上作风不好的"帽子"，那就等于事业上被打入"冷宫"，以后的人生就没有翻身的可能性了。

咨询师很同情地说：噢，你有这样的苦恼。但说完后，咨询师也不知道如何抚平自己的情绪……

似乎这个话题与来访者的问题隔得很远。

教室陷入一段沉默，双方都不说话。

我们都瞪大眼睛，看会发生什么事，只见咨询师长呼一口气，收回前倾的身体，抬头仰靠在椅子背上，望着来访者。

顿时，又一段沉默。

此刻，来访者已经进入了比较深入的自我探索，似乎控制不住自己的冲动还想继续说。

我们这些围着咨询师与来访者的学员似乎听得也有点儿累了，变换了一下姿势，大家也都想放松一下。

正在这时，那位来访者眼睛一亮，抬着头对咨询师说："我想起来了，为了避免别人的议论，我对来找我的女性，尤其年轻的，都不愿看她们，与她们说话时也躲着她们的眼神。"

于是，整个课堂气氛又紧张起来，大家都恢复了关注的姿势，内心对来访者的述说也聚精会神了。我更是来了精神，感觉来访者霎时变成了另一个人，像注入了神秘的力量，一改往日的邋遢、苍老，取而代之的是从内到外透出的精神，仿佛一种无形的灵光笼罩着他，他此时真的很有几分难言的"范儿"。

不一会儿，课堂骚动了，大家都觉得老师不知用了什么魔法让这位学员自己悟出了一直困扰他的问题。

老师则是一脸的平静，起身示意大家安静下来。他认真严肃地看着我们，问："你们看到了什么？"

我们二十多个同学面面相觑，似乎在问彼此。不用说，大家都被刚才的一幕震惊了，可能是太想学习了，进而太专注了，所以，我们只体会了过程，或者只记得他们彼此的关键对话，真的没发现什么。我是最认真听的一个，观察细致的我，也没有发现什么，就知道老师不停地围着这位学员生命中的女性发问。

......

我认为：我们见证了这神奇的时刻，目睹了什么叫助人自助。

几个踊跃的同学都先后发言了，可都没说到点子上，老师笑着说："这说明你们都走神了，没关注到我的身体动作变化。说真的，现场咨询我的压力也是挺大的。因为面对这么多人去进行咨询，如果判断有误你们一定会小看我这个专家了。坦率地说，我面对这位学员的求助，咨询的进程进入了阻抗境地，我也不知道怎么办。不过，我顺其自然，完全放下了你们的存在，以及是否会议论我的压力。"她放缓语气，十分认真地说："我抬头后仰，全身放松并深深喘了一口气。这个动作表明我寻求内心的帮助了。"

她走上讲台，看着我们，语重心长地说："在我的咨询经历中，每每在这个时候，也就是一旦我，或者我们把外在的问题交给内心了，也就会出现神奇，即求助者自己就会悟出问题的原因。"她停下讲话，看着我们，一字一句地说："咨询的最高境界就是让心随着我们当下的本性而动，这是两颗心的交流，一方是唤醒；另一方是接受召唤。这一切都无须我们刻意地、挖空心思地思索，这种状态好似灵感，又像是信徒描述的'神启'。我认为这就是咨询的'道'，你说不清，道不明，但这种能力确实存在。然而，想强调的是，这种能力的呈现，我认为来自你真诚陪伴对方，关心并理解对方，以至你与对方的两颗心融在一起了。当然，多年的咨询经历已经把你的身心锻造成一种全然的、近乎沉醉的助人状态，它似一种通过你的表情、言语、姿势而散发出来的无形磁力，让来访者感觉你是最可靠与最信赖的人，你是可以帮助他的。在这种神秘力量的作用下，你和来访者是一个人，你是他遇到未知的他的'化身'。"

……

老师的阐述，让我们听得津津有味，似乎都忘掉了自己。

那节课我们印象很深，我一直想老师说的话，也一直领悟并体验她描述的那种状态。在随后的岁月中，我认真接待来访者，不断地认识自己并走出自己，我真的体验到这种神奇的咨询的"道"。我也在督导我的学员中发现了他们曾经经历过的，而他们并未知晓的咨询中的"道"，我很想写下来，告诉那些在心理咨询道路上努力赶路的人。希望他们以后的咨询是一种艺术，也是一种不断给他们带来新的领悟与成长的自我实现。

这也是一种"道"吧，我认为：咨询是一种艺术，也是那些热爱做咨询的人一种美好的人生。

调班的女孩

在学校的心理咨询室里，咨询老师正接待一位三年级的学生。这是妈妈帮她孩子预约的，妈妈电话里说："女儿死活要调班，怎么劝都不成。"咨询老师认为这是一个很棘手的个案，不能对她讲大道理，更不能建议她调班，还要使她高兴不调班。

他正在思考怎么办时，这位高傲的小学生就来了。没等老师开口，这位学生一脸怒气，上气不接下气就喊起来了。

"老师，我要调班，我不喜欢我们的数学老师！"这位女孩向咨询老师严厉地说。

"为什么呀？"咨询老师疑惑地问。

"他很凶很厉害。"女孩一脸不快地说。

"怎么个厉害法？"老师又问。

"如果用动物比喻的话，我们的语文老师好像小兔子，温和、可爱；数学老师像老虎，很凶狠。"这个女孩若有所思地回答。

"你是说喜欢小白兔而不喜欢大老虎？"咨询老师看着她说。

"是的！"女孩严肃地说道。

"那世界如果只有小白兔

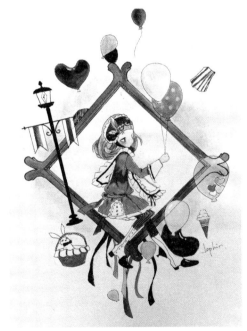

图 3-2　孩子的心是六月的天，既丰富又变化，顺着她的内心走，便有了治愈她困惑的灵性力量

没有大老虎，行吗？"咨询老师问。

"我想是不行的。"女孩不假思索地说。

"为什么？"咨询老师似乎有意启发她回答。

"和大自然有小树就会有高树一样吧。"女孩很认真地回答。

"如果一年有四季，我想你最喜欢春季的！"咨询老师笑着，顽皮地眨着眼睛看着她道。

"是啊，老师，你怎么知道的？"她先是一脸疑惑，又十分惊喜地问。

"因为你喜欢温暖、美好的、和风细雨的天气啊，就像你喜欢小白兔一样。"咨询老师耐心地告诉她。她笑了，一是感觉老师很理解自己；二是觉得自己有些太任性了。

"我想你可能不喜欢冬季吧！"这会儿双方彼此信赖了，气氛也轻松了许多，咨询老师又关切地说。她会心地笑了，似乎有点儿不好意思。

"能不能一年只有春季而没有冬季啊？"咨询老师十分宠爱地望着她，又带着启发的口吻，略微提高了声音问。

"当然不能啊！"她十分肯定地说。

"所以说不同的季节都有它独特的一面，正如春之韵、夏之研、秋之意、冬之籁。"咨询老师欣喜地说。

"我明白了，老师，你是想让我经受挫折的锻炼吧？"她十分有信心地回答。

老师有些惊愕，本来认为提出挫折的词汇恐怕她理解不了，才绕了这么一大圈，没想到她竟然自己领悟出来了。这位老师欣然地点了点头。

"老师，我明白了，我们虽喜欢春季但也要经受冬季的考验啊！只有这样我们才能到社会上经受各种困难。"这位女生轻松地回答。

老师点头道："那你觉得像冬天一样的数学老师对你们有什么好处吗？"

"老师，他就是让我们经受考验的吧！"这个女生道。

没等到这位咨询老师说话，这位女生一脸的愉快，继续说："老师，我明白了，我不调班了，我要好好经受锻炼。"

听完这个女生的回答，这位咨询老师满意地望着她，点了点头。

这位女生笑了笑，告别了这位咨询老师，扭头哼着曲子，离开了咨询室。

如此顺利的咨询让这个富有经验的心理老师万万没想到，他用了什么方法，刚才咨询的过程是怎么发生的等，他怎么也想不起来了。但是，感觉这次本来没有一点儿底的困难就这么神奇地化解和克服了，他真是又惊又喜。

这其实就是咨询中的"道"。

咨询的最高境界就是让心跟随着我们咨询过程的本性而走，这是咨询师和来访者两颗心的无缝隙对接，也就是两颗心的"艺术"交流。他们彼此既是唤醒，也是召唤。这种状态好似人的灵感，也似信徒描述的"神启"。这也是人直觉思维的结果，这就是咨询的"道"。

无疑，虽然我们说不清、道不明，但这种能力确实存在。

然而，你若想产生咨询的"道"，赖以你日积月累的咨询经历，还需要你放下所有，真诚地陪伴对方。

寻找生命成长的能量

我们的身心存在着一种看不见却时时刻刻影响我们身体的发育，以及情绪、行为方式的能量，有些是生理能量，它使我们身体健康，支配我们诞生、成熟、衰老与死亡；有些是心理学称之为的心理能量，它来自于生活中获取的经历和信息，它能促使我们生命成长，体会到生命存在的价值和意义。心理能量有积极和消极之分，具有积极心理能量的人，生活乐观，能面对遭遇的任何困难，始终以饱满的热情洋溢在平凡的生活中；具有消极心理能量的人，充盈满腹的负性情绪，自责、抱怨，他们人际敏

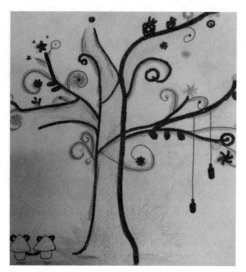

图3-3 生命成长需要空气、水，需要爱，还需要我们自己精神的蜕变

感，找不到生活中的快乐。心理能量可以是散漫的，如天上翻滚的云；也可以是艰涩的，如凝成的冰。心理能量是可以累积的，沉一层层记忆的字，入心灵深处，蓄一汪寂静的潭。不管是什么性质的能量如果没有合适的渠道宣泄，结果一定会招致我们身心的疾患，尤其是负性的事件及情绪，对我们身体或心灵都伤害更大，甚至招致自我崩溃。

在生活中，我们经常会有这样的经历：莫名其妙的烦躁，或者脾气大，动不动发火。这实际上就是内心或潜意识中的负性心理能量，或称负性情绪，它从无意识层面浮升到意识层面，弥散在我们不经意的活动中。它是一种流动的能量，如我们身体经络里运行的气，散漫在我们从事的各种活动中。可以说这种气无孔不入，浸入我们的身心气血之中，放大或麻痹我们对外界的感受，激活或减弱我们的意识活动。不经意中，我们的身体或情绪仿佛鬼使神差，受这种心理能量的驱动，产生自我的一系列莫名的或明确的行为；如果经过催眠，进入完全放松的状态，我们有可能逐步领悟这种心理能量的源头。如果我们设法疏通心灵的通道，使这种能量获得宣泄，彻底的释放，那么长期困扰我们的这个心魔就会得以驱散，纠结的心绪终于获得解开。结果，我们似变了个人一般，只觉得浑身舒坦，每天的生活充满阳光，感觉到生活的美好，对未来总产生一份期望和寄托。这种行为表现说明：我们从过去心理事件的阴影里走出来了，仿佛在我们内心深处打开了一扇温暖的窗户，射进来的阳光照亮我们阴冷、潮湿的心底，顷刻间，盘踞在我们内心的负性能量烟消云散，温暖、正性的力量开始滋养我们积极的自我，这种力量会直接影响我们，建构认识人生的信念。这些新的人生信念切入我们内心，经过自我的主动整合，使我们的身心彼此间没有冲突、互相和谐、整体划一，形成自我同一性，深深地植入我们的自我概念之中，从而决定着我们的行事风格、人生期待等。用心理学的话，我们达到了认知、情感和行为的一致性，这种身心的蜕变，获得自我的成长，使内外的自我俨然成为通透的一体。

心理能量是运动的，还存在负性的力量向正性的力量转化的可能性。心理弹性理论认为：人遭遇挫折、不幸时，并非都如人们想象的那样，对个体身心造成伤害，形成一些消极的人格。有时，不良的境况会催生自我生命挑战的积极力量，比如，求生的本能会激发人的斗志，促使人想方设法克服困难、摆脱困境赢得成功。在这个过程中，人的意志力会得到增强，人的潜能会得到发展，人格也会得到进一步完善和健全。实际上，在我们生活的周围有很多这样的人：他们凭借努力超越自卑、获取骄人的业绩；遭遇不幸或挫折的人，他们更懂得人生和生活，他们宽以待人，关爱社会，济困扶弱，奉献爱心；从病魔或失去亲人的痛苦中走出来的人，他们对未来充满希望，乐观生活，认真做好每件事。这些生活的强者，他们的情绪、观念和行为，感染着周围的人，他们散发的精气神，汇成一股美好、温暖甚至强烈的热流在生命间扩散、流淌与传递。

不仅如此，正性力量也会由于错误的认知，或人一时的冲动、鲁莽而向消极能量转化，其结果是破坏、杀戮或自我毁灭。比如愤怒、嫉妒的情绪如不加控制、合理宣泄的话，一味累积、膨胀，就会导致指向于外的攻击行为或指向自我的自责，甚至自杀行为。在人的一生中，这种消极的行为需要避免、缓解或转移，因为它不利于我们生命的发展和成长。一般认为，化解、转化这种能量有两种方法：一是增加我们正向的心理能量。当这种能量足够大时，我们就能化解自己的负性情绪。因此，我们要提高自己的文化知识水平和做事的能力；对自己充满自信，任何艰难困苦或其他人对我们的伤害，都不能摧毁我们的自信、自尊，我们能用积极的自我概念，克服人性中的弱点，提升我们的精神追寻，把各种负性力量升华为促进我们生命成长、人格完善的一次历练过程。二是从外界获得社会帮助和支持。我们内心的力量不足时，我们可以自我拯救，比如回到故乡，回到生命孕育的再生之地，拜谒心中神圣的故里，这里的一草一木，厅堂瓦舍，童谣老调都焕发着生命的记忆，给我们以爱的滋养；找过去的朋友对酒当歌，促膝攀谈的交流，每一次心的共鸣，都能触及我们的内心，领悟心灵的启示；也可以寻求心灵导师的贴心关爱，在心灵家园交流，获得精神的重生。每次这样的心灵拯救，自我获得的超越，也是促进我们心理的成长。由此，我们一步步成熟，更懂得人生和生活，也领悟出自己的使命，潜生暗长对万物的怜悯意识，承担起人类赋予自我的责任和使命。

心理能量影响我们人生的方方面面，人生的走向及结果取决于我们每个人的心理能量，尤其是正性的力量。如何汲取、转化心理能量，不仅是我们人生必学的课题，也是我们人生的自我责任。我们的身心是有灵性的，它需要外界能量的滋养，这能量包括物质能量和社会文化的陶冶。它们有形地或无形地，点点滴滴都能幻化为我们需要的心理能量，哺育我们的人生使之幸福和美好。具体说，心理能量从我们日常的食物中汲取，从我们积极参与社会生活中吸纳。为了尽可能最大限度地吸收外在的滋养，我们必须要有健康的饮食习惯和生活习惯，积极参与各种社会活动，并对这些活动进行思考以转化为我们的智慧。此外，我认为还有一种自我再生的渠道，那就是努力阅读各种书籍，注重对自我的反思，提升自己的精神境界。

只要我们处处留心，勤于思考，我们与外界接触的任何环境，走过的任何经历，都可以成为获取并发酵为我们身心发展所需心理能量的渠道。

从今天开始，我们要认真看每一本书，认真对待每一件事，认真用心对待每一个人。

从今天开始，我们也要怀着神圣感，感恩我们遇到的任何一次机会，任何一个进入我们视野的影像，以及任何让我们心动的平凡生活琐事，这些都是我们生命赖以成长的土壤、阳光和水，只要我们认真对待相遇的每件事物，真心地感恩每一次生活经历，我们就能最大限度地用心吸取滋养我们身心的力量。因此，认真感恩是我们以后人生的内心守望，也是我们正性心理能量的不竭的源泉。

伤口吸引：命运的转回

我们都关注生命，喜欢探究人的命运，内心总有一个永恒的愿望：希望主宰自己的命运。有关对命运流转变化的书籍很多，以探究命运为主题的社会活动很多，比如算命、看相、占星术、看风水、笃信宗教等，这些活动永久地吸引人的眼球，让人们乐此不疲，花费很多精力和金钱。

"我自己来做"——从很小的时候，也就是我们一旦离开父母的怀抱，向世界发出这样的恳求起，我们的自我就开始萌动、发展，不断地挑战各种困境以彰显我们存在的价值。然而，有成功，也有失败，但是更让我们逃不掉的都是无奈，不管我们身处何种社会地位，以及拥有的财富多么殷实。我们感觉命运如千变万化的孙悟空，总也逃不出如来佛的掌心，在漫长的人生中体会无奈。因为人往高处走，令人欣喜的诸多成功总会一步步走过，而成为过眼烟云，转瞬在我们内心荡然无存。接下来面临的困境，尤其百思不解、一筹莫展的问题却总都是令我们陷入无奈，有时是刻骨铭心的。更让我们惊讶的是，我们不想遇的事却偏偏遇上，真是三十年河东，三十年河西，仿佛父母一方的命运又降临到我们身上，巧妙得不啻于命运的轮回。是真有命运在捉弄我们，还是另有我们不解的玄机，不折不扣地影响着我们？

一个人总是持续不断地受到类似的伤害，把这种现象称作"伤口吸引"。换句话说，不想遭遇的事，总是不随人意，常常找上门来，让人疑似命运的捉弄。因果律是矛盾的基本法则，审视生活中遭遇的这些烦心事，当我们放下自我，前后洞悉整个事件发现的缘由，不难发现一个拍案叫绝的道理，那就是"我们招惹了这些事"。也就是说，是我们自我中受伤的心理吸引了这些让我们不断受伤的事件。苍蝇为什么老叮这枚鸡蛋

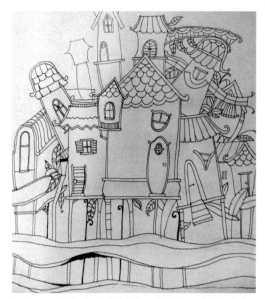

图 3-4 命运，既是命也是运，是经历影响了我们的性格，也是性格决定了我们的命运

呢？那是因为这枚鸡蛋裂了缝。无疑，当我们是这枚不知道自己裂了缝的鸡蛋时，苍蝇就会不断地反复叮咬，或者说伤害到我们的躯体。这个浅显的道理不会令我们费解，只是我们不能客观地分析自己，强烈的自尊心又让我们在责备"命运不公"的思想泥沼里打转转。这种以自我为中心的姿态往往会绑架发现真理的真实自我，看不到事物变化的本质。为此，我们一定要放下自我，只有淡泊，没有了讨好自我的私欲，我们才能明志，毫无偏见地找到无奈的真正原因。当然，只有获得内心的宁静，我们才不浮躁，才能细心剖析人生一个事件的经纬，由近及远，层层剥茧，入木三分，找到命运背后的玄机。

这种放下自我，保持内心宁静的境界，正是我们审视各种人生难题，逃离命运造成的绝境，获得驾驭自己人生变化的方向盘。只有这样，我们才能大彻大悟，逍遥走人生。

案例之一：

参加工作不久，某晚同事闲聊，谈及某女克夫之事。这个妇女的丈夫是煤矿工人，一次事故遇难。此后，她找过六个丈夫，也都先后遇难，周围人都说这个女人不好，谁找她都会过不到百年。对这件事我很好奇，想看看什么是克夫之相。凑巧某个周末，同事带我到他家做客。茶饭之余，我提出一直萦绕心头的好奇与疑惑。抹不开情面，他带我去了那个妇女家串门。那位妇女已四五十岁，对人很和气，模样周正，浓眉大眼，鼻子高翘。从她孩子的相貌上，可以推测出她年轻时一定是个貌美的女人。他找的丈夫，都是煤矿工人。煤矿工人单调、耗费体力、生死未卜的劳动环境，使他们非常渴望女性的温情。除了填饱肚子外，这是他们唯一的，也许是最让他们感到人生快乐的存在与需求。这魔力般的诱惑与召唤，使他们如醉如痴，可能始终萦绕心间，即使在充满危险的井下，也经常闪现在他们的心头。

可能就是这么温情的诱惑，撩拨起心底抹不去的冲动，掳走了男人的心。更有可能是昨夜的忘情缠绵，为追寻酣畅淋漓的极乐，而使身体疲惫到极点，不能集中精神应付处处充满危险的工作，尤其是换夜班，疲惫瞌睡，让人分散注意力而遭遇了灭顶之灾。

离开那妇女之家，我与同事分享我心中的看法，他不住地点头认同。正是她年轻的貌美与温柔，似一杯魔力四射的酒，让从事高危职业、生活单调的煤矿工人，似渴望光明的飞蛾，一个个上演了"酒不醉人人自醉"的事，真如飞蛾扑火一般，死得伟大而惨烈。如果她是个邋遢的村妇，反而可能拯救欲火中烧的男子。这可能是她之所以一次次重蹈克夫之命的真正原因。正如她死去丈夫的伤痛未了，又会吸引另一个男人倒在她的怀里，又会死去。伤痛未消的她，渴望男人呵护的柔弱，又会吸引另一个渴望温柔的壮汉。就这样重复相同的故事，复制不变的人生，这就是她的克夫的命运轨迹，也是一种"伤口吸引"的例证。

那天晚上与同事的造访之行，终于关闭了我好奇的心门。我想努力忘却这个故事，忘掉那个妇女和她九泉之下的六个丈夫。他们都是可怜的人，也是实实在在的人，我想随着那个妇女的离开，连同有关她六个丈夫的故事，也会渐渐被人遗忘，如天空飘落的雪花，落在掌心里，融化、风干，无一丝痕迹。

案例之二：

我们身边经常会听到父母一方的命运在孩子身上重演，似命运的轮回。有一位女同事，她的母亲是单位的领导，能力很强。在家里母亲也是说一不二，控制欲极强的人。家里的事都要由她说了算，其他的成员也经常受她指使。她的父亲则没有什么家庭地位，即使发生争吵，也是因妻子的强势败下阵来。她的母亲接触的老总、领导多，相比这些成功人士，她的母亲不时地抱怨丈夫的平凡、无能，多次扬言要离婚，终因孩子的问题而暂缓。实质上，夫妻两个早已名存实亡，形同路人。在这种环境中长大的女孩，像她妈妈一样眼里瞧不起男人，也很追求完美，处处拔尖。由于她的这种个性，一直找不到合适的男友，因为她心中有个信念：绝不找像她爸爸那样无能力的平庸之辈。她的妈妈也是在她男友的问题上像自己找男友一样挑剔。然而，能力强，类似高富帅的男人始终与她无缘。因为高富帅的男人，往往不青睐事业型的女人，却喜欢性情温和、端庄秀丽的女子。无奈，她的意中人迟迟未出现，转眼年龄一天天大了，有个性情敦厚的男孩关心呵护她，终于让她心动，迫于避免"老姑娘"的羞辱而很快结了婚。婚后不久，激情褪去，一切生活恢复了正常，个人潜在的观念和秉性也都浮升到意识层面，甚至活跃起来。作为妻子的她，抱怨丈夫胸无大志，生活懒散，没有能力，甚至收入也没自己高，哀叹不如朋友、同学的老公挣钱多等等。在这种观念影响下，她不仅态度上瞧不起丈夫，情感上也开始慢慢疏远，终于发展到分居、离婚的境地。她曾向朋友诉苦，认为自己论相貌、家庭和工作能力都不差，却怎么找不到一个中意的男人，恨命运对自己不公，还说自己的命运和母亲一样，婚姻不幸；也感到不解，为何母亲的命运会轮回到自己身上。这又是一例"伤口吸引"的例子，如果说是她的个性招致自己婚姻的不幸，她可能不认同，不过，实际的情况的确是这样。

对待婚姻的问题，心理学上强调原生家庭对当事人的影响。家庭中的成员间处于一种能量的平衡，每个人在其中都会承担一定的角色，也都会产生与之相适应的生活方式。与家人互动的方式，尤其解决矛盾的方式，以及对性别的观念，根深蒂固地形成自动化的习惯，统统带进新的小家庭中。案例中的女同事就是带着原生家庭中母亲营造的家庭文化，进入小家庭里。尤其过了新婚，固有的思想及生活方式，不由自主地重新表现出来。因此，女同事就重复了她母亲对家庭、对丈夫的生活态度及方式，结果是唤醒了昔日的冲突，复演了她的母亲与她父亲的互动方式，也就是客观上轮回了她母亲的命运。可以说是她生活的态度和个性召回了昔日父母相处的模式；是往昔类似母亲的伤害，又让女儿吸引了新的伤害。这是她固有生活的自我概念使然，也是让她重复母亲命运的背后原因。如果她没有解决原生家庭的负性影响，不重新改变固有的生活方式，也就是改变自我概念的话，即使再婚，也还会招致同样的命运。

这两则案例向我们揭示一个极其简单的道理：我们已有的生活理念及行为方式，决定了我们对未来的期待，也影响并产生了相应的命运遭遇。不是命运不公，老让我们遭遇某些事，而是我们不由自主召唤了某些事的降临。实际上，家庭中出现的问题也正是这个道理的体现，我们生于斯长于斯，很难避免原生家庭的影响，要真正改变我们遭遇的无奈，避免重复生命轮回般的命运，那我们就不要抱怨环境的不好，要放下固有的自我，从自我的生活态度和方式找原因，这才是根本的方法。

记住："伤口吸引"就是我们召回了自己的命运。

轮　回

有人说，人生是一个轮回，有新生命的诞生就有一个成熟生命的消亡。生与死往往会发生在同一时刻，这不是巧合，人生就是这样的新陈代谢，吐故纳新。有诗曰："落红不是无情物，化作春泥更护花。"死亡仅仅是生命一个阶段的终止，也是另一个阶段新生命的开始。生命就是在这样生生息息不断地变化与流转之中轮回。

在自然界的变化中，春夏秋冬周而复始，月有阴晴圆缺，人有日落而息，日出而作。每天的日子开始于太阳东升，结束于夕阳西下。我们的人生就是在这样单调而重复的节奏中，一步步走过我们的少年、青年以至老年。当退出轰轰烈烈的人生舞台进入暮年之时，我们会看到新生命的诞

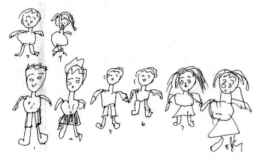

图 3-5　生命似圆，是轮回还是回归，全在我们不断地超越

生。我们惊叹于生命变化的伟大轨迹，敬畏并臣服于它的神圣力量之中，这种力量是那么恢弘而伟大，横扫人世间的各种伟大。即使气度盖世乃至冲天的真龙天子，也无奈于这种力量的浩荡无边。这就是变化的力量，变化的轨迹是周而复始的周期，也是一个接一个的轮回。正是在这种单调往复的节律，或周期中，世界上的任何事物，完成它螺旋式生生不息的变化。在这个生命历程的发展中，变化既是无数的圆组成的一条运动的线，亦是这条线描画的圆。如果给这些理性的描述一个富于生命与形象的词汇，那就是"轮回"，或"循环"。生命就是小轮回组成的大轮回，我们就是在这种轮回的轨迹中终其一生，无论得到与失去，还是恩怨与情仇；不管沉与浮，还是走运与厄运等，这些都是人生命运画的线，亦是不断平衡生命力而画的圆。如果我们细数人生，一个人的生命历程，也近似得到、失去、再得到又失去的圆，准确说应该是一环连一环的螺旋式圆。这是一种动态的"塞翁失马，焉知祸福"长幅画卷。也许侥幸地得到，却是你未来潜藏的祸，也许让你不能释怀的失去，可能是激励你铸就辉煌的契机。人生能说清的是已发生的过去，说不清的是未来的不确定。永恒的轮回，这神圣的道理能明确诠释无常命运是变化的，这就是生命，乃至宇宙的变化。

什么是变化？哲学告诉我们：变化就是事物内部两种力量的对立和统一，其性质的改变，是经由量变到质变的内部过程，它表现于外的，则是我们可以看到的，事物是时而肯定时而否定的运动。不过，哲学认为的否定是辩证的否定，即扬弃，也就是对原来事物里合理成分的继承，更有对不合理成分的抛弃，这是原有事物的终结，也是新事物生长的起点。这表明是同一事物，又说明是发展中的不同事物。随着时间的推移，事物内部正反两方面也在发生变化，即原有正的、合理的方面逐渐显露不足，而原来反的、不合理方面却显示出其有益的成分，经过此消彼长的过程，无论从量的方面，还是从质的方面，两种力量都和过去大不相同。于是，事物内部发生了颠覆的变化，由合理变为不合理，由负的方面蜕化为正的方面，至此，事物的性质发生了变化。其实质是事物内部由对立、统一、再对立。也就是生命经历了死、生、死的一轮轮回或循环。

既然世界万事万物是变化的，共表现为循环或轮回，那么我们面对人生的沉浮，就应该淡泊以明志，宁静以致远。这是因为如下几点：

变化是永恒的。变化是世界的本质属性，人生没有一成不变的事情。我们要重视人生的历程，明确不同时段有不同的任务，因此要主动进行生涯规划，努力把握自己的人生。同时，要明白人生未来的不确定性，要以积极的心态面对未来的各种变化。

人生无所谓得与失。人生是条流动的河，在流经的土地上，既占有了广袤土地，同时又失去了湍流的身躯。人生每时每刻都是对立的统一，也就是得到与失去，生与死。为此，得到了，要主动奉献，不要贪得无厌；失去了也不要气馁，因为放下执着，我们就获得了身心的自由。这告诫我们：任何时候都要睁大眼睛，在失中看到得，在得中勇于弃。

积极过好每一天。人的一生就是不断再生，亦是一步步走向死亡的过程。我们赤条条地来又赤条条地去，变化的观点使我们对未来充满许多不确定。一个人的沉浮、悲欢，也是喜忧参半。为此，以平常心看待人生际遇的变化，我们不能把握的是未知的明天，能把握的是当下的时光，我们所能做的是：珍惜生命，积极过好当下的每一天。

领悟了大千世界的轮回观，不仅为我们未来的人生指明了方向，也启迪我们怀着达观的心态面对未来的人生。无论我们的人生如何沉浮变故，我们都要有这样境界：

辛临天下事不怒不惊，常见四海人不卑不亢。

宠辱不惊，看庭前花开花落；去留无意，望天空云卷云舒。

人生要争之自然，得之泰然，失之坦然，顺其自然。

第四章 爱的力量

/ / /

爱，是个神圣的字眼，生活中不能没有爱，我们在大灾大难面前都不约而同地祈祷——让世界充满爱。

任何一种人类文化都闪耀着爱的光华，爱是人类永恒的话题。

对我们的成长来说，每一步都离不开爱。如果人生失去了爱，生活就没有了意义，人生也没有了激情，生命也将逐渐死亡，这就是爱的魅力所在。

爱的分寸

爱，是个神圣的字眼，生活中不能没有爱，我们在大灾大难面前祈祷让世界充满爱。从小到大，我们都渴望被浓浓的爱包围着，享受其中的温暖，这是人生最幸福、最美好的时刻。任何一种人类文化都闪耀着爱的光华，爱是人类永恒的话题。

因为，有爱才有生命的孕育和诞生。不仅如此，有爱的呵护，生命才能克服各种困难，茁壮成长。人生是漫长的，不是一帆风顺的，有爱的陪伴，我们才能渡过人生的各种艰难险阻，坚定地走完自己的人生之路。

爱，为什么会有如此大的魅力？该如何表达？诸如此类的问题，经常会困扰着我们。当然，对她的回答和诠释也是各抒己见，莫衷一是，这真是仁者见仁，智者见智。

我很想从人生感悟的角度，谈些自己的看法，也期待提高自己爱的能力。

我们生命成长的每一步都离不开爱，失去爱，生活就没有意义，生命也将终结，这就是爱的魅力所在。

有个事故致残的人，受伤很重，近乎于植物人。虽然医生已宣判这个不幸的孩子生命维持不了多久，但孩子的母亲不接受这无情的现实，因为孩子是她人生的支柱和寄托。她一直守护在孩子的病榻前，按摩、擦洗、说话，唱他喜欢听的童年歌谣。一天天，

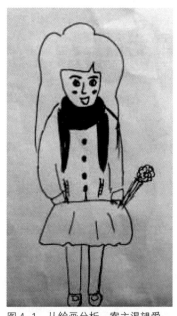

图4-1 从绘画分析：案主渴望爱。爱很重要，人生不能没有爱，有爱就有一切

一夜夜，母亲不放弃陪伴，她质朴的行为感动了身边的护士和医生。有一天，终于出现了奇迹，这个孩子生命出现了转机。当相触的手指轻微动时，妈妈激动得大声喊叫："我的孩子活了，会动了！"不久，孩子真的会发声、说话了。当孩子终于开口叫"妈妈"时，周围簇拥的人都哭了……

这是爱的力量，它使垂危的生命起死回生，重新歌唱生命的美好。这种神奇的力量，科学证明不了，但它的确存在于人的精神世界中，能从内心涌动的爱中找到答案。这种力量能感天地，泣鬼神，我们不能理性地对它分析，却能感觉到它的存在。

爱是什么，很难用一句话表达完全和清楚，我们只能用动作和感受描述。爱是把所爱的人当作自己的眼睛，是把所爱的东西握在手里，可谓爱不释手；爱是植物生长离不开的空气、阳光和水；爱是鱼儿离不开的水；爱是冬天的温暖，黑暗中的太阳。

爱是人与人之间相互依赖，不离不弃的情感。人类之间如果没有了爱，就充满残杀、血腥、恐怖，其结果是走向毁灭。爱能化解人之间的任何仇视和矛盾，只要世间充满爱，世界将变得更加精彩。爱不是某种表现的语言或动作，而是内心流露出来的真实情感，它不能有丝毫的虚与假，爱和被爱的人内心最能真切地感觉到虚与实，你可能听不到、看不到但你的内心能感受到它的存在和传递。一个人可能善于演戏，然而他不可终生演戏，所以爱不是表演出来的。爱是一种眼巴巴的守望，无论春、夏、秋、冬，它是种植在你心田的一粒生命，能生长，延续。如果生命终结，彼此间爱也许会消失。但有一种爱亘古永存，生生不息，那就是人类的"大爱"，她超越时代与文化，这叫"大爱无边"。这是生命最高的境界，任何世俗的东西都不能与她比较价值和意义，她是无价的，是永存的。她永远履行着神圣的使命——播撒爱，让人间充满爱。

理解、感悟爱容易，但表达爱难。要表达爱，首先要有真爱，认为所爱的东西是你生命的一部分，对你的人生很重要。也就说，你要有真爱的体验和感悟，要对你所爱的东西有认识上的深刻理解，正如"知之深，爱之切"一样。你还要懂得爱的一些表达艺术，对施予或付出的爱要拿捏得准确，点到为止，这叫"爱的分寸"。它是一种智慧与情感的有机结合，是所有相关爱的主题中最重要、最难说明白的一个主题。说它重要，首先是因为它付诸实际，真真切切通过行动，实现爱的传递，否则爱只是纸上谈兵，是苍白的说教，是没有生命灵动的。然而，重要的是爱的适度表达，这是最难、最富于智慧的一种能力。

爱一个人很难，因为爱的语言和行为要打动被爱的人，所以爱是一种智慧。爱的表达太过不行，易把人烧死，我们常听到某某人的爱让人感觉很累、很烦。爱的表达不到火候也不行，因为太含蓄容易让人感觉不到。在三十年后的同学聚会上，某位女士深深遗憾同桌的他迟到的表达，她感慨："很遗憾，我都不知道当年你默默爱着我。"要知当年的这位女士也一直怀揣着对那位先生这样的向往！想想看，多年以后在暮年的夕阳里，他们相遇，心中一定是充满无尽的伤感。他们在夕阳下，即使再热烈的拥抱也找不回少年的那种怦然心动。对这种迟来的热烈，只能后悔当初没有大胆的表达，他们只能是带着遗憾陪伴着自己失落的心，走完充满悔意的余生。

及时、恰当地表达爱，不能不说是一种智慧。因为你面对的是有生命、有感受力的人，你表达爱的言行要使他能"懂"和"心动"，产生心灵的回应。父母对孩子的爱，表现为呵护他成长，期望他像小树苗一样长成参天大树。由于父母望女成凤、望子成龙的心理太强，可能没出生就开始履行设计好的教育计划，比如早期教育。孩子的教育计划往往寄托了父母的人生期待，也是父母人生未了的愿望。这包括父母努力在孩子身上塑造的价值观，以及把自己的喜好态度刻在孩子的头脑中。也就是说，父母把孩子纳入自己的自我概念中，孩子已成为自己生命的组成部分。可是，在逐步落实你的教育计划时，父母慢慢会发现亲子关系开始疏远，甚至产生了敌对的愤怒情绪。终于有一天孩子对你说："妈妈你的爱，会把我逼疯！"更有甚者，在无数次的争吵对立中，孩子离家出走，或向你举起手中的刀……

这究竟是为什么？你欲哭无泪，孩子再也不是你心头可爱的尤物，你认为人生最大的失败是生下这个罪孽……

如果有一天父母开悟，一定会说："这不是孩子的错，而是我的爱出现了错位，是我们对孩子爱的观念无知，或爱的理念上存在误区所致。"

现在是一个多元价值的时代，天生我材必有用，独特就有价值。从生命的诞生那一刻起，孩子就是一个独特的个体，他前无古人、后无来者。孩子的独特在于父母遗传的人类基因，还有孩子特有的潜能，以及来到这个世界的独特的使命和责任。为此，父母要有这个信念，要对孩子的发展充满自信。

孩子一来到这个世界，仿佛一棵生命之树，有着自己生命里的禀赋，再结合未来人生不同的经历、机遇，也就是说，孩子可以发展出一条自我独特潜能发挥，追求自我实现的人生之路。作为父母，我们只能做好自己的事，我们不能改变所处的社会环境，不能设计孩子的人生经历和未来的发展路线，更不能代替孩子面对挫折、学会思考，以及获得生命的智慧。设计孩子所走的路，按照自己的期望塑造孩子是极不可能，也是不现实的想法，这只是一厢情愿。正如同对面过来一个人，你说这人矮，孩子说这人高。孩子是以自己作参照作出的评价，他说得有错吗？如果按照你的标准强加给孩子，不仅是你错了，而且可能伤害亲子关系，压抑孩子表达自己生命的自主性。明智的父母不应该对孩子越俎代庖什么事都做，而是应该明确哪些能做、哪些不能做，这才是爱的最佳表达方式，表现出爱的理性与智慧。

孩子虽然似一棵小树，但也有其无限潜力的，也是独特的人才。不一定参天大树都是材，实际上如果都是参天大树了，也就也失去其独特的价值。世界之美，美在千姿百态，争奇斗艳。大树之间的小树往往也很有价值，它具有能演化一个生命成长的过程，还具有无限发展的潜力。作为父母，只能为孩子提供保证其生命成长必需的空气、阳光、水与土壤，在他遭遇挫折的时候，伸出援助之手鼓励他的信心，给他温暖的拥抱，告诉他"孩子，什么时候你都是最棒的！父母相信你，能克服眼前的困难。加油！孩子。"父母不要担心怕孩子走弯路，犯错误，要知道生命的成长，需要对挫折的体验与超越。心理弹性的理论告诉我们：人格的成熟、意志力的坚强等，这些都需要逆境的磨炼。实际上，世事洞明皆学问，没有经历人生的挫折与磨难，沉睡的思考力就不能被激活，也就无法产生人生智慧的能力。

世界上任何一种职业，没有贵贱之分，收入高低是社会造成的，人为造成的。人生的真正幸福是生命价值酣畅淋漓的释放和展现，凡是想出来的任何职业活动，都是社会需要的；凡存在的事情都需要有人去做。任何活动，包括职业，凡是做到极致，不仅是艺术和享受，而且是生命价值的绽放，也会被社会认可和接纳，赋予无上的价值。

爱一个人就给他自由，让他在天空自由飞翔，展示他翅膀的强健，发挥他对天空的向往。生命的快乐在于他生命中具有的潜能都得到彻底的极致发挥，让孩子在亲历各种各样的生活中，凭借自己的思考力去感受和体悟，建立一套他认可的人生目标和价值观，这才是真正的关爱孩子。父母要始终意识到：孩子不是你的复本，他是一个独立的生命个体。

人们容易引起爱的误区很多，比较重要的经常存在于日常生活并顽固影响人的行为的，主要有以下几种：

爱一个人，站在自己的角度去关爱对方，认为自己给予的就是孩子需要的，而使被爱的人沦为你意志的奴隶。

爱一个人，爱的语言说得多，关心照顾得比较多，而内心接触得少，没有从真实的内心出发，掺杂了一些个人的私利。

爱一个人，总给他提供舒适的环境，不让他接触真实的生活，不让他体会你真实的喜、怒、哀、乐，这样爱的方式是在欺骗孩子，给孩子营造一个虚假的社会。

爱一个人，不去提高自己精神境界的道德修养，不知道身教重于言教，而是马列主义口朝外，对别人要求的高，忽视了自己作为榜样的教育，没有顾及孩子的观察学习。

爱一个人，只想到单方面的关心和教育，忽视了爱是双向的，应该与孩子共同成长。比如忘了孩子是自己的一面镜子，不敢在孩子面前解剖自己的不足，这会让孩子失去对你的信任，对你的内心认同。

爱一个人，容易走极端，要么迁就孩子，放任不管；要么非常严厉，随意批评、责罚，没有保护孩子的自尊心。爱应该是一种尊重和平等，也是一种学习和进步，让孩子学会遵纪守法，养成良好的品德。

我们悦纳自己，爱自己，总认为别人也是这样。其实并非如此，世界上没有无缘无故的爱，也没有无缘无故的恨，明白了这一点，我们对别人有个正确的期待，以免受到伤害。

除对人的爱之外，我们对自然的爱也要有分寸。对自然，不是人定胜天，而是人与自然和谐。我们要顺应自然，按自然规律办事，从自然获得任何东西都要以保护自然的和谐为基础，否则会遭到自然的惩罚。爱自然，就是更明白人和自然是一体的，自然是我们生存的家园。

爱其实很简单，只要把握爱的分寸；爱其实很难，爱的意志越强烈，结果一片混乱。人不能不爱，因为失去爱，生命就等于终结。学会爱是我们人生的重要课题，只要心中有爱，勇于探索和追求就一定会掌握爱的分寸。

爱我的人伤我最深

爱是人之间最美好的感情，有爱就能给对方温暖、关心和照顾，这是无条件的慷慨奉献。这种强大的爱，对处于最好人生时期的你，不言而喻，创造的潜能将得到淋漓尽致的发挥。

无疑，你——是幸运的，也可能已经形成以自我为中心，因为生活中获得的一切都很自然，久而久之，认为这一切都是自然的。眼中只有你的事情，其他的一切都退居身后，成为你忽视的背景。你甚至根本意识不到他们的存在，当然意识不到你是获得者，从你周围不自觉地索取，源源不断地吸纳诸如爱、支持与帮助。换个角度，你是在无视周围世界对你的付出，你是在不断地让它们承受伤害。

世间的任何事都是在不断发展变化的。它们之间有个平衡，过犹不及，维持这个度，也是个体修身的境界。《矛盾论》认为：矛盾是普遍的，矛盾是对立统一的。我们一旦和你爱的人（或爱你的人）处在一起，就形成矛盾的统一体，既是对立也是统一。对立是不同，存在利益的此消彼长，你的得到就是我的失去。统一是相互依存，我因你而存在，彼此同处于一种和谐关系中。这是一开始走到一起形成的关系体，彼此得到又彼此失去，平衡而稳定，是矛盾的同一性。随着时间的延续，统一体瓦解，一方付出越来越多，精力耗竭；另一方得到越来越多，成长壮大。这是双方力量的变化。从人情世故上讲，付出的爱越来越多，以致自己身心耗竭，然而，对方并不懂得回报你的爱，滋养你心理能量的损失，所以在某种程度上，你可能就会受到伤害，而且付出得越多你可能遭遇的伤害越多。从另一方来讲，他得到的能量和爱越来越多，已和他逐渐成长形成了密切的关系，他内心已习惯接受，并单方面幻想不间断地得到，在这种习惯成自然的惯性下，他根本没意识到对方也需要爱和能量的滋养。等他意识到的时候，事物已发生转化。原来的统一体瓦解，新的统一体重新建立。双方关系性质发生蜕变，以前关系恶化，表现为反目为仇，由爱到恨，由得到而付出，由高兴而痛苦，这种痛苦可能是怨恨也可能是内疚与自责。

爱你的人可能感觉到伤害；被爱的人可能因无法回报而感到内疚。从常理上讲，爱一个人，他就会为对方付出很多，当然也会期待对方能回馈。如果对方根本意识不到你的付出，不仅没有回报而是仍从你

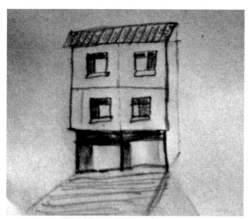

图4-2　地基的深度与房屋的高度成正比，爱的深度与期望的高度也成正比

这里无节制地获取，你的内心的确会受到伤害。无论爱与被爱，爱会激发、唤醒我们的感受性，让我们放大得与失的心理感受，我们比寻常人对一件事的得与失、去与留的问题会更加敏感，将人为地强化它对我们心理的影响。

我们是世俗的人，内心有个平衡，无论得与失都期待在任何形式的交换中获得一种平衡，当然还期待尽可能获得超值的回报。美国心理学家霍曼斯提出的社会交换理论，认为人与人之间的交往是物质与非物质的交换，遵循经济学的规律，期望获得彼此交换的平衡。如果遭遇与陌生人之间交往的不平等，我们会放弃人情的交换，甚至通过争吵，获得心理的宣泄和平衡。如果有亲情因素的介入，我们会暂时容忍，当超过极限后，我们会痛苦，甚至加倍地索要，这将会增加对我们的伤害程度，或者说如果对方任劳任怨，至死无憾为我们付出，这可能会增加了我们的内疚程度。

从这个意义上，情感与物质相比，情感的价值更容易激起我们内心的强烈感受和体验，无论是我们至爱的人，还是深深爱我们的人，都容易产生爱我的人伤我最深，我爱的人我伤他最深的心理体验。

知道了其中的原委，我们不应因为是所爱的人，而忽视潜在的交换规律，应该理性地奉行交换价值的对等，谨慎自己的交往行为。我们还要学会独立，承担自己的责任，不要过分地依赖家人、亲人和熟人，对他们合理期望，理性要求，我们要做到亲兄弟明算账，多进行心理位置互换，奉行己所不欲，勿施于人的原则。

只有这样实施人与人之间的互动行为，才能避免因期望或者失望而产生的感情纠葛，远离人与人之间不经意的伤害。无疑蕴含的社会交换规律是维持人际互动的法宝，自觉地应用于我们的人际互动中，就能避免生活中爱我的人伤我最深，我爱的人受我伤害最深的人间悲剧，让每次亲人之间的互动都化成增强亲人间的情感，最终让我们彼此之间有一个轻松愉快幸福的人生。

爱的错位

某天一位穿着考究的知性女人来到咨询室，她眼睛无神，一脸愠怒。经过了解才知道她是想和丈夫离婚，但又拿不定主意，惹得她每晚心烦意乱。

简单的寒暄后，咨询师递给她一杯茶水，想平复一下她此刻不安的心情。

"我想和他离婚，却又下不了决心。"这位女士直截了当地说。

"哦，你很犹豫是否和丈夫继续生活下去，这事让你很烦"，咨询师很理解，也怀有几分同情地望着她说，"那一定是闹了不是一般的矛盾。"

她感觉咨询师很理解自己，眼睛蒙了一层泪水，吸了一下鼻翼点头道："是的，很大的矛盾。"说完，有些想哭，但很快抑制住眼泪。然后，是时间一段的沉默。

"究竟是发生了什么样的事，让你这般痛苦，使你产生离婚的念头"，咨询师向她靠近一些，耐心地问。这位女士感觉咨询师的态度很诚恳，又很理解自己，就一股脑儿地吐露出自己的心声。

原来，她是很爱自己的丈夫的，只是因为最近夫妻各忙各的事，见面的机会较少，使她对自己的丈夫有几分芥蒂。她的丈夫是做生意的，这几年生意好，她感觉似乎对自己的情感没有先前那么浓烈了。这位女士是县一中的老师，不仅人长得漂亮，工作也很出色，她带的毕业班这几年的升学率都很高。她经常得到校领导的表扬，托她帮忙的学生家长也很多。每当遇到丈夫难得在家的时光，她都极力表达自己对他的关心与爱。

人常说："工作得意就会情场失意。"这位心高气傲的女教师就遭遇了这一劫难。这让她追求完美的心很憋屈。尤其那天与丈夫的冲突，让她放不下，越想越气。就在她丈夫回来的那天中午，她不仅精心打扮了自己，还悉心为丈夫做了一顿丰盛的午餐。本想丈夫会像往常一样，抱着她亲热一番，然而丈夫说累了想睡，并让她过一个小时叫醒他，他要会一个重要的朋友。

看着丈夫四脚朝天，呼呼大睡的样子，这让她心生几分失望。不过，她很快恢复了快乐。她认为作为妻子的她，是很理解丈夫的。

闲来无事的她，帮丈夫收拾完行李。忽然想起，今天上午听同事说有个品牌的补品很好，专门针对事业成功的男士。那位女同事说，这药纯天然的，很有效，她老公吃了，精力很好。不用说，这个女教师也想给丈夫一个惊喜，更想唤醒丈夫久违的激情。

县城不大，她很快找到了卖高档滋补品的药店。除买了那款同事推荐的补品外，她还细心地看了所有店员推荐的补品，咬咬牙又买了几款。她满怀欢喜地离开了药店。

回来的路上有些堵车。还好，赶在丈夫起床前，到了小区门口。当她提着大包小包赶回家时，她丈夫已醒来，气呼呼地冲她大发脾气，质问她为什么不提早五分钟叫他，让他迟了十分钟。

这位女教师有些蒙了，心想不就十分钟吗？我是为你买补品了，况且又遇上堵车。她虽内心难受，出于关爱丈夫，仍装出几分歉疚，笑着说："老公，别生气了，猜猜我给你买什么了？"她老公看都没看，不耐烦地嚷："买什么，买什么，有什么好买的。"

听到这话，这位女教师实在忍不住了，眼泪哗哗地流下来，一屁股瘫坐在沙发上，委屈地哇哇大哭起来。

她的丈夫并未理睬她，急急忙忙出去了。

这位女教师哭完，思前想后，越想越觉得委屈，觉得丈

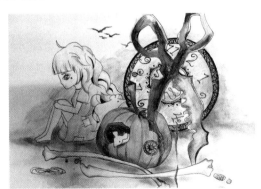

图 4-3　爱的过分就是溺爱，爱的不足就是伤害

夫没有像先前那样宠爱自己了。尤其着实让她想不通的，自己堂堂正正县一中的优秀教师，就连校长也对自己高看几分，丈夫既没文凭，挣钱又不多，当初若不是死活追自己，她早和他分手了。本来就看不上他，加上她现在的条件，心里又多了几分的不平衡。

想到此，她感觉自尊受到严重的伤害。

霎时，一个念头掠过头脑——离婚，但她很快否认了这个可怕的想法。若离婚太便宜他了，自己的青春都给了他；若不离吧，真的觉得自己太委屈了。

随后的几天，丈夫并未向自己道歉，也并未像她期望的那样哄她，而是一味忙着应酬，甚至都不回家……

咨询师终于听完这位来访者的故事，也明白了事情的来龙去脉。他并未急于说话，而是递给女教师一包纸巾，还重新给她添了热水。

这位女教师经过这么一番诉说，心情好多了。她喝了口水，期待着咨询师的回应。

"你爱丈夫吗？"咨询师问。

"以前很爱，这次冲突很伤我心，现在似乎有些迷惑。"她一边想一边认真地说。她没有先前肯定离婚的态度，这个十分精确的回答让咨询师感觉，女教师头脑理智了，是可以进行讨论了。

他抬头，看着她，亲切地问："你认为妈妈是如何爱自己的孩子的？"

"那就是做他喜欢吃的，关心他的一切生活吧"，这位女教师不假思索地回答。

"是，你说得对，做他喜欢吃的，也就是妈妈要给予孩子喜欢的，而不是……"咨询师话说到一半，有些迟疑，有些欲擒故纵，他是想激发来访者自我探索的积极性。因为，凡是自己领悟的，那才是自我帮助，也是真正的心理成长。

"自己一味强加给他的。"这位女教师顺口说出来。

双方沉默，女教师似乎在想什么。

"你想到什么，说说吧。"咨询师脸上露出笑意，期待地望着她。

"这么说是我错了，他很看重朋友的约会，况且他反复强调让我叫醒他，我真没尽到妻子的责任。"这位女教师有点自责地说。

"可是，我买补品也是为他啊！"这位女教师又加重语气，强调说。

"哈哈，是吗？"这位咨询师和蔼地笑笑，反问道。

这位女教师先是紧张，接着有点皱眉，然后低下头，害羞地捂住了脸。

咨询师会心地笑了，这位女教师再也憋不住内心的窘态，也扭过身大笑。

过了一会儿，咨询师又说："如果你不是一中的优秀老师，丈夫对你发了脾气会怎样？""那我会认为他一定遇到烦心事，发就发吧！可能发完火就好了。"女教师已没有来咨询室时那么高傲了，仿佛一只泄了气的皮球，说话语调降下来，语速也慢了。

突然，她眼神亮了一下，如醍醐灌顶般，口若悬河道："你说这话，我明白了，可能是我的面子和自尊，让我产生那么大的内心不平衡，从而放大了夫妻间的矛盾，或者说情绪吧。"

顷刻，女教师像是换了个人似的，一脸的平静，在分析解剖自己。从她发出的叹息和深深的呼吸中，表明她满肚子委屈以及由思想冲突而带来的压力已烟消云散了。她的思想在蜕变。

她不说话了，静静地呆坐那儿想。

又是几分钟的沉默，安静的咨询室只能听到钟表的嘀嗒声。

此刻的咨询过程已达到了另一种境界，真是无声胜有声。

终于，这位女教师扭过头，整理了自己的衣衫，一脸轻松，莞尔一笑说："非常感谢和你的交流。"

她顿了一下说："想说再见却又舍不得。"

"不过，我要回家给丈夫做饭了。"她满脸的光彩，露出几分羞涩，怯生生地说。

这个咨询故事结束了，这是一个关于因爱的错位而引发的冲突。

爱是什么？是人们一直探索的问题，从这个故事是否可以写出如下的爱的箴言：

爱一个人，就要考虑他的需要；爱一个人就要学会放下自我；爱一个人，就要站在他的角度去理解他的想法，努力体会他的感受。

爱是奉献而不是占有。

爱一个人，不仅要关心他的成长，更要学会去表达。

如果站在自己的角度去爱别人，其实质是爱自己，也是一种控制和占有。

爱与被爱

爱是人之间最深厚的感情，有父母对子女的爱；有兄弟姐妹的爱；还有朋友之间的爱；师生之间的爱。最炽热的爱莫过于恋人之间的情爱，只叫人神魂颠倒，仿佛顷刻间失去了自我。

爱一个人是幸福，也是一种痛苦。说幸福，是心情比较愉快，人会变得开朗，爱说话，内心有个寄托，做事很有朝气，期待一天天的相见。爱一个人时，会经常想起她／他，每次伴随着萦绕头脑的影像，内心都会涌动一种难以抑制的喜悦和甜蜜。这种美好的心境，淡淡的，不仅弥散在从事的任何活动中，渲染一种甜蜜的情调，而且仿佛戴着有色眼镜，看待周围的一切，都抹上了温馨的色彩。

爱是一种痛苦，爱得越深痛苦也就越强烈。这是因为爱一个人，你会产生不由自主的牵挂，近乎强迫式的想对方，这叫思念。它能消耗人的精力，无心做其他事。即使做其他事，无论重要与否，也不能集中自己的意识，聚焦于当下的活动。爱的情绪还会影响你正常的学习、工作和生活，甚至睡眠。摆脱不了这种焦虑情绪的困扰，让人体验到"甜蜜"的痛苦。

爱上别人是一种病态的情感，无论何时，甜蜜和痛苦这两种近乎矛盾的情感交织在一个人身上，内心的冲突在所难免。爱是非理性的，不是说想放下就能放下，即使在认识上否定对方，但在情感上仍然放不下，这往往导致个体心理的纠结和强烈的冲突。如果一开始情感卷入较多，个体承受的痛苦将更加严重。

爱上别人的同时也失去了自我，有时甚至是尊严。为了获得所爱之人的青睐，个体可能孤注一掷，弱化理性的约束和控制，没有道德的底线，也可能忍气吞声，放弃了平时不能放弃的做人原则。无论对方情绪的如何微弱变化，都能引起你情感的波动和猜测，其思路轨迹往往都伴有内心的自责，好似伴君如伴虎，活得很不轻松。痴心爱上别人，也等于把自己沦为奴仆的地位，以往的平等和尊严也远离了自己。为了与所爱之人相处，只能放弃了自我的意志和活动。爱别人，会产生晕轮效应，爱对方的一切，从头到脚，即使常人视为缺点的，也是至爱有加。

被人所爱是幸福的，能提升自尊，甚至膨胀自我。自从被人所爱，就成为有人关注，追逐的焦点。从此，个体不再寂寞和孤独，时刻有人宠幸，身心处于难以言说的幸福和喜悦之中，深刻体会到自己存在的价值。有那么一个痴狂的人关心、呵护自己，个体往往感到爱与保护，自我价值油然而生，飘飘然忘记了自己的真实身份。随着丧失原则，践行对对方的狂热之爱，不仅自己沦为奴隶，也助长了所爱之人的自我膨胀，唤醒其人性的弱点。比如被爱追逐的人，往往像个宠坏的孩子，很容易轻视别人的尊严，往往不经意间表现出没有教养、缺乏道德，伤害对方的感情，更有甚者随意役使，恣意玩弄情感，以满足被爱的人膨胀的自我需要。极端严重

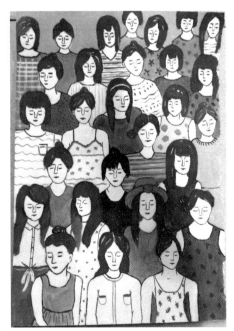

图 4-4 人生处于爱的链条上，每个人都是爱与被爱，不要睁着眼忽视被爱，也不要闭着眼等待被爱

地走向近乎病态的施虐，这不是危言耸听的。心理学对受虐狂的研究指出，小时候爱的缺失，受到忽视而无人关注，易造成受虐倾向。为了获得爱与关注，可以忍受鞭笞，肌肤的折磨等虐待。同时，小时候爱的缺乏与所遭受的歧视，也容易走向极端，产生施虐的倾向，对面临的对象施虐，发泄心中的报复。目睹这些场景，他们听受虐者的哀号，产生内心的兴奋，去体验一种快感。然后，恣意施威，骄横放纵，宣泄早年的压抑，体会自我的强大，使扭曲的心灵获得暂时的舒张，赢得从未有过的主人感。受虐与施虐是获得爱与被爱两种情感的极端表现，唤起人性的本我需要，激发非理性的满足。之所以把事物推向极端地描述，是为了更深刻地说明问题。在任何文化中，这种倾向都有存在和表现，我们平常人涉足爱的领域，无论是爱与被爱，都是走在受虐与施虐的人生轨迹上，只不过没有走得更远和极端而已。

无论爱与被爱，这些都是人类永恒的主题，在个体的生命经历中也会遭遇这两种境地及体验。为了获得健康幸福的人生，我们在爱的路上把握好自己：该放手则放手，奉献的爱应该以不丧失自我为底线，让我们的爱健康、更有尊严，我们的自我有恰当的位置。

施舍与祈求都是人与人之间不平等的体现。对于爱，无论得到与给予都不是来自内心的，这是没有尊重、缺乏平等的人际互动，结果是不能得到也不能体会到真正爱的甜蜜，这种乞求式的爱不具有可持续的永恒性。其结果，是亵渎我们内心美好的情感，促使自我走向毁灭。

爱的缺失

网上咨询过一个案例：男性，35岁，与妻子结婚后8个月离婚。他喜欢被45—50多岁的男性捆绑起来鞭打，更喜欢被吊起来抽打。他说，只有这样他才能获得性方面的满足，所以离婚以后，虽然家里父母催得紧，但他丝毫没有想结婚的打算，而是内心一直想找一个 50 来岁的男性，尤其喜欢捆绑他的男性。为此，他宁愿做这个男性的奴隶，任其蹂躏。这个男性真有点受虐的倾向，仿佛只有让他身体的肌肤受到折磨，他才能感到温暖与幸福。

这个案例听起来似乎觉得这个男子很变态，其奇特的爱好让人惊愕不已，也让人不可理解。是的，对他我们一般人很难理解，正如有眼睛的人很难理解盲人的痛苦一样。凡事都有其原因，不仅他、包括我们的行为都是过去经验的结果。排除生理上的原因，他一定与早年的经历有关。

经过进一步的询问了解到，该案主父亲脾气不好，又忙于生意，结果对他的关照不够。家中有三个孩子，哥哥和妹妹比较乖巧，不惹是生非，而他则比较淘气，不是打架斗殴就是毁坏别人家的东西，闹得邻里常常告状。当时，他爸爸的生意不顺，压力较大，满肚子的火，经常被他引爆。控制不住时，经常拿棍子抽打他，有时为加重惩罚而把他绑起来打，甚至吊起来打。平时与父亲很少见面、缺少交流的他，也只有在被捆绑，被抽打的时候，才能与他父亲有目光和身体上的交流。他说，他的父亲对他管教很严格，每次父亲这么严厉的惩罚，让母亲心疼，她经常偷偷避着丈夫给吊着的孩子送吃的。每次从捆绑的绳子解开后，母亲除了伤心的爱抚外，晚上还为他清洗伤口。据他说，他正是在这种"爱抚"中长大的，他很熟悉绳子，也喜欢被捆绑。对他而言，捆绑比受到冷遇和忽视更是一种温暖的爱。他内心渴望见到父亲，又敬畏他的权威，只有犯了错误父亲才如期而至。显然，捆绑是他与父亲情感连接的桥梁，而捆绑与鞭打，也成为他与父亲交流的方式。由此，他才体验到父亲的关注，也感受到父亲的伟大。时间一长，随着岁月流逝，他渐渐淡忘了儿时父爱的方式，他始终没有得到父亲的真爱。到了成年，他这种渴望父爱的热情依然没消逝，并常常在寂寞与孤独时被唤醒。渐渐地他喜欢 50 岁左右的男性，常常有一种冲动，幻想被他们捆绑与鞭打，也就是说捆绑与鞭打成为他表达与满足爱的一种方式。

这位案主很真诚，也很开放，我没有歧视他，而是尊重他的行为方

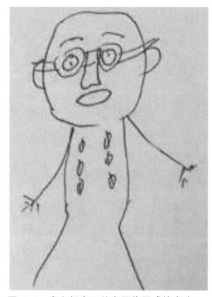

图4-5 案主把自己的自画像画成他喜欢的人

式，我们交谈得很坦率，我还引经据典对受虐进行剖析：许多专家认为受虐狂对于爱的需求往往比正常人大。霍妮认为，因受虐者内心有着对"自身的软弱"和"自己缺少重要性的双重恐惧"，他们因而希望被施加痛苦和折磨。一来可以使自己感到被别人注意；二来可通过痛苦和折磨减轻自己的恐惧感。为此，心理学家实验表明：受虐狂对"不再被人爱的、焦虑有时甚至会超过对被杀或去死的焦虑"。为了被别人爱，他们甘心屈从。研究还指出，受虐者非常害怕冷的感觉，有一个生理学的看法认为，受虐者甘心被虐打，为的是使皮肤变暖，从而有温暖的感觉。(《虐恋亚文化》，李银河，1998）所有这些研究和分析可以归纳出一个命题：爱，尤其是正常爱的缺失极能造成受虐的倾向。同时，小时候没得到正常的爱，并不会消失，这种渴求延续至成年乃至终生。

经过深入的交谈和分析，他认同了我对他爱好捆绑倾向的解释，也促使他对以往人生的探索。

无独有偶，还有一个得了厌食症的女孩，她瘦骨嶙峋，形容枯槁。她之所以到这般地步，也是由于爱的畸形。随着我们彼此的信赖，她流着泪向我开放，袒露一段鲜为人知的故事：原来她是现在的继父抱养的，据说继父婚后几年一直未生育，跑了多家医院无果，无奈才从她生母那里领养了她。当时她仅一岁。过了两年，天遂人愿，这对夫妇意外有了孩子，竟然还是个男孩。有了自己的孩子，继父母对她的关爱少了，渐渐遗忘了她的存在。她不再是家里的中心，转而成了弟弟的陪伴，甚至成了父母心情不好的"撒气筒"。她很痛苦，也很妒忌弟弟，无奈为了讨得父母的欢心、关注，她努力在各个方面表现得比弟弟好，争取做父母心目中弟弟的榜样。在生活中，由于父母的娇宠，弟弟不好好吃饭，所以她抓住机会，极力表现自己：每次吃饭时，她尽量很安静，而且吃得多，为此继父母常在批评弟弟时，进而搂着她表达亲昵和爱抚，说："还是喜欢姐姐，吃饭好。"这片刻的宠爱让她倍感幸福，甚而激动得流泪。为独享这温情，她每次都要多吃饭，渐渐成了小胖子。然而，到了青春期，因为她胖，同学背后常起绰号，戏谑她为"胖猪"，更重要的是继父母也时不时冷言她几句："少吃点儿，这么胖以后咋嫁人。"此外，周围的人因她体型而对她的嘲讽，对她心灵侵害更大。为了赢得父母和同学玩伴的好感，准确地说是"爱"，她又开始节食减肥。她的毅力这般大，除了锻炼、少吃之外，还经常把吃进的事物吐出来。结果不足半年人就瘦下来了，在换来继父母和同学的微笑、赞美之外，她意外地还患上了另一种病：厌食症，闻见鱼肉的味就会呕吐，以后泛化到吃了有油腥的食物都会吐。这种行为影响了她正常的生活，以至于不得不求助专业的治疗。

这位花季少女体重变化的心路历程，听起来让人同情与惋惜，实际上，这样的事在我们生活中比比皆是。无论是胖还是瘦都称之为是为了爱，但爱究竟在我们生活中占多大位置？其实生活中仅有爱是不够的，因为我们要拥有衣、食、住、行才能生活；生活中没有爱却是万万不行的，因为人吃饱饭后，要心情快乐，要满足亲和的需要，否则会孤独与寂寞，大有生不如死的感觉。

这两个案例充分说明爱对我们人生幸福的重要性。这两则例子既典型也很普遍，充斥在我们生活中，俯拾皆是。生活中很多心理疾病，都与爱的满足与否有关。从我们出生到离开这个世界，爱与我们时刻相伴，它如同生活中的空气与我们形影不离。我们需要爱别人，也需要得到别人的爱，自由、博爱与公正是我们永恒的追求。无疑，爱也是我们探究与践行的永恒主题。对一个人而言，爱更是一种人格和人生态度。

好好爱别人，我们才会得到别人的爱；好好爱事业，我们才能获得成功；好好爱自己，我们的生命潜能才能自我实现。谁亵渎了爱，谁就会在自己的人生之路上遭遇艰难与险阻。爱是神圣的力量，它是有勃勃生命的，它落地生根，无论在任何土地上，或高原、或沙漠、或江海、或高山，只要在一切可以生长生命的地上，爱都会顽强地生长，彰显自己伟大的力量。

热爱与坚持

中国有两句古语："业精于勤，荒于嬉；行成于思，毁于随。"对于一个人的成功，其走向成功的心路历程，都可以用这两句话诠释。在倡导励志、创业，追求成功的今天，我们每一天渴望成功的人，看看下面两则故事，可能会对我们"成功梦"，再助一把力！

我看过一档电视选秀节目，有个新疆来的业余歌手，从未经过专业训练，只怀着对音乐的热爱，模仿卡带，自己自学弹吉他。从小学起，就自娱自唱，他的唱法和弹吉他的手法，都是野路子。表演时，一曲自编的歌曲，引得四位导师转身。当然，为了争他，四位导师进行了火拼。当问及他的梦想时，他说："我没有什么梦想，只想好好唱歌，把自己该做的事做好，我把歌唱好了，梦想就会来找我。"他说得很朴实，出乎人的意外，他说这话的时候表情很淡定。

走进他的生活我们发现：他出生于一个普通家庭，父亲是个普通的牧人，家庭并不宽裕。他是小时候受哥哥的影响而喜欢唱歌的，他先拿个破吉他弹，他的父亲忍不下去，咬咬牙，花了三百多元给他买了新吉他。他妈妈因此与他父亲发生争吵，因为三百多元钱对他家来说是太大的花费了。他没人教，自己边玩边悟，自学吉他。他经常给家里人唱，他是只要唱歌就忘了一切的人。然而启发他学唱歌的哥哥十多岁病故，很不幸的是在他的少年时，也就是哥哥走后，其父亲也病故。于是，一家人的生活重担落在了他的身上，他甚至一度与妻子游走于酒吧、餐馆为人演唱挣钱。他曾组织过乐队，但许多人嫌收入低而离开。多年来，只有他坚持了下来。终于，等到了一次到德国的演出机会，他和他的乐队去了，待他唱完写给爸爸的歌，竟感动了全场，赢来了雷鸣般的掌声，他成功了。

如今能在要求苛刻的导师中赢得全部转身，无疑，他又成功了。

他没有专业训练的演唱技巧，他的嗓音很特别，他把苍凉与悲伤融入他的歌唱。沙哑的声配上质朴的歌词，让人禁不住流泪。不用说，三个导师都感动得流出了眼泪，有一个女导师竟然情绪失控，与他相拥，亲吻他的额头。

他在录制完节目回到家，做了他必须做的两件事：一是到哥哥的坟前和哥哥讲述自己的经历；二是到他父亲的坟上祭奠。他说他每年都这样，无论高兴与悲伤，他都会在这里获得生活的力量。他又说，是他哥哥把音乐带进了他的生活，使他由听歌到喜欢唱歌；他还说是他爸爸花那么多钱给他买的吉他，帮助他明确了生命中不能缺少歌唱。他一路走来，踏歌而行，唱歌是他生命的寄托，也是他哥哥与父亲亡灵的化身。

他对唱歌如痴如醉，他的生活不能没有歌。他的生活来源也是各个酒店、夜总会、酒吧卖唱。他的歌唱成为他生活的全部，更是他的生命。我认为——他是天底下最幸福的人。

晚上，我打开电视，恰巧是成龙开讲的节目。他讲述了从一个武行学武、替补演员如何成长为风靡国际影坛武术明星的过程。

成龙讲道：小时家里穷，外出学艺是为填饱肚子。学艺的路是很苦的，从早到晚，受伤是常有的事。至于拍戏，那更是奢望了，他只能跑龙套，

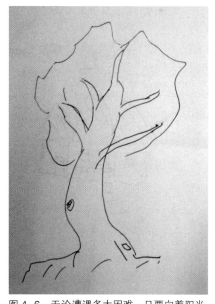

图4-6　无论遭遇多大困难，只要向着阳光不断生长，就能长成参天大树

然后是替身，再就是有幸出演小角色了。从小角色到主角，不是件容易的事，你得要让别人记得你。成龙为获得导演的青睐，他努力、认真做事，尤其不放过那些不起眼的细节，这实际也就是做人了。他说：他装死的时候，不管有没有镜头拍到，都特别认真，杵在那儿一动不动，这很快闻了名。于是，有装死的角色都会首先选择他。

他说："细节决定成败。"从片场出来，在搭顺风车的时候，他都是屁股先坐上，脚在车外抖抖泥土，然后脚才进来，最后一个并脚的姿势，静坐在那里直到下车。这样做是尽可能地保持载他车的干净与安静。这个小小的细节，说明他顾及别人的卫生，对别人心怀感激。

由于他每次有这样的细节，这让司机记得了他。司机也很喜欢让他搭车，有时会主动停下车问他到哪里去。他乘车的习惯在司机们之间流传，开车的人都记住并喜欢了他，也愿意载他。他利用搭车的方便，在空闲时行走在各个片场，这便使他有机会观摩各个片场的活动，聆听导演和演员们对表演的交流，这为以后他演电影，做武术指导奠定了基础，也为他成为一代武打明星添上了腾飞的翅膀。

大家都知道，成龙演电影很认真，任何动作从不用替身，因为他要对得起他的影迷，所以他的武打动作丰富变化，如行云流水，让人应接不暇，是真正的艺术享受，尤其，他的奇思妙想让人在惊险中放松、忍俊不禁——这就是成龙电影的魅力。成龙已拍了100多部电影，他让一代人，甚至几代人记住了他。他今天能走到电影界的巅峰，无疑，一定是有他独特的原因！

成功是每个人都渴望的，尤其在今天。我们的时代比以往任何时候都开放，不用说，媒体的各种选秀节目异常火。只要你有出众的才能，只要你怀揣梦想，你都能鹰击长空、鱼翔万里。

时下，有一个很热的词——"中国梦"，人人都谈自己的"中国梦。"不言而喻，梦想，是当代人的符号，如果没有成功的梦想，那你就落伍了！

有梦是好事，而实现梦想的路并非总有机遇垂青，你需要努力去追寻和奋斗。这是一条铺满荆棘的路，有条件要上，没有条件创造条件也要上。因为机会不等人，因为机会的到来是不期而遇的，机会总是给那些有准备的人准备的。在等待机会的漫长过程中，也是你苦练内功，积聚才能的时候，为此，你要忍受孤独与寂寞。如我们上述的故事，只有歌者满腔热忱的，在生活中不放弃的放歌，才有他今天这个时候的歌唱。所以，他会唱得令人潸然泪下，因为他是用生命在吟唱，既唱给自己，也打动别人。正如成龙所说：别人都看到我耀眼的成功，他们不知道我背后的付出。我认为，成龙是用生命在演电影，他不用替身，他每个动作精益求精，他的全部生命奉献给了他热爱的电影，电影也为他赢得了非凡成功，铸就了当今的"成龙大哥"——这个电影的符号。

每一个梦想成功的人，学会热爱与坚持吧！因为许多成功的人已经给你树立了榜样，他们走向成功的路，再一次向你召唤，从今天做起，为了明天的梦想怀着热忱，守住坚持，这是你生命的魂。

心中装着你生命的魂，一步一个脚印向梦想前行吧！

第五章 理性的力量

/

/

/

　　任何事物的性质，在一定参照条件下，都具有正反两个方面，因此，我们要辩证、全面地看待问题。

　　在分析处理问题时，要学会换位思考，也就是在不同参照条件下去理解对方，牢记兼听则明，偏听则暗。

　　绝对的否定一切或肯定一切都是不对的，事物没有绝对的好坏。

　　经验使人积累知识，同时也会使人形成刻板印象。

参考系

有个电视台的相亲节目，不仅吸引国内观众，还招来国外观众。其中，有两个人的情况给我印象很深。

一个是来自非洲的男人，他想在中国选择一位中意的新娘。令人好奇的是，台上苗条漂亮的佳丽都未引起他的关注。他坦言自己的择偶条件：喜欢胖的。他说："在我们那里，女人以胖为美。"这种观念对国内追求骨感为美的女性来说，不啻当头一棒。看来，美的标准并非绝对，各个文化或环境下的要求是不一样的。

另一个是位华人的中年男子。他高大，但很胖，失去了男性的英武之美，他最大的特点是很富有。在美国，他有别墅和游艇，他说他喜欢开着游艇回家。令人惊讶的是，有个佳丽不屑一顾地说他炫富，让人很不舒服。这个男子从中国农村走出来，家境贫苦。由于参加特种兵陆战队，具有非凡的武艺，而机缘巧合，退伍后，他不仅进入美国大银行担任保安，还取得了美国的管理硕士学位。他并非幽默、睿智，其貌也不扬，对他而言财富可能是最大的优点，所以他一再抛出富有的条件。这和当下中国公民"仇富"心态相悖，当然引来许多非议。不过，除了展示他自己的富有优势外他还能有什么呢？这个节目本身就是将婚恋置于一个讨价还价的市

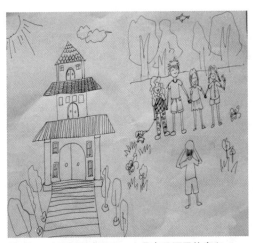

图 5-1　在不同的背景下，人具有了不同的意义

场，竞相供人们选择。我认为，只要是凭借个人能力、努力所得的合法财富都是应该受人称道的。

这两则故事告诉我们：事物没有绝对的好坏；行为或观念的好坏有个相对参照的文化环境；先入为主，常常使我们产生不利于自身发展的刻板印象；对不同文化环境下的观念，要学会淡定与宽容。这是生活中的道理，然而，我们许多人忽视参照系，以至于让我们作出许多不合理的评判。为此，产生心理纠结，造成我们内心的痛苦。

从学理上讲，大千世界是矛盾的，在一定条件下会产生不以人的意志为转移的变化。所以，任何事物的存在及性质，具有相对性，也就是在一定参照条件下存在。因此，在分析处理问题时，要学会换位思考，也就是在不同参照条件下去理解对方，牢记兼听则明，偏听则暗。绝对的否定一切或肯定一切是都不对的，事物没有绝对的好坏。美国总统罗斯福家里有一次失窃，损失惨重。对任何人来讲，这都是一件不好的事，会让人痛苦万分，甚至长期影响人的正常生活和工作。然而，罗斯福则是一笑置之："还好，没有伤害到我的性命，我最宝贵的生命还存在着；我还要感激他没烧我的房子。"这也许是自嘲，或幽默，但从人的心理健康看，却能让人很快从不幸中振作起来，恢复正常的生活。"人生不如意事十有八九，"没有人能避免人生的起伏，因此，能让我们宠辱不惊，即使失败仍相信失败是成功之母而对未来充满乐观的心态，得益于换个角度看人生的智慧。这种达观的生活境界，显然对人的心理成长是有益的。当然，若是在帮助一个遇难的人，可以积极帮助他。不过，若采用这种一分为二的方法时，应先认同并体验对方的感受，然后等待对方领悟出二分法的道理。需要提醒的是，要避免一开始讲大道理，让对方产生"站着说话不腰痛"之嫌。佛教认为"人生无常"。这说明人生似变化流动的河，我们在评价任何事物的存在时，都是在运动过程中的垂直切断，评价只有在结合当下环境才具有价值及意义。换句话说，我们的行为或观念的好坏有个相对的参照系。随着参照系，也就是该事物存在环境的变化，对该事物的评价和观念也会相应变化。因此，唐朝以胖为美，令天下女子竞丰腴；现代以苗条为美，各种减肥产品竟成为炙手可热的畅销商品。对一个人而言，我们应当认为，人人都是成功者，人人都有其独特的价值。因为每个生命的诞生，都是一定时空条件下特殊的产物。如果由于发展变化的缘由，一定时空不能复制，那么这个相应条件下产生的生命个体也就有了独特的存在价值。我们现在比较重视、珍稀动植物的保护，就是人们认识到不同生态环境下个体独特生命的自觉行为。从这个视角，有理由认为人人都能成功这个观念。生命的诞生是精子与卵子的结合——受精卵。男性一次射精有上百亿个精子，而唯独只有经过"马拉松赛跑"的冠军，才有机会与卵子结合，这个继承父辈基因的"长跑冠军"应该具有生命再不能复制的成功潜力与价值。因此，从现代人类资源开发的视野，我们可以毫不犹豫地说：如果能物尽其用、人尽其能，那么一定能最大限度发挥人的潜力与价值，所以天生我材必有用。任何一个生命个体，都不应自卑，因为从出生那一刻就被赋予能够达到成功的潜能，我们应该做的是发现自我、寻找自我，施展才能的环境与机会。有道是："树挪死，人挪活；人间正道是沧桑。"所以我们无论在什么情况下都要看重自我，不要太在意别人的评价，或一味追求社会公认的完美标准，因为人们行为或观念的好坏标准是有一个相对的参考系而已。

人具有学习的潜能，经验使人积累知识，同时经验也会使人对事物产生固定的看法，往往戴着有色眼镜看待可能已变化的事物，这种先入为主的认知方式易造成刻板印象，极不利于正确认识社会、人生，影响身心的发展。人类社会由蒙昧走向文明，由奴隶社会走向封建社会及资本主义社会、社会主义社会，其发展逻辑由不重视人到关注人，甚至以人为本，同时社会日益公平、民主和平等。虽然天下大同的社会还很遥远，但人们的确一步步向那个美好的社会奋斗。因此事物的发展方向及主流是好的，虽然在发展的过程中可能会存在一些相伴而生的消极东西，但我们不能因噎废食，而否认或拒绝发展。认同发展的主流及呈现的积极东西，是积极的乐观者。而乐观积极的人生态度，善于发现人生的积极因素，重视自我的独特价值，对周围充满信任，这些因素有助于增进人的幸福感，获得成功的人生。为此，在认识社会、人生的时候，我们要牢记发展的观点，发现并认同事物的主流价值，毅然放弃先入为主的观点，尤其避免带有偏见的固定看法。我们要看到事物积极的方面，既要重点又要全面。如果在教育问题学生时，就要善于发现并挖掘学生身上闪光的东西，然后以此为契机，肯定他存在的积极价值，促使他由积极因素的发展而带动他整个人格的健康发展，这种方法就是教育上著名的"长善救失"原则。

如果我们带着好的评价去看待一个犯错误的好人，容易为他找各种理由开脱罪责，让他抱住好人的帽子而不能寻找自我的不足，其结果是掩盖他的不足，使他失去自新的好机会，有可能让他重蹈覆辙，或埋下一步步滑向自我毁灭的伏笔。如果去评价一个做了好事的坏人，我们心目中对他的偏见，可能使我们不相信他做的好事及成绩，而是百般挑剔，这会挫伤他的积极性，使他破罐子破摔，变得仇视周围的人乃至社会，正是我们先入为主的刻板印象把他逼到这般田地。如果他犯罪或断送生命，主要责任在于我们的偏见，也就是先入为主的看法是幕后的杀人凶手，我们的心灵可能永远都抹不去愧疚及害人的罪孽。如果我们改变对他的固有看法，而是相信他的好转，真诚地接纳他，实际上是给他的善端、灵的闪光点以爱的滋养，促使其发扬壮大，而最终由这些积极的力量战胜他身上的不足，使其真正蜕变为一个地地道道的好人。因此，以积极的眼光看待社会和人生，全身心地关注，接纳生命中每次相遇的人和事，不仅能促使每个人人格修养的提高，而且可以拯救心灵有污点的人，帮助他们重新做人。

避免先入为主，对我们个人也大有裨益，它还能使我们以新的眼光审视事物，获得新知，增长新的才干。既然事物的价值依共处的环境而不同，任何事情的发生都具有一定的合理性和条件性，事物的好坏是相对的，那么我们就应该怀有宽容的心态，不为外界无常的变化而变化。只有不为外界事物变化的种种幻象所迷惑，才能静心守气，探索并发现事物的本质及规律，深化我们对自然、社会的深刻认识，更好地处理人和自然的生态和谐关系。能静心守气就能坚持我们的淡泊之心，从而有助于放下自我，让我们逃离狭隘的民族、团体以及家族关系，以局外人的视角，审视社会、人生万象，洞悉政治、经济的关系，探究人生的意义及幸福等深层次的生命问题，使我们大彻大悟自我与世态的关系。

那么我们该如何养成这种恬谈的心态？除了从根本接纳发展观外，还应该养性、养心、养身，提高自我的精神素养。古语有云："德能养性、理能养心、艺能养身。"通过习德让我们处理世态关系；通过习理让我们与自然和谐；通过习艺让我们身心强健。德、理、艺的学习与陶冶，使我们更了解社会、自然和自身，这些知识与技艺更加滋养我们的心性，使我们睿智，甚至大智若愚，对万事万物的变化都能以宽容、达观、淡定而处之。当我们自身精神境界提高后，自然就可以去掉困扰我们痛苦的怨、恨、恼、烦等情绪，而充盈仁、义、礼、智、信；去掉贪、嗔、痴、慢、疑的习气，而养成温、良、恭、俭、让的处世态度。宽容、达观、淡定其背后的核心是淡泊，唯有淡泊才能不为物质、名利左右，居静持志做到内心的平和，看天下大事如浮云舒卷，不怒不惊。唯有淡泊的人，精神的追寻才远大于物质，获得真正的淡定，而表现出性情温和光明，心地善良无私，以及没有财、色、名、食、睡等不良嗜好。那些达到这种境界人内心已没有常人所言的参考系，淡泊的人生守望与淡定与宽容的处世态度已成为他们内心万能的参考系。

再回到文中开头的两则案例，由参照系我们更好地理解了非洲男人对女人美的标准以及开着游艇回家的男人，他们是世俗的凡人，是真诚的人，是实实在在生活的人。在我们平凡的人生中，遇到任何命运沉浮，通过参照系的思想，都能帮助我们化解这些困惑与纠结，在增进我们人生快乐，促进我们心理成长方面具有十分重要的意义。但是，我们要真正脱离人生的痛苦，使自己更好地与周围环境相处，则是提高我们内心自我的精神力量，那就是对人生、社会以及生命的大彻大悟，通过习德、习理、和习艺陶冶我们的心性，培养淡泊的人生境界，只要内心守望淡泊，我们的人生，也就放下了荣辱，没有了所谓的外在的参照系，一个博大无比的万能参照系已在我们内心生长，那就是淡泊。

算命的玄机

　　很多人都有过"算命"的经历，或出于好奇、或出于求助。无论如何，人们对自己命运的关注，是人生头等的大事，其目的都是想主宰自己的生命。于是，算命，连同手相学、星相学一直被人们所热捧，尤其那些身处迷途的人。

　　令我们不解的是，我们为何总被手相学、星相学说中，为何被街头、庙宇旁的算命先生说中，这是我们本来命该如此，还是另有人类认知上存在的玄机所为呢？

　　其实这都是人们难以克服的错觉所造成的，心理学把这种倾向叫"巴纳姆效应"。这种效应强调人很容易受到来自外界信息的暗示，从而出现自我知觉偏差。"巴纳姆效应"阐明的是，人们认为一种笼统的、一般性的人格描述十分准确地揭示了自己的特点。话说到此，我们已经明白，不是相学说得准，而是我们自己相信它真实而已。

　　"算命"、相学之所以让我们相信，是由于暗示，那么我们为何接受暗示并顺着"算命"师或相学师的提示一步步走入一种自我知觉偏差呢？显然，这是因为以下机制产生的作用：

　　（1．）模糊的，似是而非的说法，让我们都能找到自己。

　　如：你祈求受到他人喜爱却对自

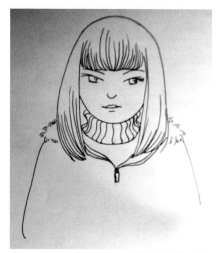

图 5-2　你的命写在脸上，那是过去的；你的命写在脸上，那又是预测未来的。只要你相信，你的命就在你心里

己吹毛求疵。你看似强硬、严格自律的表面却在掩饰不安与忧虑的内心。

（2.）不同程度词汇的使用，都能联系到自己。

如：许多时候，你强烈地质疑自己是否做了对的事情或正确的决定。你喜欢一定程度的变动并在受限时感到不满。

（3.）一般社会赞许性地描述满足了我们自尊的需求。

如：你为自己是独立思考者自豪并且不会接受没有充分证据的言论。你认为对他人过度坦率是不明智的。

有些时候你外向、亲和并充满社会性；有些时候你却内向、谨慎而沉默。(《壹谈》)

（4.）迷惑的处境，丧失了一定的自信，更容易认同相学的说法。

如：寻求"算命"、看相学书的人，一般都处于人生的十字路口，对自我主宰自己命运信心不足，他们对命运心存神秘，对"算命师"以及相书比较崇拜，他们很容易认同他们的说法，并从中获得自尊和价值感。因此，渴望自我引领的心理，更容易积极认同，甚至曲解自我，去附和，去赢得认可。

（5.）以点带面，陷入情绪营造的光环效应。

无论"算命"还是看相书，开头关键的几句话，一定要切中"算命者"的要害，说的话一定是与"算命者"相符合的描述。就这一句相中的描述，会激起"算命者"认同的情绪，减弱理性的甄别，从而带有选择的方式，唤醒头脑相关的信息，这种回应与验证，强化了"算命者"趋同的倾向，越发认同"算命师"或相书的话。不经意间，"算命者"已陷入这种趋同的怪圈。显然，这种"光环效应"的实质表明"算命者"已经被催眠。

人是理性的动物，那是在平静、清醒的状态，只要和情绪搭上界，人的智慧和思维就会等于零。"算命"的玄机其实质就是搅动人的情绪，无论是认同还是恐惧，均使人失去自我，抑或是说在模棱两可的境地上，人的行为常常是情绪决断而非理性的判别。心理学认为，恐惧易增加人的亲和，欣快也容易让人宽容；为不影响快乐的心情，进而作出肯定的评价，其结果更让人认同相书或"算命者"的话，以获得内心的平衡与安定。

与其说是"算命"，还不如说是纷乱的心想寻找一种期待和承诺，以获得一种归属感。因此，相书或"算命"就成为"算命者"内心的依靠。

迷乱内心的人都想获得内心的依靠，这种期待的情绪曲解了我们的认知，使我们陷入了接受相书或"算命者"的暗示，这就是"算命"的玄机。

危机干预

世界上最宝贵的是生命，因为生命只有一次。而真正能体验生命的神圣感，并在自己人生行为中践行的人，却不多。

人遭遇危机时，意识范围狭窄，情感冲动占优势，加之意志力薄弱，很难对自己的行为进行理性的选择。在这个节骨眼儿上，极度激动的情绪无法消解，使人很容易攻击他人，或施暴于无辜，甚至可能自虐、自残，乃至轻生。这些事件不仅给当事人造成伤害，而且对相关的人员也造成心理痛苦。这巨大的心灵伤害，并非会随事件的结束而消失，可能会残存在人的记忆深处，对以后漫长的人生产生持久的负面影响。为此，心理咨询师需要对他们进行心理危机干预。

干预和心理咨询不一样，干预是专业工作者主动对遭遇危机的人进行帮助和指导。一般遭遇意想不到的，对身心造成巨大伤害的人分两个时段进行干预。事件发生几个小时至四周之内，当事人可能出现恸哭、否认、发愤、冷漠、躁狂等情绪反应，也可能出现生理症状，如大小便失禁、失眠、厌食、脸色苍白、自言自语、无语、幻觉、感触残留、对异性无兴趣等。这个时段叫急性应激障碍，需要简单、及时、有针对性地干预，恢复其正常的社会功能。此后两三个月至一两年，当事人可能抑郁、生活

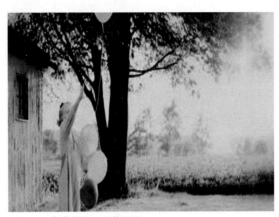

图 5-3 走出阴霾，拥抱阳光

无激情，做噩梦、体重下降，甚至想自杀。这个阶段称为创伤后应激障碍（PSTD），主要是寻找并建立存在的价值感，从生活中找到新的意义。

一般遭遇危机事件时，如亲人亡故，校园暴力，踩踏、中毒等，当事人情绪突然处于高度的焦虑，表现为惊恐大叫。冷静后，则是否认、后悔、生气、压抑；然后是接受；最后才是平静。其中，在压抑的阶段最容易叠加负面情绪，容易因超出其承受能力，导致自我崩溃，而结束生命。所以，灾难后的一周年是创伤后应激障碍自杀的高发期，社会应该在这个时期，尤其关注高危人群，化解他们心中的丧失感、无价值感，帮助他们渡过心理难关。

不同时段的干预方法是不同的，急性应激障碍的干预，就是现场的危机干预。企图自杀的人往往是缺乏让他活下去的理由。激情自杀的人一般是由于意识范围狭窄而没能从生活中找到他生活依赖的价值，对他们最好的、最有效的方法，是唤醒他生命中潜在的连带，或人或物，重新燃起他活下去的勇气和力量。

任何一个人从小到大，伴随着生命的成长，都有自己喜欢的东西，对自己非常重要的事物，这些都已融入他的生命里，成为他存在的文化价值观的一种价值，换句话说，他的意识里已有朴素的关于死亡的文化价值观。这些是他人生意义的链条，找到合适的，就能使他活下去。从中国文化和人生体验，人有两类生命得以存活下去的链条：一是自我的领域，包括信仰、理想追求、兴趣爱好、嗜好，主要是满足自我精神需要，它能促使人的发展和自我实现；二是满足亲切的情感需要，有之则能满足人获得亲密关系，避免寂寞，它包括亲情、爱情、友情、师长情以及痴情，其本质是爱。对一般人而言，这是人活下去的底线，如果没有这些情感的联结，个体就会感受不到生活的意义，活着如同行尸走肉，进而会轻易结束自己的生命。

在做危机干预时，除了前期让他号啕大哭，闷不做声，愤怒发火外，应该冷静了解或尝试求证当事人生命价值观念里的，能让他活下去的链条，帮他建立起连接，把他从绝境中拉起来。

在具体干预时，实施干预的人要有主动的态度，积极了解对方的苦楚。在危急时刻，当事人无论让我们做什么，只要在不伤害自己的生命的前提下，都应答应或满足他。答应对方的要求，实质上满足对方支配的需要，能建立一种交流的平台，拖延时间，减缓当事人内心的紧张，有助于深入了解对方，寻找改变其认知的方法。要以对方为主，让他多说——说是缓解内心紧张的一种方式。人只有生理放松了，心理才放松，自然紧接着思想也会冷静下来，走出极端、偏激，客观全面地考虑自己的行为及后果。要给对方以安全感，让他感到温暖，所以不要急切地走近他，使他产生冒犯的感觉，这会刺激他的暴怒，加速事态的恶化。

危机干预不是谈判，进行讨价还价，它是真切地关心对方，通过共情逐步走进当事人的内心，触及生命链条中最脆弱的地方，适时给对方台阶下，推动干预由一个阶段过渡到下一个阶段，促使对方两股力量的转化。然后，抓住时机，帮助对方超越自我，获得重生。为此，我们要做两方面的工作：一是走进内心；二是促使新生。要走进当事人内心，我们必须认同他们的感受。要鼓励当事人用自己的语言表达感情，用心理解和领会对方的思想和情感，特别强调允许其口误、用词不当、停顿和沉默，鼓励其反复哭泣、诉说。我们要暂时搁置自己的想法，避免建议、评价，尽量使用标准的问候语、对方使用的词、用语和类似的声调，以达到真心认同对方，陪伴对方的目的。

要促使对方获得新生，就要有耐心帮助对方逐步接受积极的态度。以下是四种助人的方法：

一是还原更完整的事实。把受害者关注的痛苦事实，在肯定其描述的基础上，挖掘补充其正性的描述，让其看到更完整的事实。比如：

当事人说：我的左手断了。

干预者：我看见你的左手断了，同时，你还活着，还有右手。

二是允许感受，帮助他发现潜在的正面感觉。比如：

当事人：我的同学都死了，我却还活着。

干预者：你可以为他们哀掉，也可以哭，同时也可以为了自己更好地活下去而感恩。

三是承认过去，并发掘未来的可能性。有些人会不断地诉说自己的遭遇，仿佛现在发生一样。干预者应该承认他遭遇的同时，巧妙地加上或改变一些字，使这些变成过去，暗示未来的可能性。比如：

当事人：我不知道该怎么做；

干预者：您是说您现在思考可以做些什么。

四是连接和慈悲心，帮助当事人连接他的身体、他的家人和亲属，在当下的情况下能帮助对方做什么，表现自己的慈悲心，让对方感到社会支持的力量，获得活下去的勇气和力量。

危机干预主要是一种语言沟通，真心关切的态度很重要，这让对方感到被重视、温暖与安全感。彼此信赖关系的建立是保证交流的语言能获得对方关注、接纳的前提，因此，沟通要保护对方的自尊，以对方为中心，这需要我们注意说话内容产生的褒贬情绪。也就是说，明白哪些话能说，哪些话不能说。一般认为，有助于对方表达情绪和感受的话可以说，比如：

你现在不应该去克制自己的情感，哭泣、愤怒、憎恨、想报复等都是可以的，你要表达出来；

事情可能不会一直这样的，它会好起来的，而你也会好起来的；

看到 / 听到 / 感受到 / 闻到这些一定很令人难过 / 痛苦；

这不是你的错；

你的反应是遇到不寻常的事件的正常反应；

批评、宽慰、好结果的承诺都是不该说的话。这些话没有站在当事人的立场上，无法理解和感受当事人的痛苦，无助于当事人内心痛苦情绪的宣泄，应该尽力避免。比如：

你知道你的感觉是什么；

你能活下来是幸运的了；

你是幸运的，你还有别的孩子／亲属等；

你还年轻，能够继续你的生活／能够再找到另一个人；

她／他现在去了一个更好的地方／更快乐了；

在悲剧发生之后，会有好事的；

你不应该有这样的感受的；

以上这些沟通语言为我们富有成效地进行危机干预充备了必要的条件，然而，在实际干预中，还有许多意想不到的对象和场景。这既是对我们沟通能力的挑战，也是提供一个绝好的学习机会。我们仅仅有陪伴的心还不够，还要让对方听见你的心声。说话是门艺术、沟通是门永无止境的学问，这需要我们努力学习，要有语不惊人死不休的信念。危机干预包括人与人之间的攻击与暴力、人与物之间的灾难，以及疾病造成的伤害，这些事件都会造成人内心的伤害，其中最严重的是死亡。除了上面涉及的如何让痛苦宣泄外，还要处理与死者的感情联结，比如，通过仪式与死者告别，在以后的生活中建立新的情感和存在价值。危机干预的最终目的是为了让活着的人更好地活下去，一切有助于忘却伤痛，重新开始新生活的方法都可以归结到危机干预中。因此，危机干预的方法很多，这需要我们要善于学习，努力总结和提高。相关的专业知识和方法固然重要，但是生活阅历和本土文化更重要。人是在社会文化的人，在历史发展演变中，每种文化都有其应对危机的方法。实际上民间有很多切实有效的哀伤干预方法，很值得我们善于观察和学习，以提高自己危机干预的水平。

我们正处于一个地质灾害频发的时代，灾难时刻威胁着我们的生命；我们又处于一个经济的快速发展期，竞争的激励，社会矛盾突出，公共突发事件较多，如何及时、有效地进行危机干预，不仅仅是专业工作者的责任，我们每个人都应具备基本的危机干预技能，以期更好地呵护生命，维持社会的稳定与和谐。

美丽的神经症

谈到这句话——美丽的神经症，你一定认为这是错句。没错，本来神经症是让人不爽的，但强调"美丽的"，这委实让人费解，也许逻辑上的错误是对的，生活中的"美丽的神经症"也同样有这般的道理吧。如果随我细细品味几则故事，你就会欣然悦纳这种说法，并努力促成生活中的神经症走向自己的美丽，过上真正属于自己的美丽的人生。

一提起神经症，许多人把它与精神病混为一谈，其实，它们之间有本质上的区别。

神经症，是心因性疾病，具有一组精神性症状，比如强迫症、焦虑症、神经衰弱、癔症、抑郁症等。患病者无器致性病变，一般由不良人格和意外难以承受的刺激与压力造成。一般神经症表现为正常人，社会功能基本完好，认识能力正常，不会影响工作和学习，他们也有自知和自控的能力。若有外界刺激时，他们可短期发作。治疗方法主要是心理咨询和帮助。精神病则是一种严重的心理障碍，发病原因复杂，有遗传、脑病变，以及外伤、强烈刺激造成的惊吓等，如，歇斯底里、精神分裂症、妄想症等。患者都有明显的身心症状，比如幻听、幻视、妄想与被害、被魔鬼控制等。一般认为精神病的认知、情感能力丧失，不能正常学

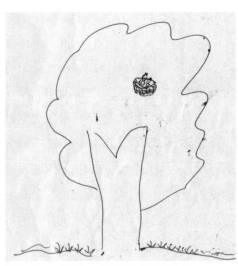

图5-4　一个孤独、缺乏爱的案主画的树

习工作，他们的行为自控能力差，社会功能丧失。对精神病的治疗，主要以药物控制和调节，辅之以家人，乃至社会的关爱。区别了神经症和精神病，我们就会对神经症接纳，感觉它并不可怕，许多患者就是我们周围生活中的一员，甚至我们与他们的差别可能就是一步之遥。

走近许多神经症患者身边，通过与他们交朋友，就会感觉到他们生命里生长的是并未开放，抑或正欲含苞待放的美丽之花。下面就是他们美丽之花开放的几帧写实的照片：

案例一：笼子里唱歌的小鸟

有个上大学的男生，受到家庭变故的重大刺激，言谈举止顷刻间回到少年。平时偶有正常，就会表现出对已故亲人的痛苦，仿佛什么都恢复了往常状态，情绪欣悦，读书看报如常人，甚至表现出让人惊讶的语言表达。不过，这样正常的表现经常被他退行的孩提言行所打断。他异样的言行，经常让家里亲人揪着的心悬着，度日如月，也就是说，如果他每月来一次，亲人的心也就焦虑紧张一个月。然而，他最喜欢的是唱歌，他的梦想是成为歌唱家，为此，他谈论最多的也是唱歌。如果偶一为之，或许是个不错的活动。然而，如果除了吃饭和睡觉都是不间断地唱，那也是令人烦心和痛苦的。在某个心理治疗机构，这个男孩开始接受直面心理疗法的治疗。这种疗法有些类似精神分析与叙事疗法的结合。经过多日的精神分析，治疗师已多次进入他深层次的意识经验，并进行了耐心的疏导。伴随着他情况趋于稳定和好转，治疗师又进行了心理剧的治疗，以满足他合理的能实现的梦想。不过，一次真正的触及内心而把他拉回到现实生活中的却是一场个人演唱会。他说他是小

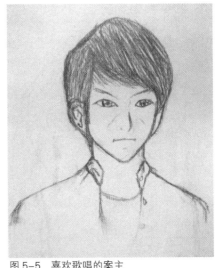

图 5-5　喜欢歌唱的案主

鸟，要开个人演唱会。

在治疗期间，他也是歌声不断，以至于治疗师为了与他建立信赖的咨访关系，虽然已年过半百，也都要天真、动情地学唱他喜欢的歌曲，包括儿歌和情歌。治疗师为了走进他的内心，以歌为缘，在上千平方米的治疗中心，与他一同嬉戏；或在走廊、或在活动区，治疗师也是与他一道又跑又跳。

依着这个男孩的性子，终于想到要开歌迷演唱会了，治疗师就势招集大家准备举办"小鸟的演唱会"，因为他曾说他是小鸟。他非常认同这个名字，并动情演唱，唱到哭，令大家震撼。这一哭，沉睡了多年的他从少年的我醒了，回到了现实中，他又哭又诉说。很快，他整个人变了，眼睛亮了，有神了。对这个男孩的变化，整个治疗团队的人都很欣慰，大家认为笼子里唱歌的小鸟飞出来了，这个大男孩轻松了，从故事中走出来了。

后来，这个男孩又继续读大学。

这个近乎被认定为病人的"小鸟"终于唱出了美丽的属于自己的歌。

案例二：写出魔力故事的人

来接受治疗的是位女高中生。她与别人很难相处，动不动就寻死觅活，周围的人都怕她。她是常人眼中极为典型的以自我为中心，干什么事都凭自己的兴趣或一时的兴头的人，主意也是经常改变。她自己摆放的东西，他人不能动，否则她就会大吵大闹。

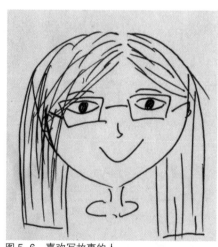

图5-6 喜欢写故事的人

然而，令大家头痛不已的她，竟然喜欢看魔幻故事，也经常写些怪异的故事。更让人啼笑皆非的是，她学校里写的作文经常以老师或同学的真实姓名为主人公，其情节怪异，多有凶杀或时光转换的场景变化。更让人好奇地是，她还执意把这种命运变化的预言，贴到校园里，并告诉那些老师或同学，如何躲避苦难。

......

这位女生的生活基本能自理，学习成绩还可以。别人眼里的她脾气不好，性格乖戾，有点儿精神病。实际上，她有严重的心理问题，也就是有神经症，她经常活在自己想象的世界里。

经过一段时间的专业心理辅导，她神智清了，与周围人能真实、客观地交流。在此期间，治疗师专门设计了治疗方案——也就是顺着她的故事，经历故事中曾经发生的事，十分合乎情理地带着她一步步回到当下的世界里。回到现实中的她，再看到市面的魔幻小说，竟毫不掩饰扬言这些都写得不好。

以后，她终于上了大学，学的专业是艺术创作，由于她奇妙的想象，写出的作品不拘一格，不仅令周围的老师大加褒奖，还让同学投来羡慕的目光。他们都认为她有奇异的才能。周围积极的评价，激发她前所未有的自信与创作热情，她彻夜读书，积极写作。她一不做、二不休，还把过去的魔幻故事融入她的作品中。当她把这些作品大胆寄给出版社后，竟然得到出版商的青睐。随着一部部作品的出版与畅销，这个患神经症的女孩微笑了，她终于绽放了自己的美丽。

案例三：让人心动的符图画号

有女孩在乡下的小学成绩还好，自从转到城里的重点学校后，学习成绩却老是跟不上，为此，她经常受到同学的讥笑。由过去老师喜爱的好学生一下沦落为受歧视的学生，这样的处境遂让她萌生害怕上学的念头。因担心自己太"土"而受同学的嘲笑，加之学校无伴，尤其是对学习成绩下滑的恐慌，让她患上了学校焦虑症。

学校生活的紧张，加重了她内心产生的不安。由于没有及时向忙于事业的父母倾诉，她整天心烦意乱。这种心理的苦恼，使她难于入眠。头发的脱落，又加重了她的自卑。她开始厌学了，由于没有得到及时的帮助，她由厌学到不愿见人，进而发展到社交恐惧。她不愿出门，整天躲在家里上网，或画画。不幸的是，相爱的网上"男友"在此时也与她分手了，这更使她伤心欲绝，由于没有宣泄的渠道，她把所有的痛苦都诉诸笔端——画画。

此后，她少言，除了画就睡觉。

然而，她的画不是画人画房，画她视觉中的图像，而是画她内心感觉到的符号。有人说她画的是另一个死亡的世界的语言，更有甚者认为那是天外的宇宙讯号……

咨询师对她的治疗是从绘画开始，其间的过程不必细说。

她走出来后，令人疑惑的是，她与先前一样，依旧喜欢画画，不过，她的画不再是别人看不懂的符号，而是世俗的人物、动物。在她的笔下，人物、动物以及周围的环境，都是有一点点非正常的变形。更让人惊讶的是，每个画面都流淌着一种呼之欲出的生命，让人心灵震撼，甚至流泪；有些画却会让人迷惑、悲伤，还有几许无奈。这可能就是她心态的流露吧，说明她还没有从深深的阴郁中走出来，但是这些符号，真得让人心动，一种凄然之美跃然纸上，更让人心酸。

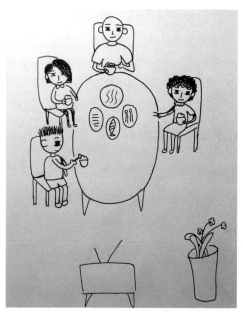

图5-7 餐桌上，一家人的表现是不同的。生活中，每个人都会有张扬和压抑的两个方面。成长就意味着：每个人都需要走出自己的阴影

除了这些让我记忆犹新的个案外，可能还有许多已经绽放得相当艳丽的、走出自己狭隘故事的人。他们都曾经是神经症，经过专业帮助后，都恢复了正常，并展现了自己独特的价值，进而成就了一番骄人的事业。

想到此，我头脑中浮现一个词——"休眠的青草"。

说真的，他们的确是睡在自己的世界里，他们具有才能，甚

至有独特的才能。一旦获得了新生，他们就是迎接春天的草，一定会吮吸春天的雨露、沐浴春天的阳光，进而茁壮成长。

这些人让我们惋惜，也让我们有几许庆幸。看到他们蜕变与华丽的转型，更让我们激动不已。为了更好地帮助与拯救这些人，我们首先要对他们有个正确的认识：不要歧视他们，要把他们与精神病区分开。

神经症是一组非器质性精神障碍，主要是由于不健全的个性、社会因素的作用而起病，也就是说精神刺激与心理打击常常是诱因。那些具有自卑倾向、过度关心自己、完美主义倾向的人很容易罹患神经症。神经症的症状往往容易掩盖患者的智商，使患者的智力不能充分表现，也就是说把他的聪明才智都用到那些无谓的思考上了。不过，一旦他们痊愈，就会和以前一样聪明。生活经验也告诉我们聪明的人容易得神经症，很多伟人都或多或少地患过抑郁症、强迫症以及焦虑症等。这可能是因为他们责任大，追求完美，再遭遇压力所致。据说：英语名家李阳，诗人于洛生就是这种性格招致抑郁症的写照。

据研究：神经症占人群的 4% 左右，这说明我们的社会里患神经症的人可能会很多。不过，从上述的案例中发现，神经症中不乏具有非凡聪明才智的人。我们任何人不要歧视他们，更不要轻易把他们归为精神病的行列。我们应该理解他们的痛苦、宽容他的异样举动。对他们的态度应该是要有耐心、爱心，设法帮助他们挣脱内心的阴霾，让他们沐浴阳光的雨露，在春天的季节里绽放出属于自己生命的美丽。

是帮助还是包庇

一个人犯错误绝不是偶然的，绝不是所谓的"鬼使神差"弄不清的原因驱使他做出这样的行为，一定有其内在的原因。如果轻易以"无意做的"而予以宽恕，既而不了了之，这实质上是错过了对这个人最好的了解机会。如果父母或亲人再对孩子的错误行为找各种借口，努力大事化小，小事化了，达到免于惩罚的目的，这就等于包庇孩子的错误，和社会上"网开一面"的方式一样，都是淡化矛盾，其结果是表面上解决了问题，实质上却为他以后犯类似的错误，或更大的错误埋下了的种子。

父母这样所谓的关心孩子，实际上出于宠爱孩子，溺爱孩子，帮助孩子逃避罪责，结果使孩子难以树立责任意识。其危害还不止如此，最大的危害是无形中向孩子灌输违反法律的事是可以通过人际关系的方式"摆平"的，这会助长孩子投机钻营的心理，不利于孩子建立法律神圣性的敬畏感。这会在孩子幼小的心灵里埋下漠视规则与法律，重视人情与世故的人生观。这种近乎人生的启蒙教育，培养不了经世致用、爱国守法的人才，也不利于公民意识的培养，这对孩子以后的人生影响极其重大。

也许父母的努力帮孩子"化险为夷"，但孩子的内心由于没有思考与痛苦，就没有真正蜕变与震撼。人常说：吃一堑长一智。这形象地告诉我们，"长一智"的条件是先要经历"吃一堑"，然后是"吃"完后的"消化与吸收"，以及伴随着欲求满足的愉快情结体验，这些都混合在一起，才能融化到血液中，成为人的身心一部分。因此，人生经历的事并不能说明什么，要转化为人生的智慧，必须经历痛苦的思索，承担后果的救赎，以及内疚、后悔的情感体验。也许这个过程会非常孤独与寂寞，但只有经历一个炼狱的过程，个体才能记住这次经历，深化对它的认识，引发身心的蜕变，获得心理的成长。俗语说："经历的

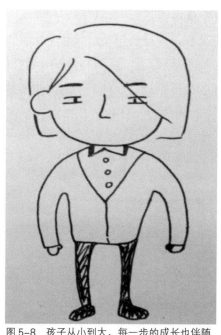

图5-8 孩子从小到大，每一步的成长也伴随着父母的成长

痛苦越长，引发个体越彻底的改变。"若几天就忘却走过的伤痛，那将不会在个体内心留下阴影，无疑这种经历或教育不会引起个体人生持久的真正变化。因此，在孩子经历人生痛苦、自救时，父母要学会接纳，不要忍不下心而设法开脱、承担他应该承受的痛苦及责任，甚至淡化他的行为后果。这似乎好像是帮孩子，实质是害孩子，让孩子失去一次千载难逢的自我成长的机会。课堂上学习知识使孩子获得掌握知识的机会很多，但孩子遭到挫折获得人生成长的机会不多。因此，如何巧妙利用人生中自然产生的挫折与失败，精心经营，把这种难得的挫败转化为个体心理成长的积极因素显得极为重要和珍贵。

帮助孩子开脱责任不对，对孩子的问题不闻不问更不妥。这会让人感到有些不近人情，让身心痛苦、情感虚弱的失意孩子，感受不到亲情的关怀，容易对人生产生悲观的体验，严重时可能会失去对生活的勇气和活下去的信念。古人说："亲情是孩子活下去的底线，这是从内心深处建立起来的生命链条。"心理专家指出：在危机干预时，挽救自杀的人，唤醒其生命链条依次为：亲情、爱情、友情、师长情、嗜好。其中，亲情是最重要的可以依赖的底线。小的时候，孩子最害怕父母不要他，父母是他唯一的亲人，使他免于经受降临到世界的恐惧和不安。父母如何利用亲情帮助孩子，是帮助还是包庇？都需要父母仔细掂量，弄不好易陷入包庇的泥潭，此时滥用亲情反而害了孩子，不利于孩子未来人生的发展。

在对待孩子的错误时，父母应该持有这样的理念：让孩子小时候多犯错误，大了就不犯或少犯错误；让小孩小错误不断，不要犯大的错误，犯

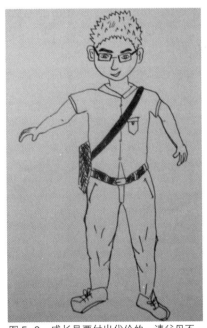

图 5-9　成长是要付出代价的，请父母不要剥夺孩子犯错误的权利

错误是孩子自主探索外界事物，是孩子认识自我与外界，获取心理发展的重要契机；错误有绝对的和相对的，尤其那些模棱两可的相对错误，最后由孩子自己去抉择，不可把我们的传统想法强加于孩子，承认我们成人在教育孩子或在日常生活中也有犯错误的可能性。认同或接纳这些理念，有助于我们客观看待错误，积极把孩子发展中出现的错误，上升为促进孩子心理发展的积极因素。孩子犯了错误，是大家公认的绝对错误时，父母闻讯后一定勃然大怒，一定会控制不住愤怒，对孩子谩骂、争吵，甚至大打出手。这极有可能伤害孩子的身心，使孩子获得偿还错误后果的心理平衡，逃过自我拯救的义务与使命，还有可能引发与孩子的激烈冲突，不仅破坏亲子关系还有可能让孩子心灰意冷，破罐子破摔，甚至产生离家出走或轻生的极端行为。

比较积极的作法是父母在开始时可以痛苦，释放郁积的情绪，一方面可以宣泄负性情绪为其理性行为奠定基础；另一方面也可使孩子感受到父母的痛苦，唤醒内心的内疚，为其自我反思提供动力。接下来需要有一段沉默的时间让双方都激活思考的力量，使心灵处于高度的注意状态，促使双方接收外界信息及进行内心深层次的交流。人常说，沉默是金。沉默是思想的内化活动，有助于孩子蜕变及行为方式的持久改变。经历这两个环节后，父母亲则是表达出真诚，努力去理解孩子内心及感受，了解事情的前因后果。孩子只有说完了内心的思法，表达完情绪感受，空虚的内心才有可能装载与父母交流的思想与观念，父母要相信孩子的本质并不坏，之所以做出这样的行为一定有其背后的原因。第四个环节是双方共同讨论问题的症结及以后的打算。这个环节很重要，是强调孩子的主动参与，加深对自己所犯错误的理解及危害性的自我认识，其目的是通过双方见证当事人自己对所犯错误的认知，以有激发当事人表达自己的承诺，其目的共同帮助孩子把这段经历的感悟内化为自己的自我，积极走过这个阶段。最后一个环节则是父母以共同经历者的身份督促孩子持久表达承诺的行为，巩固新的人生态度。

人常说："江山易改禀性难移。"孩子所犯的错误，绝非偶然的，是其性格中某些不足的外在显化，所以要以错误为外在表现，挖掘性格中的原因。但是要改变性格中的态度或行为方式，都要有个过程，可能会有反复，因此父母要有耐心，积极督促孩子一步步走过，扶上他上马，还要送一程。

千里之行始于足下，身教重于言教。如何帮助孩子迈出自我重新的第一步很重要，因为万事开头难。有了新的第一步，后面可能还会有反复，因此父母以后的督促也不容忽视。父母的耐心不容忽视，但是更为重要的是父母的榜样作用，这对孩子的影响是潜移默化，也是获得对孩子持久教育影响力的基础。

如果孩子犯的错误是相对错误，也就是说模棱两可：理论上是错的，但实际却是对的；理论上对的，可现实却是行不通的；成人认为不合适的，但同辈群体却认同、流行的；成人务实、世俗的观念与孩子理想化的想法相矛盾；他们从书本上获得的观念与现实生活中人们或某些人的表现不一致等等。诸如此类的问题，我们一时很难解开孩子心目中的困惑，但是我们又不能没有我们明确的态度以及正确的价值导向，让孩子在进行价值辨析，及启动思考时，有个正确的方向以及对自我独立思考的褒奖。因此，我们首先要承认孩子发现问题的敏锐力，鼓励孩子的独立思考力，不要做出绝对是非的评价及态度，努力启发孩子自己去探索，培养其对社会问题的辩证思考能力。最后还要孩子懂得世界的发展变化，任何一件事的对错评定受一定历史条件、社会文化的影响，对错具有一定的情境性。

实际上某些事真的很难用对错简单标定，我们成人头脑中有更多我们成长年代传承下来的比较固定的观念和看法，这些很多都不适用于当下的经济社会，如果与时俱进的话，成年头脑中很多价值观、是非观已不适用于多元文化价值的当今社会，我们只能给孩子一些人性中好坏的标准和判断的方法，其余的答案要由孩子自己去认识和总结。古人曰："三人行，必有吾师。"为了帮助孩子在交往中学习，要教会孩子学会倾听、尊重，只有怀着学习的心态，尊重别人，积极参与与讨论，孩子才有可能获得意想不到的结果。

孩子的教育是一件复杂的工程，随着孩子的成长，犯错误是不可避免的事，父母如何面对并帮助孩子，从错误中让孩子获得身心的成长，是极为重要的问题。在当今中国社会，独生子女的家庭结构很容易溺爱孩子而把对孩子错误的帮助与包庇混淆，不能让孩子从错误中获得真正的教育，错过最佳的教育契机。为此，父母应该重视孩子的错误以及适宜的教育，使孩子从中获得责任意识，道德与法制观念以及身心的蜕变与成熟。简单粗暴的谩骂与放任不管都是不对的，父母对待孩子犯错误的教育理念以及教育沟通方式对孩子以后的人生影响极大，是值得我们成人思考和探索的。为了孩子的明天和社会的未来，父母必须对孩子的错误有耐心，分清是帮助孩子还是包庇孩子的界限，既要爱也要教育，要舍得让孩子经受磨难与救赎。

"十年树木，百年树人。"要培养未来的国家公民，不忽视对孩子的教育，错误是孩子成长的最佳时机，父母必须重视孩子的错误。

第六章 人的天性

人具有生物性和社会性。生物性是单纯的生命个体，其存在的主要目标或人生轨迹是生存与繁衍。

除此之外，进化心理学认为人的天性还有下列三种需要：亲和归属的需要，亲缘利他行为以及普遍的情绪规则。

然而，这种天性往往埋没在人的社会性发展中，因为人受社会文化或时代精神的影响如此大，以致为了社会声誉人常常迷失自己。

人的天性

　　人的一辈子都在与人打交道，认识人、管理人是我们终生都必须学习的任务。人常说："知彼知己，百战不殆。"只有了解人，我们据此确立的人生目标，以及人相处采取的方式，才能有效地创造我们美好的人生。

　　人具有生物性和社会性。生物性是指单纯的生命个体，主要目标或人生轨迹是生存与繁衍。为此，保证其生命运动发展的需求是食、色、性也。换句话说，生物的人表现为人的动物性，具有饮食、睡眠、安全、性的需求，只有这些方面得到满足，人的身体才能正常发育，也比较健康，从而为人的社会性发展提供重要的物质基础。

　　这些需要又叫人的生理需要，它具有周期性，并非满足一次，或一次餍足后，就不会再产生相同的需求。这些需要根深蒂固，驱动人产生强烈的动机行为。获得满足会产生积极的情绪，否则会让人焦灼不安，危及生命的发育，严重时甚至死亡。同时，为获取这些需要的满足，人们可能冲破亲情、伦理，发生竞争、残杀，甚至反抗政权、乃至付出生命。

　　除此之外，进化心理学认为人的天性还有下列三种需要：亲和归属的需要，亲缘利他行为以及普遍的情绪规则。亲和归属的需要，是人喜欢和人聚在一起生活，加入或归属

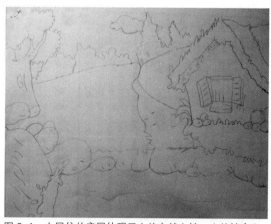

图6-1　人居住的房屋体现了人的自然之性、人的社会之性，以及人的精神之性

某个团体而成为其中一员。因为单个人无法抵御外界生存的各种危险，只有与大家在一起，才能获得他人的支持或团体的帮助，从而克服各种遭遇的困难，最终确保我们生存下来。不仅如此，和大家在一起，还能够方便地找到交流的对象，从而避免孤独与寂寞，使人的心灵获得不断的滋养。同时，也会让人学习团体奉行的规范，以及其他成员身上所拥有的生产技能与智慧，从而促使个体不断地发展与成熟。此外，单个人的潜力与价值，只有在参与大家的群体活动中，才能得以展现和发展。因此，如果没有进入群体，或被团体排斥，个体就会自卑，也没有归属感，面对的孤独和寂寞会使他失去活下去的意义与勇气。

亲缘利他行为，就是对有血缘关系的人，人们能产生不计回报的助人行为。认为帮助他们是自己分内的事情，对方的悲伤与愉快也会直接影响到自己心情的相应变化。显然，个体已把对方纳入属于自我概念的一部分。家族崇拜，同姓为一家，不仅是中国文化强调的价值，也是其他民族文化认同的观念。因为在宗法社会里，有血缘的往往是一个家族，他们虽然近疏有细微的差别，但是相对于外人，他们却有一个共同的祖先，这是他们内心深处的寄托和守望。他们很容易得到家的帮助，当然也义不容辞地为家或家族履行责任和义务。

普遍的情绪规则，是指不同文化背景下的人群都有跨文化一致的情绪表达方式。尽管人们的语言不同，肤色不一，却都能通过共同的情绪符号进行坦诚的交流和沟通。1972 年，埃克曼、弗里森等人对六种面部表情，也就是愉快、厌恶、惊讶、悲伤、愤怒和恐惧，进行了测定，发现五个国家（美国、巴西、智利、阿根廷、日本）的公民很容易识别这些表情。他们又选择比较落后的新几内亚原居民，也得到同样的结果。从个体而言，聋哑儿能辨别人的基本情绪——喜、怒、哀、惧。即使出生不久的孩子也能辨别母亲的基本情绪，因此，达尔文认为人的表情动作具有适应意义，与人类祖先的搏斗有关，喜、怒、哀、乐等原始情绪具有全人类的意义。

这些基本情绪的识别与表达能力，能让人获得危及生命的重要信息，从而及时得到帮助，并避躲危险的降临，以最大限度地维持人的生存及繁衍。

　　为了获得生命的安全成长，人还有好奇心与求稳的需求。自己好奇心，其实质是定向探究反射。当外界生存的环境发生变化，或产生一些与以往不同的新奇现象时，人会感到紧张与不安，不知这新的现象会对自己生存产生哪种影响。为消除这种困惑，人会产生一种力量，它往往驱动人去探索其行为原因，试图控制并预测其发展变化，这就是人的好奇心。世界是发展变化的，人赖以生存的环境亦是变化的，变化带给人的是未来的不确定性，需要人不断地去迎接挑战，去认识并寻找积极的应对方式，这需要人付出一定的精力，甚至生命。为此，出于自我保护意识，人希望按以往的方式生存，确保人对自己的命运能控制，表现出一种求稳的心理。只要没有面临威胁，人内心求稳求安的心理是很强的，尤其是过了一定年纪的人。当然面临生存的危机，为了追求更好的生存与繁衍，在满足温暖之后，人还是会付出一定的精力去寻求世界的变化，也就是说通过努力改变世界，以获得更多的生存资源和优势。因为变化会打破目前的困境，能给人带来新生，也就是说会让人绝处逢生。有人说：人是喜欢折腾的。整个世界都是变化的，生命也是不断地在变化，每个人的未来都会遇到意想不到的问题。面对不确定的变化，个体只有处于积极的准备状态，才能应对未来的变化。不仅如此，人为了更好地生存和繁衍，也是不断追求新的观念与方法，去获得更多有利于生存的资源与优势，因此，人追求变化是绝对的，稳定则是相对的。在某种意义上，稳定就意味着因循守旧，丧失自我发展的力量，所以人的天性是在发展中求稳定，在稳定中积蓄发展的强劲力量。

　　由上述可知，凡是有利于个体生命的存活与繁衍的诱因都会本能地驱使人去行动，有些是天生的，有些是后天的，但经过世代的进化都会以文化的方式传承下来。因此，究其人类的天性，那一定是趋利避害。无疑，利于生存与繁衍，避开无益于生存与发展，这是人的一切天性的出发点和起源。然而，这种天性往往湮没在人的社会性发展中，因为人受社会文化或时代精神的影响如此大，以致为了社会声誉而常常迷失自己。殊不知，当所拥有的光环褪去；当人们的生命走向终结之时，很多人都会幡然悔悟：自己最想得到的是什么？所以人往往在离开世界的弥留之际，说出的话，虽朴实却可撼天动地，让送他西去的人铭心刻骨。亲历这种临终关怀的人，往往从此会走向成熟的人生。

12 岁之前的人生不容忽视

在 12 岁前，人脑的神经元大量增长，表现为神经细胞数量过量地生长，以及神经树突的繁殖，并与其他神经元形成新联系路径的突触。据研究，6—12 岁的儿童每分钟突触的形成可以达到 25 万个，一个 3 岁儿童脑内的突触比成年人还多。然而，12 岁后神经元的修剪逐步占据上风，灰质以每年 0.7% 的速度递减，直到 20 多岁，才是有选择的修剪。这期间经常使用的神经元和突触将被保存下来，极少使用的渐渐死亡而被淘汰。（Vedantam, S. 2001）因此，在此期间，孩子经常从事的活动有助于他在头脑内建立大量的相应神经联系，那么以后他也极易喜欢从事这些活动，并有可能获得成功。比如喜欢运动的孩子，有可能发展具有发达的运动神经；热衷于绘画的，则有可能成为艺术家。没有被这些健康活动吸引的，增长的神经元加上过多的精力极有可能受暴力、性、酒精、尼古丁的诱惑，这些有害活动对他们的影响不仅在当下，可能会在以后 80 年的人生中依然存在。

我们由此可见早期教育的重要性，父母和整个社会都要关注孩子健康的成长和发展。父母应注意两方面的工作：

一方面，在 12 岁以前努力为孩子提供健康的生活环境，可以有针对性地避免暴力、凶残等大众传媒的影响。国外有研究表明：孩子过多地观看战争与暴力电视，会减弱他们对侵害者的怜悯心，降低他们对受害者痛苦体验的感受力。同时，也会让他们接受武力、强权就是真理的价值观，

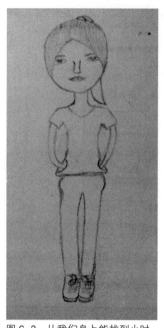

图 6-2　从我们身上能找到小时候的影子

这也会影响他们以后的人生价值观和法制观念。父母是家庭的主要成员，父母喜欢的活动以及与孩子一同参与的活动对孩子影响非常大，这会影响到孩子神经元的区域化，是孩子以后最感兴趣的活动，有可能成为终生从事的事业，因此，父母要有这种教育的责任感。如果说兴趣是最好的老师，父母要重视孩子从事的活动，因为孩子早年接触的活动，会形成孩子以后的兴趣，而影响到孩子未来的人生。

另一方面，要重视孩子天性的发展，不压抑他的天赋。孩子的各种兴趣和潜能要在 12 岁以前得到多方位的展现并充分的发展。如果孩子经历了儿童少年时代丰富多样的活动，就会在他们的经历中形成对不同类型活动的偏好，积累他们以后成功所需的自我的经验，这非常有助于个体成人自我概念的建立，职业生涯规划以及以后自我认同的发展。同时，丰富多样的活动，可以让孩子经历成功的体验，这是他们建立自信或重塑人生自信的宝贵经历。它类似活性的酵母，能催生我们热爱生活的因子，确保我们以后人生的快乐和幸福。人生的幸福不仅仅是享受当下的活动，人还有过去的记忆，在我们不能走动的晚年，一页页地重温生命走过的岁月，欣慰地咀嚼甜蜜的回忆。这是人生晚年无与伦比的享受。然而，如果我们没有少年时代丰富的各种活动，我们的记忆长河中就没有少年时代一串串让人回味难忘的浪花。

少年时期对我们的心理成长也具有不可低估的作用。12 岁之前神经元的快速增长，使我们对这个时期经历的人生故事记忆深刻。由于年龄尚小，无论身体还是思想都不成熟，对化解各种伤害的应对方式极其贫乏和简单。这个时期快乐的时光毕竟是幸运的少数孩子才能拥有的。现在的孩子学习压力重，与他们为伴的只有无聊的电视或网络。父母忙于赚钱，无暇顾及他们内心的感受。更不幸的是，那些留守的儿童，他们整年或几年见不到父母，体会不到亲情的关爱。在他们的记忆中，遥远地方来的电话是他们未曾谋面的父母印象。这些不幸都会影响孩子未来的人生。在儿童 12 岁以前，任何一件生活中发生的纠纷，都会彻入他们年幼的心骨，深深地留在他们心底。它经常以"心结"的方式，让我们触景生情，潸然泪下。虽然，我们慢慢长大，从事的学习或工作，远远湮没了我们过去经历的痛楚，但儿时的记忆仍不会忘记。随着我们长大，进入社会，从事着各种谋生的活动，我们可能经常会有困惑

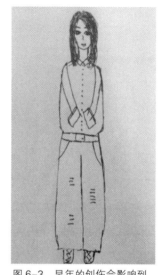

图 6-3　早年的创伤会影响到成人以后的心理健康

别人的行为方式，同时也认为别人不了解自己莫名的痛苦。这些人生体验，说明过去的经历影响我们的心理，使我们心理上存在问题，以致影响到我们生活的快乐和人生的幸福。殊不知，其原因是我们儿童少年时代的生活经历，尤其是不幸的遭遇留下的后遗症。我们现在的生活方式都是过去经历造成的，因为 12 岁以前儿童的神经元处于增长的上风，所经历的各种事件，尤其激起情感强烈波动的，会影响到我们的身心，蛰伏于我们潜意识里，不经意地影响着我们此时此刻的生活价值与行为方式。为此，我们每个人都要有一个自我成长的过程，最好在我们走进社会时，清理一下早年经历对我们产生的负面影响，让我们以更宽容、更达观的生活态度热爱社会、善待他人。理性分析过去对我们现在的影响，会让我们化解内心的烦恼，消除思想的困惑，更好地与周围社会环境和谐相处，努力地追求自我价值的实现。

如果要了解认识一个人，不要忘了他的过去，尤其 12 岁之前的生活经历。有些生活磨砺会让他锥心刺骨，毋庸置疑，那段情感连同朴素的人生信念一起打包收藏在心底，形成他现在的真实生活风格。这方面鲜为人知，可能深藏在其骨子里，除非深交，否则别人是不能透过其外表而直达

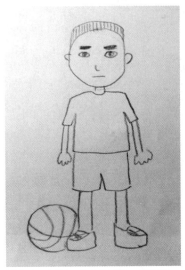

图 6-4　了解一个人的过去，就能理解他现在的品性

他内心的本质。

　　人在社会中生存，必须社会化，也就是学习和掌握社会对人的行为规范与生活技能的要求，否则很难适应周围环境，甚至生存下去。自我的本性与社会期待的要求往往不一致，这就形成人的双重人格。更有可能，人在社会中所处的社会角色不止一个，有可能形成在其位谋其政的多重人格。在社会情境下，我们只能了解其展露于外的、公众视野中的思想及行为方式。他真正的，或者说核心的信念及行为方式，我们并不了解。正如仆人眼里无英雄一样，只有触及这个人的私人生活，我们才有可能比较真实地认识他。如果再了解他的过去，尤其儿童和少年的生活经历，才能更深入地了解他现在行为方式的原因，还有可能了解他非公众自我的人生信念。这是他生命的核心，是他人生大是大非抉择的出发点。有位教育家指出：在对人价值观的影响上，亲历的学习远大于书本知识以及课堂的教育，儿童及少年神经系统处于增长期，又由于 12 岁以前孩子经历的事少，缺乏辩证思维，易走极端，所以这个时期的经历，尤其创伤的心理痛苦将对他以后人生观及行为方式产生深远的影响。犯罪心理学研究：具有前科的犯人有可能在生存绝境下铤而走险，重蹈覆辙。

　　在人的生命里，12 岁还是人体精力最旺盛的时期。虽然人体的身材、体力，乃至智力还有很大的发展空间，但是我们的身体自我修复的能力也随着年龄的增加逐步递减。有篇文章坦言：在人生的某个时期，我们的身体能够"自行修复"。除了瞬间致命的疾病和事故之外，我们至少足以克服一切疾病和事故。然而，在 12 ~ 80 岁，我们逐年丧失这种能力。一个恰当的比喻是：一种疾病如果在 12 岁时，可能把我们打翻在地，那么在80 岁时，不仅将我们打翻在地，而且使我们不能再爬起来，最有可能是打入坟墓。

因此，在 12 岁这个年龄，我们死亡的可能性极小，12 岁以前的儿童比较脆弱；成年以后我们的生命活力、抵抗力要经受递增的损耗，这种损耗可能开始体会不到，但以后会逐渐增加，日益明显。12 岁左右，我们精力最好，不知疲倦。即使累了恢复也快，我们的机体分泌免疫球蛋白，它提高了我们身体对外界任何疾病的抵抗力。12 岁后，我们的身体进入人生发育的第二个高峰期，以迅雷不及掩耳之势，身心发生着巨大的变化。这将奠定我们终生的身体基础，也是我们人生观形成的时期，形成我们人生的雏形。因此，12 岁时我们应做好迎接身心发展的准备，既要努力去弥补 12 岁以前身心发展的不足，又要充分营养，加强锻炼，促进身体的健康发育，还要努力学习本领，为以后的人生发展打下坚实的基础。

12 岁是我们不平凡人生经历的一个关键年龄。12 岁之前是人生的初始阶段，我们都要悉心关注这个时期经历的任何生活事件，它是我们人生的初步记忆，沉淀出我们坚忍的性格，也是滋养我们整个人生的心灵地图。不管是了解自身还是认识别人，我们都不要忘却 12 岁之前的人生故事，它是打开心灵的一扇窗户。12 岁还是生命神奇的年轮，是我们身心机能经过的巅峰，我们不要忽略 12 岁的神圣使命，从这里我们开始走上属于自我的一生。

12 岁，人生神圣生命年轮的图腾，让我们重新探寻，内心祈祷这永不褪色的生命符号。我们时刻准备着：捍卫 12 岁之前的生命轨迹，用心灵呵护 12 圈的年轮，用智慧解读额头上 12 年镌刻的皱纹。

焦虑与恐惧

对未来可能要发生或不确定的担忧，容易造成人紧张和不安，这就是焦虑，而对某个具体事物的害怕，这是恐惧，比如遭遇批评的孩子恐惧上学。然而，人类最大的恐惧，可能是每个人都必须面对死亡。死亡是对人现实存在的否认和终结，这是活着的人很难接受的。为了缓解对死亡的恐惧，人们纷纷创立了关于死亡文化的世界观，这种文化世界观可以使人获得象征性超越死亡的感觉，此外还有其他方面的文化价值观，经过整合后，给人提供一种存在的感觉，即每个人是这个现实世界中有价值的一员。

恐惧管理理论揭示了人们对变化的反应以及对即将到来的巨变的感知之间的联系。这些观念强化并认同了人们内心期待的生命永恒，努力达到整体，并可以认识、预测和支配这种状况。比如对待死亡的恐惧，人们会不遗余力地压抑对死亡的意识。研究表明① : 人们会创造三种"存在缓冲器"（existential buffers）来保护自己免受死亡这种意识的侵害，这三种状态存在于我们的意识中，并发挥着减缓恐惧的作用，它们表现为：

一致性（consistence）。一致性让我们将这个世界视为井然有序、可以预见、熟悉且安全的地方。

公正的标准（standers of justice）。公正的标准让我们构建并执行良好而且公平的行为规范。

文化（culture）。世界的文化让我们深深地感觉到，我们为一个更大的不朽信仰体系作出了贡献并参与其中。

有了一致的观念让我们认为死亡是可以预知的，具有因果的，只要不做有损健康、危害生命的事，我们就能摆脱死亡的梦魇。因为世界具有公正的标准，努力做好事，可以积累免除死亡威胁的正性力量，同时，对于我们痛恨诅咒的坏人，由于内心认同他面临不可避免的死亡惩罚而化解了我们内心存在的愤恨。即使遭遇人生的死亡临近，我们仍会坦然面对，文化价值观告诉我们，期待轮回的重生，要么认同进入天堂，要么可以福泽后代。这些文化的观点使我们认同生命的不朽，从此让我们接纳死亡，以洒脱的心态对待死亡，并静静地等待死亡的降临，走过临终的关怀，期待

---

① 参见 http://www.360doc.com/content/11/0313/21/432595_100842017.shtml。

获得生与死的超越。

恐惧管理理论从另一方面还投射出人们认同世界万物保持稳定，渴望长生，期望人人平等的心态，希望变化应有规则和秩序，内心存在公正的永恒价值。为此，人如果能够因遵循某种规则生活，就能掌握自己的命运。这是人们朴素的世界观，而内心追寻的精神世界，也是人们生存的终极价值。如果

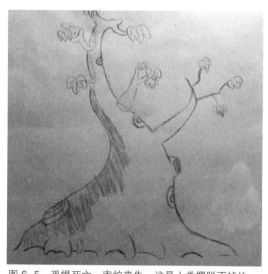

图6-5 恐惧死亡、害怕丧失，这是人类摆脱不掉的焦虑

生活的处境，遭遇的事件背离了这些规则，人就会滋生恐惧，产生精神的痛苦。为解除这些痛苦，人转而求助于文化，获得内心的治疗。无论从学术著作，还是民间流传的迷信与宗教，除了满足人认识自然、社会外，有许多是帮助人应付人生中遭遇的艰难困苦，帮助人获得活下去的勇气和力量，实现人们期待的公平、永生的精神追寻。因此，人心灵的港湾不在现实中，而在人所创造的文化里。人作为万物之灵，具有记忆、思维和想象的能力，其行为受意识的支配。这些理性的力量使人能接受文化的治疗成为可能和现实。在人类的文化中，有本土文化还有外族文化或国际文化，对人精神痛苦的治疗，还是传统文化有效。正如恐惧管理理论认为，面临死亡的唤醒，人们更愿意相信保守、传统的文化而躲避陌生的、新的观念，这又叫远端防御策略。这告诉我们本土文化，尤其从小到大接受的文化，实质上已深化为我们潜意识，成为一代人或民族的集体无意识，也是我们心灵赖以生存的温床和家园。当我们遭遇挫折，生命面临危险时，强烈恐惧的缓解首先需要得到外界的帮助和支持。如果没有获得现实的社会支持，我们只能自我拯救。自我的积极能量从哪里来，从文化和书本上来，或者从心里底层的潜意识。这些渠道汇集的自我力量都可成为化解恐

惧，应付挫折的方法。

人恐惧死亡，也就渴望存在，期望体验到自我存在的价值和生命存活的意义。存在对人意味着什么？通俗地讲存在就是人活的意义。美国心理学家 Kennon M. Sheldon（2001）等人发现生活的意义不在于有钱和声望，而在于四个方面的优势[①]：一是能够自主（autonomy），能自主决定自己的生活；二是具有能力（competenle），能够有足够的实力完成任务；三是关系（relationship），生活中具有与其他人建立的密切联系，并获得其他人的支持；四是自尊（self-esteem）对自己有清醒的认识和积极的评价。这个观点比较适合现代人，而对于中国人来讲，个人存在的意义可套用一个比喻，那就是假如人生是一幢房子的话，人生的意义就是一幢房子的四个基石：家庭、配偶、孩子和健康。学者周红五从对自杀的危机干预实践中，总结出可以挽救人生命的两类价值：一是认知的领域，包括个人的信仰、理想追求、兴趣、爱好以及嗜好；二是从情绪的角度，包括亲情、爱情、友情、师长情和痴情。

对一个人来说，对世界事物的连带越多，就感觉自己越有存在的价值。这些东西有些已经幻化成他的内在需要，或人生的核心价值，而成为他生活的动力。可以说，人们每天的劳作都是为了满足这些需要。具有的生命连带的东西丧失，或在满足内在需要的过程中受到挫折，这些都构成对人存在的潜在威胁，使人处于恐惧之中，让人痛苦不堪。一个崇拜权威的人，对权力丧失的恐惧与一个崇拜生命的人患上不治之症的癌症一样，都会处于生活价值毁灭的崩溃之中。当这种丧失被唤醒的时候，人就产生恐惧，相应的恐惧管理机制就被启动，人就开始激活自我，主动谋求治愈的保护措施。人存在价值丧失的问题不同于人身体的疾病，却有异曲同工之处，表现为人的精神方面会出现问题。虽然身体的疾患，严重时可夺取人的生命，但是精神方面的不健康，比如精神迷失可造成心灵扭曲，如果理想破灭，则会失去存在的价值，都同样可以导致轻生的惨剧。因此，精

---

① 侯玉波编：《社会心理学》（第二版），北京大学出版社 2007 年版，第 5 页。

神需要的存在和满足很重要，无视或剥夺，不仅会造成人内心的恐惧，还将严重危害人的正常生存，乃至宝贵的生命。

人的一生是充满艰难困苦的，无论正常的生理需要还是精神需要，都需要人们靠自己的力量去获得。独立承担自我发展的责任是个体社会化的内容，也是个体走向成熟的标志。只要个体在社会存活一天，就不可避免需要面对和担当这些必不可少的任务。活着每一天，就有践行的人生课题和任务，这既是活着存在的价值，也是生命潜在的运行轨迹。

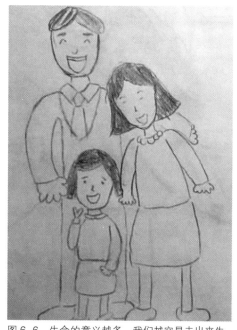

图 6-6　生命的意义越多，我们越容易走出丧失的痛苦

难免为什么，我们整个人生以致每天都面临着欲求不满、受挫、不确定等让我们紧张、不安的问题。其中有些担忧和焦虑不是明确的问题，有些则是很具体的让我们产生恐惧的事物。这些情绪困扰着我们的内心，让我们对自我存在的意义产生深深的疑惑，何以解忧，如何重塑自我生活的信心和勇气？对这个问题，恐惧管理论给了我们最好的启示：从我们的文化中寻找，从我们的精神中汲取。我们生于斯长于斯，文化滋养了我们的生命，文化也能捍卫我们的生命。

生命的记忆

昨晚在网上偶然看到一组照片，记录的是 1942—1943 年河南大旱，灾民流离失所，逃荒挨饿的场面。这组照片非常珍贵，是美国记者拍的：黑白照片真实记载了当年整个中原大地一片荒芜，树皮被剥尽，寸草不生，到处是饥荒的人群，遍野的尸首以及让人心酸的表情。一列远去的火车车厢内可以落脚的地方都挤满了逃荒的灾民。饥饿是他们无法抹去的感觉，果腹是他们求生的顽强需要。旁边有一句话让我念念不忘：我们的生命中记载着民族苦难的经历。

据说，我的父母也是在那个年代由河南逃荒到陕西的，这是一条与饥饿抗争的、漫长的生命历程。当时，山东、河北、山西都是大旱，春秋时节颗粒无收，而河南灾情最为严重。

我认为生命是有这样记忆的潜能的，集体无意识理论告诉我们，在人类种族进化过程中，世代相传，先民创世的经历，每个年代的文化和个体经历的阵痛，都会储存在他意识深处，并以遗传信息的改变而传给下一代的生命。我们能看到的是体格外表的相像，看不到但能感觉到的是生命中精神世界的传承，以及对某些生活事件的偏好和特殊感悟。这是很神奇的，这是生命的特性和力量，目前科学还无法解释。但是从哲学上讲，我们生命中记忆的东西，改变了我们的精神和意识，随着时间的流逝，它不会消失。

有一次我参加一个高级心理咨询师的研修班学习催眠。导师带我们学员体验催眠的力量。印象最深的是做回归的体验，他说从现在开始进入催眠的状态，受他的暗示十多个人先后进入催眠，然后，他带我们一步步回溯到母腹子宫的状态中，他想利用我们想象的力量以及催眠状态下内心敏锐的感觉，唤醒我们生命底层的记忆。待我们结束催眠

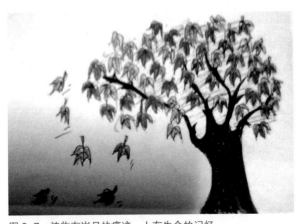

图 6-7　植物有岁月的痕迹，人有生命的记忆

状态回到现实中时，有人报告在子宫内看到黑色，有人则是亮光。那些看到亮光的人实际生活中是快乐开朗、充满自信的；而看到黑色的人，比较内向自卑。追问那些看到黑色的学员，发现他们都与原生态家庭的父母有关，都有一段揪心的故事，多半发生在生命的孕育与成长的早年。这说明生命诞生的那一刻起，在母亲子宫里孕育我们生命的时候，我们的生命对外界都能产生反应，从而会有一些生活痕迹留在我们意识的记忆中。也许从精卵结合时，或者更早就已经开始，母亲就会加强对我们的情感联结。在国外有个心理学派别，称作超感觉心理学或非常态心理学。它认为人现实遭遇的问题，只要是心理问题，有可能是在围产期，即父母十月怀胎中已经产生，或是由于不顺利的分娩过程所导致。有些心理上的问题是在父母的早年生命的经历中产生，有些则是你的前世等。依据这些理论，心理咨询师可医治一些心灵创伤患者的疾病，不过，多是患妄想的个案。这后一种说法是否真实可靠，我们一时无法考证，不过，从生命诞生的一刻起，生命是有记忆的，会影响到我们成人的心理，这是符合我们现有的科学认识水平和理论的。

　　荣格的集体潜意识理论，尤其是原型理论，强调的就是人类世代相传的生命起源的某些东西，它认为我们祖先内心的恐惧，也影响他们对生命的认识和期望。我们有时在梦中，会出现一些遥远的、模糊的图像或符号，以及那些我们天生的喜欢或恐惧，都有可能是我们承袭祖先的生命记忆。人类种族生命中意识的东西，通过世代遗传的方式，以符号、感受的表现注入我们生命意识里，这些都是原型理论信奉和认同的道理。

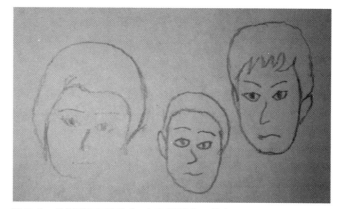

图6-8　我们不仅要读社会，还要读读自己的内心

　　既然，我们相信生命孕育中有记忆，我们做父母就要为了新生命的诞生而做好充分的准备，从精卵结合的时候就开始呵护、珍爱生命，给他一个充满温暖、爱的记忆，让他拥有更强的力量，自信地迎接新世界。同时，我们也要静下心来，倾听我们内心深处生命的呼唤，了解那些久远的、尘封的生命记忆，全面认识我们的生命，呵护我们纯朴的心灵，自我医治创伤，让我们以崭新的心态过好我们生命中的每一天，为自己，为别人也为后代创造一个良好的生命孕育和生命发展的生活空间。

　　20世纪40年代河南大旱的历史，让我们抹不去这段痛心的民族记忆。我们期待人类美好，不希望悲惨的经历重新流传在我们人类的意识深处，成为我们生命记忆中抹不去的梦魇。我们爱好和平的人们，都要有爱惜人类、关爱地球以及热爱生命的责任感，共同捍卫人类美好的未来，因为我们都是地球上人类生命延续发展的一分子，地球任何一个地方的灾难，任何一个种族的战争都会让我们心痛和流泪，影响我们的生活，留下抹不掉的生命记忆，扰乱我们香甜的美梦。我们不希望人类的生命记忆是战争、灾害、恐慌、破坏，以及沉淀下来的恐惧和绝望。为了人类的美好，为了人类的繁衍和发展，我们要共同努力，让残害人类生命的悲剧不要发生，要关爱、帮助那些遭遇不幸的生命，自觉维护人类生命的神圣价值。

　　我们拥有一个地球，人类是我们共同的名字。只有人类共同的繁荣富强，世界才充满和谐与爱，人类的历史和文明才翻开新的一页，诞生的新生命才能以饱满的热情，携手、自由、博爱的精神共同推进人类的文明和发展。

了解我们的行为

　　我们总想了解别人行为的原因，有时自我反思也挖空心思寻找某种行为的背后的原因，这既是心理学上归因过程也是人与人之间的社会知觉。

实际上这就是心理学，心理学就是研究心理与行为的科学。如果说 19 世纪末是精神分析的时代，那么 20 世纪初则是行为主义的时代，一直到五六十年代，行为主义有关行为就是强化的观念一直统治着心理学

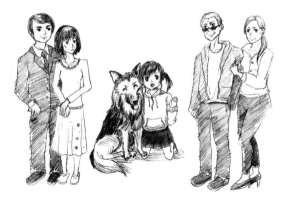

图 6-9　分析我们的行为，是为了更好地认识自己，进而预测与主宰我们的人生

的发展。足见关于行为的研究，在心理学知识体系中的地位非同一般。

　　人的行为之所以重要，在于他是个体存在世界的表达方式，只要活着就会产生行为活动，不管是有明确目的的还是无意识的。

　　然而，行为只是表现，而我们的心才是其行为背后的原因，行为只是我们了解人类心理、个体动机的线索而已。在这种背景下，20 世纪五六十年代，行为主义遭到挑战，强化的观念饱受批判之痛。尤其是随着认知心理学的兴起，旗帜鲜明地反对机械的刺激——反应原理，强调从个体内在加工机制看待人的行为，认为个体内在的心理特征刺激和反应之间起着决定作用。心理学家勒温曾用一个简洁的公式反映人的行为与个体心理特点的关系：

$$B=f(P \cdot E)$$

　　其中，B 代表行为，P 代表个体心理，E 代表环境，f 代表函数关系。

　　勒温用这个公式想说明：个体的行为表现取决于个体特征与所处环境相互作用的结果。

　　人类有多少行为？ 20 世纪 90 年代末期，美国俄亥俄大学的赖斯（S. Reiss）教授通过对 2300 名测试者的 300 多种行为进行因素分析，共聚类为 15 种行为。

　　这 15 种行为既有先天的，又有后天的，具体包括：

　　好奇，表现为探索学习的欲望；

食物，表现为吃的欲望；

荣誉，希望享有遵守某种行为准则；

拒绝，表现为害怕遭到社会的排斥；

性，表现为性的行为和性的幻想欲望；

体育运动，表现为参加体育活动的需求；

秩序，表现为生活的组织性；

独立，表现为独自做决定的欲望；

报复，表现为冒犯时实施回击的欲望；

社会交往，表现为与他人交往的欲望；

家庭，表现为与家庭在一起的欲望；

社会威望，渴望获得地位和受到肯定；

厌恶感，表现为对痛苦和焦虑的远离；

公民身份，表现为对公益服务的需求；

权力，表现为对他人施加影响，控制的欲望。

赖斯（S. Reiss）教授认为这15种行为大多由个体或人类的本能决定，很大程度上由基因决定，而拒绝、独立和公民身份则是由环境造成的。

人的本能行为产生有其遗传的生理基础，一般比较稳定，需要强烈，具有长期性和周期性。这些行为不容易受环境、文化、年龄的影响，所以具有跨文化的一致性。在组织行为中，是最有效的激励因素，容易对人相应社会行为产生浓厚的兴趣，具有内部动机的作用。也可以对派生的目标及辅助行为产生及时的激发，具有外部动机的作用。比如，好奇，它是人类对新颖刺激探究以维护自身安全的愿望。它可以激发人类学习、科学研究，增加人类知识的积累，提升人抵御自然危害的能力，促进人类社会的发展。在改善孩子学业习惯方面，可以巧妙利用其好奇心，激发其对学习的内在兴趣。同时，依靠其家庭父母的赞许，以及他的社会威望感，帮助养成热爱学习的习惯。这种内外动机的协同作用，有助于良好的学习习惯的培养和形成。

人的本能行为，有好奇、食物、性、体育运动、社会威望等，这些既是人的需要也是人的行为。这方面的需要或欲望要适当满足，如果长期压抑的话，不仅会影响人的身心健康、妨碍其正常社会功能的发挥，而且极易产生违法犯罪事件。比如，性发育成熟后，需要获得正常渠道的满足，这就是说男大当婚，女大当嫁。晚婚、不结婚或婚姻关系恶化，这不仅影响性的满足，诱发身体的疾病，而且影响亲密的满足，对人容易缺乏信任，产生不安全感。正常健康的体育活动能消耗人的多余精力缓解人的压力，促进身心机能的发育，这些都有助于人的身心健康，否则容易造成打架斗殴，破坏公共财物，或招致人身心疾病。

报复是人的本能行为，其实质是个体因挫折、冒犯而产生的攻击行为。所以，我们要加强自身的修养，尊重每一个人，不歧视任何生命，这有助于避免争斗，乃至战争，促进社会的和谐。如果某些人遭受了歧视、冒犯等有损于自我尊严的事件，我们要对他们进行危机干预，帮助他们之间采用积极的沟通，化解他们的仇恨，抚平内心的伤痛，促进和谐关系的建立。否则，极有可能因冲动、怒火中烧而失去理智，产生暴力流血事件，更为甚者杀人，酿成一失足成千古恨的悲剧。

没有家庭温暖，缺乏人际交往，人的亲和需要就无法满足，易造成人们的孤独和寂寞。如果再受到社会的排斥，就会过着没有组织与秩序而带来的不稳定的生活。换句话说，若个体既没有安全感又得不到社会的接纳，很容易丧失获得荣誉和社会威望的渴望，从而诱发仇视社会的冲动，产生综合性报复杀人的反社会行为，危害社会安全。

除了某些本能行为外，拒绝、独立和公民身份则是由环境影响的行为。这告诫我们要热心做公益服务，独自做决定以及拒绝社会排斥都是社会造成的。为此，教育、社会风尚、舆论的好坏影响我们是否有爱心和慈善行为，这值得我们深思，时下人们为什么缺乏对公益的爱心？如果说是社会造成的，那么社会又是单个个体组成的。一旦人人缺乏爱心，那么整个社会就会营造这么一个缺乏关爱社会公益的时代风气，它会沉淀在人们的集体无意识里而成为一个民族的共同人格。当下社会热议的诚信、爱心危机，如果成为一种风气的话，这将是中华民族非常可怕的灾难。不是吗？食品安全危机已造成人们易粪而食，疯抢进口食品。不言而喻，如果假冒劣质食品，如果环境污染，不尽快杜绝的话，这将会危及子孙后代的健康和民族的繁荣。

我们社会倡导独立，是说明我们的孩子从小到大"被教育"出来，被"标准答案"堆积出来，以致社会涌现出"啃老族"。他们不愿长大，不愿独立，其实质是不愿承担责任，喜欢得到而不愿付出。这是我们在温室中培育的一代人，必将在不适应现实环境的现实社会里，举步维艰，伤痕累累。在残酷的生存竞争里，他们不得不完成自己身心的救赎。他们不再是我们羡慕无忧无虑生活的幸福一代，而是将纳入全球生存竞争的可怜一代、痛苦的一代。不用说，他们将承受比我们想象得更大的身心痛苦。

欧美的孩子则是害怕被社会排斥，他们喜欢参与社会活动，履行公民社会身份，他们的命运和社会联系到一起。和欧美不同，我们的孩子则是喜欢躺在家里，不愿进入社会，他们对社会缺乏信任，各种涉及诚信危机的事件让我们惧怕生活的社会环境，焦虑、不安、恐惧主导我们的心境，引发我们不安感，产生各种非公民社会身份的行为，于是十年前社会上掀起移民潮，一些社会精英、富裕的阶层纷纷移民国外。显然，如果社会能给我们带来自我发展空间，给我们提供社会支持，满足我们的安全感，人们就积极、参与社会的各种活动。人们喜欢参与社会活动，各种志愿团体如雨后春笋纷纷出现，人们的安全感大大增加。令人欣慰的是，随着新一届政府的主政，这种情况已大大改观。

我们知道自己有哪些行为固然重要，我们更想知道在生活中表现的行为及其关键原因，这样才能具体了解、预测和控制自己或他人的行为，满足人影响和控制的需要。我们是社会的人，生活在不同的文化背景下，我们所谓的15种行为还深受不同文化的塑造，具有不同种群鲜明的文化的特点，体现在表达的方式上。在好奇心方面，美国更注重孩子的学习兴趣，崇尚进取和冒险精神，追求多样化的个性表达，而中国的父母比较强调孩子的学习责任感，不太鼓励孩子从事有风险的探究，以及冒险活动，希望孩子稳定，按部就班地生活，认为出风头、个性太突出易招致伤害。还有研究指出中国人是集体主义文化，强调人们依赖、团结，为集体忠心，奉献；而美国是个人主义文化，注重个人价值的体现，尊重人的自由，强调公平。这不同的文化造就了中国人注重人情、家庭和关系，美国人崇尚社会的民主法律制、契约精神，以及简单的人际关系。这些文化深深在人们的行为上打下烙印，反映出行为表达方式的文化意义。

我们知道了人类的行为、行为的文化特点，我们更想了解具体到个体的行为。因为，在生活中，我们经常遭遇困惑的是个体的行为问题。在具体生活中，个体的基本行为和人类的 15 种行为一样，但是个体具体的行为表现具有生活背景下文化的特点，以及个体背后的原因，毫无疑问表现的是个体价值、信念的问题。人是理性的动物，对于一个成熟的社会成员，其任何行为目标以及方式表达都经过理性的抉择。也就是说，价值是他行为活动的出发点。人是趋利避害的，社会交换论认为人是追求利益最大化。正如人的需要多样化一样，人的价值是一整套体系，其中核心的价值，是人们行为取舍的关键。如何不断提升自我，维持自我的优势，这是人类价值体系的核心所在。

我们的行为虽然司空见惯，但并非简单，它一方面是我们文化生活的表达；另一方面也反映了我们内心的需求，是经过我们价值取舍后的表达方式。从行为分析入手洞悉我们的内心诉求，从与别人互动的行为表现了解他内心的价值。行为分析使我们知己知彼，以期更好地在人际互动中，精心规划我们自己的人生，把握我们自己的生活方式。

第七章 学会认知人

/
/
/

　　人的一生是在不断的认识自我，超越自我以及实现自我的过程中度过的。这既是寻常的百姓生活，也是社会精英或伟人不断追求的生活方式，其实质反映的是我们人生存在的价值和意义。

　　如果说人生是一场戏的话，其中故事演绎的种种矛盾及化解，都需要我们认识自我，了解他人，以及从中找到解决矛盾的最佳方式，所以，只有知己知彼才能百战不殆。

学会认知人——人生的需要

晚上没有吃饱的婴儿，一定会啼哭，如果喂上几口奶，孩子就会很快安然入睡。也许，就差几口奶水，让本来就该入睡的孩子烦躁不安。所以，有经验的母亲，能从孩子细微不同的哭叫声中，了解其内在的需要：是饥饿、排便、瞌睡，还是需要关注、不舒服等。只有母亲准确分辨清楚，然后适时满足，才能满足孩子身心的需要，平复其内心的不安情绪，让他身心最大限度地获得快乐的成长。

不言而喻，认识我们自身或认知他人的需要，对我们自身的健康成长，对建立与他人和谐的人际关系，都具有极其重要的作用。因此，古人曰："知己知彼，百战不殆。"

然而，了解自我，认识别人，却并非容易的事。一般而言，人的一生就是不断认识自己，洞悉他人的过程，因为我们做每件事都是基于我们的动机驱动，而动机的本质就是我们的需要。不仅如此，人是社群性的，做每件事，要想获得成功我们不得不需要他人的支持。所以，不应忽视人的需要，认识自我与认知他人同等重要，这不仅是人生生活的内容，也是促进我们心理健康发展的渠道。认识自我，明确内心深处的需要，分清合理与不合理的，然后选择其适宜的时机予以满足，这个过程及结果会让我们体会并拥有人生的充实感与幸福感。反之，如果人生的某些需要没有满足，人就会焦躁不安，甚至食不甘味。值得一提的是，人

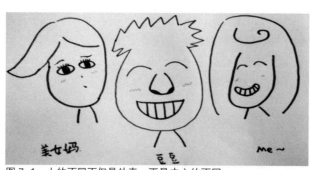

图 7-1　人的不同不仅是外表，更是内心的不同

的需要有时那么执着，驱动人克服各种困难，甚至要用生命的代价去实现它。很多有心理问题的人，其原因都是人生正常的生理需要或社会需要没有得到及时、适量的满足被或扭曲的满足而造成的。人本主义心理治疗大师罗杰斯认为：人有自我发展和实现的需要，当这些需要获得了满足，人就会形成健康的人格，如果外界阻碍其自我发展的需要，或对其形成有条件而非无条件的关注，那么个体就会产生一定的病态人格。因此，他认为对其进行治疗就是以患者为中心，进行无条件的积极关注。不过，人的需要还分为内在需要和外在需要，在竞争激烈的商业社会，面对金钱、名利和地位的诱惑，人很容易迷失自己人生的方向和内心真正的需要。另外，人的社群性表明：人有亲和的需要。人需要和他人交流与相处，只有在与人交往的过程中，才能满足其归属感，获得别人的帮助和支持，这些是保证我们人生幸福与成功的前提。所以，认识别人的需要是非常重要的，不仅能满足对方的尊重需要，而且容易赢得对方的信赖，从而尽最大可能地获得对方的有力支持，帮助我们扫清人生路上的各种障碍。因此认识人是我们生存，以及与外界保持和谐的重要前提。心理学为我们如何认识人，提供了许多必要的知识。社会心理学把认知他人，他人与群体，以及群体与群体的过程叫社会认知。主要是通过语言、表情及行为了解对方的情绪、行为背后原因，以及人格特征。围绕着这个领域的探究，心理学家归纳总结出了解人内心需要的以下方式或渠道：

谈话法

人常说："言为心声。"内心的愿望和想法，总是有意或无意从人的言谈中泄露出来。这是我们了解对方或自己内心需要的线索，为此，我们一方面要有对言语的用词、语调敏锐的觉察；另一方面，要有顽强的反省和追问的能力。最为重要的是要有一种意识：任何言语其背后都是有原因的。

自陈问卷法

心理学开发了许多问卷或量表，涉及认识自我的许多方面，比如自尊、成就动机、自信心、人际敏感、自我效能感，以及人际信任、利他行为、攻击倾向等。只要我们选择合适的问卷，如实作答，都能很快、很明确地认识自己的某些方面。不过，由于文化、社会赞许的影响，极有可能测得我们表现于外的愿望和想法。

行为分析法

古人曰："听其言观其行。"这说明由于自我价值的保护，人的言语有时会产生伪装的纹饰，所以，我们应该关注个人或他人的行为。一个人的行为表现比语言更能真实反映他的内心愿望。难怪研究行为的专家指出：离头脑越远的行为语言越真实。所以，洞悉人的内心，人的行为表现是非常重要的线索，我们不应忽视之。潜在的不能意识到的，这种无意识的需要，对人的言语和行为方式影响更大。精神分析就是探究人的无意识，也就是人潜在的需要。弗洛伊德总结出梦的解析、自由联想、口误、笔误以及催眠的方式来探究人的潜意识活动。

投射法

投射法是精神分析常用的方法之一，也是探究人潜意识的活动。投射法就是人通过模棱两可的图片，让其解读其中的故事，从而流露出内心不为人知的愿望或活动。通常的投射法有罗夏墨迹的象征分析、主题统觉测验。对这些墨迹的象征解读，以及对图片故事的讲述，从而把讲述者内心无形的东西反映出来。这些墨迹本无意义，如同这些图片，但仁者见仁、智者见智，人赋予它的不经意诠释，就是个体内心愿望的表达。

作品分析法

人常说："诗言志。"人写的文章、诗歌或有主题的绘画作品都是人意识活动的产品，是人意识或潜意识的流露。我们常说文如其人就是这个道理。人写的东西从主题内容上反映出人的愿望、态度和喜好，从表达方式上反映人的性情急慢，为人灵活或直爽等特点。对于绘画而言，我们都知道"吾画吾心"，人的喜怒、爱好也从主题、线条、构图中一一流露出来。这些都是作品分析法倡导的理念及应用的体现。

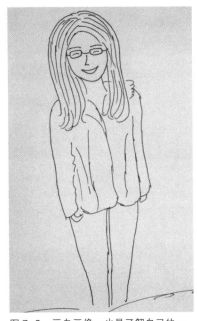

图7-2 画自画像，也是了解自己的一种方式

以上的方法多是从专业领域展开，需要专业人士的帮助，或个体必须具有一定的专业知识才能利用这些方法达到认识自我的目的。作为一般人，最实用、最容易操作的则是多参加活动多与人交流。别人是面镜子，在与别人交流中，你不仅能感受到与他人的不同，而且别人也会通过他们的评价反映出你的特点，这些都是我们认清自我愿望与内心需要的最好方式，它既生动又鲜活，易为我们重视或认同。同时，在与人交往中，伴随着我们从事的各种活动，我们内心的性情活脱脱呈现出来。它既是满足我们的需要又是投射我们的要求，你会觉察自己的不同，领悟自己的需要，并体验拥有自己的幸福感。这种最实在的存在感，会让我们自己深切感受到人生的价值感和意义感。

人的一生都是在不断的认识自我，实现自我以及超越自我的过程中。这既是寻常的百姓生活，也是社会精英或伟人不断追求的生活方式，其实质反映的是我们人生存在的价值和意义。如果人生是一场戏的话，其中故事情节演绎的种种矛盾及化解，都需要我们认识自我，了解他人，从中找到解决矛盾的最佳方式，所以，知己知彼百战不殆。不言而喻，只要我们活着，我们就要主动参与各种社会活动，不过，其中的认识自我，了解他人则是我们人生必需的任务。为此，我们要有积极认识他人洞察自己内心的强烈意识，积极学习用心观察，不断提高自己认知人的策略与方法，提升生活的品质，实现自己的人生使命。

从历史了解一个人

了解一个人很难，不仅是他当下的表现，还有他过去的经历。因为人是学习的动物，凡是经历过的事都会对他的态度、人格产生影响。童年的经历对孩子一生的影响是巨大的，这已成为大家公认的事实。虽然他有可能不表现于外，但这些东西仍潜藏于内心，或许无法即刻唤醒，或许已成为不愿企及的秘密，但这些东西无法消失，在适时的条件下，会影响我们的生活方式。这潜在的东西有些是好的习惯，有些却是不为人知的恶习或阴暗面。我们之所以成为伟人、凡人、社会罪人等，其后果的产生都绝不是偶然的。如果能静下来认真反省、缜密地分析，我们都能顺藤摸瓜，追根溯源，找出真正的原因。

毕竟人一生下来心灵都是一张白纸，所有的一切行为表现都来自经历的濡化。经历对我们的影响似一张无形的网，我们无论如何也逃不掉它对我们的塑造与雕刻。当然，我们不是被动的，尤其长大以后，我们有了独立的思想或秉性，外在对我们影响的生活空间，都会受到我们主体意识的选择。然而，这种选择貌似充分体现个体的特性，实际呢？个体的个性也是来自过去环境的熏染，所以，从整体上，我们是经历，或比之更广阔的文化的奴隶。我们正是从过去走来，我们经历的一切，比如文化与生活，这些决定了我们的心灵，使我们人和人之间形成差别。

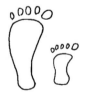
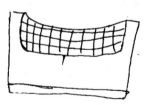

图 7-3　我们走过的路，我们相处的人，这些都是了解我们性情的方式

在服刑人员中，很多累犯就是这样。之所以犯罪，许多人是由于早年形成的恶习所致。民间有个"小时偷针，长大偷金"的故事：某

人小时候到别人家喜欢顺手拿别人家的东西。他先是小到针线，好看的小玩意儿，以后胆子大起来，逐步发展到盗窃钱财而触犯法律。这种手脚不干净，喜欢偷偷摸摸的不好行为，由于没有及时改正，而最终演化发展为有意的非法占有别人财物的偷窃。做好人和坏人之间有个明显的分界线，一般人守住这个底线，就会由平凡的人逐渐提升自己而达到好人的标准，如果这个凡人没守住底线而干了坏事，他极有可能经受不住外界的诱惑而轻易再次突破底线，进而堕落为坏人。难怪"浪子回头金不换"，究其原因，那是需要浪子以超强的意志力来抵御诱惑，努力痛改前非。其中，最折磨人的是如何克制贪欲，也就是随性而产生的内心极度的冲突。因为旧的恶习太强大了，会时不时突破理性的防线，这需要个体内心强大的正向力量去抗衡。只有这样才能巩固新行为杜绝恶习抬头、反弹，从而避免重蹈覆辙。这从另一个方面说明旧习惯对人们以后行为方式的影响。所以，防微杜渐努力养成好的行为习惯，这对一个人成年以后的行为影响是巨大的，不可估量。

对人行为的影响有没有遗传或生理的原因，当然有。不过，对人行为方式及心灵的影响，相对而言，个人的经历，以及遭遇的文化对其影响更大。因为，我们一出生，就是一个完整的人，也就是说它是遗传和生理因素的综合。正是这个鲜活的、有血肉的人，在接受文化以及生活的影响，这种影响也是直击一个整体的人。因此，个体的身心都是在接受文化、生活的影响和塑造中，完成自己的一次次蜕变。正是由于人生经历的重大事件，它不仅让个体铭刻于心而且身心由此变化。这变化如此巨大，由心到外，写在脸上，反映在行动中。也可能没有喜形于色，却深藏于心底，成为日夜压抑的秘密。这改变不仅反映在身心，也会影响周围环境乃至自我的生活方式。形成与他人，甚至与过去的自我截然不同的人格面貌。

走进一个人内心就是要了解这个人。在社会上待的时间长，若承担的角色多，生活变迁也多，我们越是难以了解具有这般生活阅历的人。他们经历的事情太多，可能看透社会，看透人心，他们是见过大世面的人，对人世间的各种游戏规则，各色三教九流非常熟悉，他们老于世故，精于城府，我们很难在他们平淡的言行举止中揣度他们内心的态度、需要，以及将要采取的行为方式。

人常说：了解一个人秉性，去问他的父母；了解一个人的秘密去问他的情人；了解一个人的为人，去了解他的朋友；要了解一个人的历史，去查阅档案或与之相关的人和事。此外，心理学还给我们提供了了解人更为客观的方法，如观察法、实验法、调查法与访谈法等，显然了解人的方法多种多样。从心理测量学的理念出发，生活在社会中的人，他的任何表现都是他内心活动的写照，也是我们了解和认识他内心需要与人格的线索与途径。由此，人们活动的过程以及结果都是我们了解对方的重要线索。不过，心理学的这些方法更加注重表现于外，明确考察的"是什么"，而对于"怎么样"，以及潜在的原因则探究得较少。即使有因果的探究，也都局限于表面，是所谓可观察与操作的原因，但并非真正的原因。

众所周知，影响人行为的原因很多，其中导致某些行为一定有最重要的原因。这些原因的背后一定有其历史的根源，有可能是个体潜在的不愿企及的原因，心理学的方法也是很难获得的。只有长期深入地与当事人交谈，或了解他的过去，经抽丝剥茧，进行缜密的分析而获得。由此才可从历史的角度去寻觅探究并发现个体自我行为的真正原因。我们通常依靠父母、情人以及朋友了解某个人，也是尽可能搜集与这个人相关的已发生的事件，以及见证者的评述。

历史是面镜子，通过对不同渠道获得的材料进行分析，才能洞悉当事人的秉性、需求与人格特点。

爱好背后隐藏的是什么？

我们喜欢看小说、影视作品，或喜欢与某些人交流。一般认为这是为了丰富人的精神生活，避免生活的孤独与寂寞。这只是对人内心原因的表面描述，实际则是人们在寻找，或滋养心底的真实自己。

由于社会文化、道德的影响，我们的本我很不容易经过自我的审察而长驱直入超我的层面，以获得酣畅淋漓的满足。还

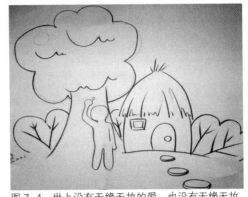

图 7-4　世上没有无缘无故的爱，也没有无缘无故的恨

有一些年代久远而沉淀在内心的愿望，它似乎被我们忽视或遗忘。然而，这些东西都是我们生命的一部分，它们不会消失，一般只会在心底沉睡。或有时以一种莫名的我们还难以觉察的力量，激荡在我们内心，让我们不愿做其他事，表现为烦躁不安，感到无聊与寂寞，或我们不由自主地喜欢某些事。为此，我们需要阅读小说、欣赏影视作品，听音乐或与人交流等。每每我们全身心投入这种沟通活动时，我们不仅是在消磨时间，有时总有一些人和事让我们触动，而且不由自主地吸引我们，有时会有一种似曾相识之感，或喜欢或厌恶，或与他们融为一体，尽情挥洒我们的激情，宣泄我们内心的欲望。

在满足我们多方面需求的情况下，也应该意识到，这是认识真实自己或洞查内心秘密的一个渠道。

我们喜欢某个人物是因为投射了我们内心的需要。无论是日常交往还是欣赏影视作品，如果那个人物让我们不由自主地喜欢或厌恶，那么首先说明这个人物具有的特性唤起了我们的情绪，可能一时说不清楚，这是非理性的，最能反映我们真心的价值取向。为了让我们准确、清晰地认识自我，第二步需要我们冷静下来冥想，从内心深处，从以往的经历，叩问自己内心"什么时候似曾相识？""让我联想到什么？"这样不停地追问，就会想到某些人或事，进而明白喜欢或厌恶的理由。我们都是喜欢自己的，也认可自我价值保护，我们喜欢的人往往与我们有相似之处，或长

相、或性情、或内心需求。如同相同颜色的鸟会选择在一起，人往往也是物以类聚。其原因是这些东西召唤了我们内心，让彼此生命有了神圣的联结。这好似我们的内心找到了回家的路。

我们喜欢的某句话，或让自己触动的某些词汇反映了我的潜在的观念。人是理性的动物，人在做任何事的时候都是经过价值判断的，也就是说这些事对自己是重要的，成功的可能性也比较大，这实质上也是我们价值观的体现。还有一种可能，那就是这些话、某些词汇唤醒了我们现实的某些处境和以往的人生体验。这些都是我们生命中发生的故事，也是我们对人生的某些感悟，或我们正处于这种难以言状的迷惑期。这些词句神奇地勾勒出我们真实的内心，把无形的东西有形化，把潜在的东西明确化，也就是说折射出我们内隐的人生观念。同时，澄清我们的某些认识，让我们获得自我同一性，认同并明确自己人生的目标。

人常说，话不投机半句多。投机的意思是能满足对方的兴趣。在生活中，你特别热衷于或内心感兴趣却并未表现出对某个话题的爱好，这反映出你身心在这方面存在一定欲求不满的问题，或者说"好这口，爱这味"，这方面的背后一定存在某些隐秘的故事。比如特别爱开性玩笑的人，性生活一定不满足，或可能是个好色之人，如果有合适的时机一定会惹些风流韵事；特别喜欢谈励志的话题，表明你成就动机强，蠢蠢欲动伺机做一番大事业。人生的话题百味，人生的书籍上千种，我们每个人都会选择，挑适合并满足自己的内容，或者有意的，或者不经意的。对于有意的，我们根据同味相投的原则，比较能明确断定对方是什么样的人，对于不经意浏览的内容或关注的话题，则更值得我们关注，比如，你喜欢从事的活动，尤其不自主的活动倾向。只要生命存活，我们每天都在活动。我们从事的活动很多是我们的责任和义务，只有这样才能满足社会对我们的期待，赢得并保持我们期待的身份和地位。这些只能表明我们对自己所承担社会角色明确认识的程度，所有的言行都是我们刻意表现的自己。我们不是不想了解这个层面的自我面具，而是更想了解面具背后的自己或他人，这往往是驱使个体做出重大社会人生行为背后的真实原因。只有触及并了解这个

"我"，我们才能准确预测并控制自己或他人的行为。这个"我"表现于外的往往是不由自主的活动倾向。它不受意识控制，也少了伪装，所以更真实，是我们内心的写照。一般而言，在控制不严格的社会，人人都是真实、公开的，我们只要了解他喜欢从事的活动，就能轻易把握他的需要、价值与人格。然而，在控制严格的社会，人人都彰显社会的自我而压抑真实的自己，我们只能了解对方不经意的行为才能洞悉他真实的内心世界。

我们从小喜欢听故事，看故事，所有向我们传递故事的方式中，影视作品集声光色于一体而独具魅力。影视作品是用科学的方式向我们演绎社会百态的故事，它直观、生动、叙事性强，是滋养我们内心的精神大餐。从爱迪生发明第一部有声电影以后，引发了电影业的飞速发展，其间技术由黑白到彩色，由平面到 3D，一次次刷新人们视听的惊讶纪录，电影的内容及主题也日趋丰富了，涵盖了人们各种需要，比如警匪、战争、缉毒、情色、伦理、励志、恐怖、科幻、灾难、喜剧等。互联网的发达使这些影视作品和各种资讯更加丰富多样，只要你有什么样的欲望和爱好都能在浩瀚如海的宇宙信息中找到知音和朋友。因此，人们喜欢看的影视作品，对其主题的偏爱映射了内心的渴求，表明我们想成为，或已经是与主题内容一脉相承的人。互联网是个虚拟而又真实的世界，它隐藏个性的特点，使任何人可以摘下面具，无畏于任何戒律而恣意表现真实的自我，或追寻理想自我的满足。互联网把地球缩小为邻居，把偌大的天下放在我们的斗室，从数以亿计的各色网民里，都可以找到我们知心的朋友，满足我们内心的各种需求。你可以找到属于你的家——部落或联盟。从你似虫一样恣意爬行的互联网，所留下的轨迹可以绘制出你的心理画像：你就是这样的人。

我的地盘我做主，凡是我们喜欢或厌烦的事，都毫无隐藏地反映了我们真实的内心。我们每个人都是人在旅途，从小到大管理我们的人太多，父母、教师、好友与同伴、领导等，我们不知不觉中失去了生命独自发展的方向，我们在鲜花与掌声中迷失了自己。在滚滚红尘中，那真实的自我在沉睡，也在潜生暗长，伺机骚动。寻找并认识它，是我们重整混乱的自我，获得自我同一性的前提，也是明确自我的人生使命和享受真正幸福的源泉。了解那个真实的自我，就要从我们平凡的生活出发。生活中，凡是让我们快乐的事，凡是我们喜欢的，或者是人，或者是一句话，或者是一则故事，或者是某个主题的谈话，抑或是某个活动以及某个影视作品，这些让我们心动的东西，也会召唤我们内心的自我。我们每一个了解自己或洞察别人的人，都要关注这些记载人们行为的活动轨迹，这些林林总总喜欢行为的背后，都是在着力描绘：我或他是一个什么样的人。

觉察秘密的方法：绘画

　　觉察就是对事物细微之处的识别。觉察是我们认识事物，发现其本质的首要环节。善于从平常的、别人熟视无睹的地方发现出不同，或存在的问题，是我们进行学习、发现与创造的重要条件。无疑，也是绘画治疗师引导绘画者深入探究自己的心理问题，从而进行绘画治疗的重要品质。

　　经典条件反射的创始人，俄国生理学家巴甫洛夫，以其揭示高级神经活动的规律而闻名于世。他的巨大成就，起源于他的观察。遇到剧烈震动时，不同狗的相异反应，引起了他的关注，然后进行持久的探究，从而发现高级神经活动的规律。他总结自己的成就时认为其重要原因是由于他善于观察所致。为此，为了勉励

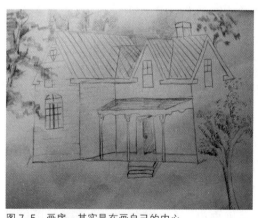

图7-5　画房，其实是在画自己的内心

自己及同事，他在实验室张贴标语：观察、观察、再观察。

绘画治疗是以来访者的绘画作品为媒介而走进其内心世界的，所以如何从绘画作品中明察秋毫发现出不同与问题，则显得尤为重要了。这种细致入微的观察就需要对绘画作品的仔细觉察了。一个有经验的绘画治疗师比我们常人过人之处往往在其过人的觉察能力，以及灵活的问话方式，这是绘画治疗师的重要品质之一。

那么如何提高觉察能力呢？心理学认为，能力是影响个体顺利完成活动必备的综合心理条件，也是反复练习的结果。为此，认知心理学进一步研究指出，这些影响活动顺利完成的条件其本质是策略性知识，也就是做事的方式或方法。只有经过我们后天的反复练习使这些知识成为身心自动化的一部分时，才可标志这一能力的形成。至于如何使能力得到不断提高，则需要相关方面知识与操作能力灵活的分化与整合，其中练习是通往成功的必由之路，正如古人曰："百炼钢化为绕指柔。"

怎么练习呢？结合实践一般认为以下这几种方法比较有效：理解各种画（这里指自画像、房、树、家庭）的基本结构；多辨别绘画作品，或两件作品的不同点；变换不同的方向审视作品；闭眼冥想。

理解各种画的基本结构。心理学认为各类事物都有其固定的基本组成部分，或事物运动的步骤。这些都是识别一个静态事物或完成某个动态活动的关键要素，它们的有机组成就成为标定该事物的"图式"。在绘画治疗中，来访者经常要画的自画像、房、树、家庭也有其一般的基本结构，即绘画中心"图式"。比如自画像应包括头、躯干、四肢；而头又包括头发、五官、颜面等。治疗师一旦头脑中有稳固、清晰的这种结构，就可以以此为模板来与来访者所画的自画像进行匹配，从而轻易发现彼此间存在的差异和不同。这是对自画像进行分析的基础，为此，要阅读美术学、文学等相关知识，尽快形成并建立关于自画像、房、树、家庭的基本结构，使其成为我们内心的各种画的基本模式，或"图式"，不断应用与实践，使其具有稳固性、清晰性和可辨别性。随着我们实践经验的丰富，又可以建立下一级，如眉毛、眼睛等元素的图式，这样我们关于各种画的"图式"由概

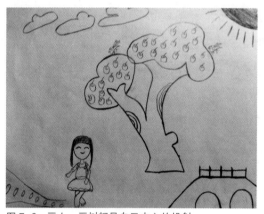

图7-6 画人、画树都是自己内心的投射

括开始逐级分化，形成纵横联系，融会贯通的联系，从而大大加速我们对绘画识别的精度与速度。

多辨别绘画作品，或两件作品的不同点。人心不同，各如其面。每个来访者所绘作品都是他们内心世界的流露，是他们生命历程的不经意呈现，所以两个来访者就同一个命题画其线条或色彩所描绘的图形如果不同，由此可认为两幅同一主题的作品相同是相对的，不同是绝对的。因此，要提高自己的觉察力，必须经常找两幅这样的作品进行比较和辨别。辨别能力的提高是一个渐进的过程，先由一点、两点，逐步增多。自己进行比较后，最好再找一个小孩或一个经验丰富的专业人士分别予以认真识别。因为小孩没有先入为主的限制，他们的视角往往是独特的，把他们的辨别结果与自己作一比较，从孩子的视角观察你会有意想不到的收获。这次典型的经验会让你发现哪些方面容易似是而非，熟视无睹，从此会擦亮你心地纯洁的眼睛，打开你心灵沉睡的潜能。

然后，再把自己比较的结果与一位经验丰富的专业人士所辨别的结果予以比较，体会并揣摩他们的独特经验与技巧等，这有助于你发现容易忽视的方面，或画中缺漏的东西，从而提高你知觉的理解性，促进你觉察能力的不断提高。

变换不同的方向审视作品。人常说习惯成自然。我们看问题的角度，或识别的方式很容易产生经验主义，乃至教条主义，这往往容易使我们产生偏见，或是似而非的对某些图像产生刻板印象。习惯虽然有助于我们快速地知觉事物，但也会阻碍我们对新线索的发现。如何克服这个矛盾呢？心理学上关于这一问题的解决有个思考题：要求用六根火柴组成首尾相连的四个三角形。如果你仅在平面上尝试与思考，无论如何也完不成这个任务。但如果你改变一下思维的方向，也就是说打破"平面"这个惯常思维的定式，设法在立体的框架上思考，这个困扰你的难题就可以很快获得解决。由此启发，在解读绘画作品时，当平面的视角发现不了存在的问题时，可以变换不同的方向再审视当下的作品，其结果一定会让你有不同寻常的收获。

我曾经接待一个个案，咨询者处于前夫和男友之间的感情纠葛中。虽然她与前夫已解除婚约，但前夫组建的新家庭矛盾多，前夫很后悔与她分手，时不时向她诉苦，乞求重归于好。她明知这事不可能，但还经常为前夫的痛苦而生恻隐之心，毕竟十八年的夫妻生活，让她对前夫既恨又同情。我让她画了她、前夫、男友的关系图，她处中间，左边是女儿，右边是前夫，后面，也就是她头上的位置则是男友。平面看时，她仍处在孩子与前夫的感情中，然而，图画倒过来看时，发现男友是她的靠山。这意义肯定无疑。而前夫只是女儿出现时才能唤醒她以往的情感。再顺着她画的线条，她和前夫的联结只是两笔，表现为拉过来，较轻，更重的是倾斜的甩出去。而男友流畅、规范的线条，则再一次表明他内心对他的依赖和期盼。这样变换角度地解读作品，终于让她领悟了自己对丈夫的真实态度，以及对男友这份潜在的依赖。

闭着眼睛冥想。当我们处于困境无法解读作品时，不妨让视觉器官暂时离开当下的作品，闭着眼睛冥想，可能有意想不到的领悟。要知道除了感官觉知外界万象的变化外，我们的内心也能感受并领悟外界的变化。闭着眼睛冥想，就是放弃外界事物的干扰，唤醒精神的力量，让内心对输入头脑的信息进行精细加工，从而获得某种直觉的领悟。这是忠实于内心，开启人潜意识的能量，以直觉思维的方式认知世界，许多艺术创作的源泉都产生于此。绘画分析是一种表达性艺术治疗，也能借助人意识的潜力，达到对解读来访者作品理性的超越。有个心理辅导专家说：在咨询时，当我觉察自己处于一种窘境，无法走出来访者的阻抗时，我往往收回前倾的身体，十分放松地深呼吸，然后陷入片刻沉默，叩问内心，激发自己潜意识的能量来应对这个困境，就会有十分精彩的话语浮现。她把这叫咨询的

"道"，我则认为就是我们内心的力量，在绘画治疗时，我经常采用闭目冥想，以期获得超乎寻常的觉察和发现，使自己绝处逢生，进入柳暗花明又一村的境地。

以上四点都是如何提高觉察力的方法，只要用心总结还会在实践中学习或发现其他的方法。

为唤醒作画者的自我分析的潜力，我们还应该注重自己的问话方式，激起作画者的自我探索力量，这也就是解读作品时的"尝试问话的方式"。

在解读作画者的作品时，除了敏锐的觉察力之外，尝试问话的方式也很重要。因为绘画治疗是治疗师与来访者一道解读来访者的绘画作品，以来访者为中心也是分析作品的精髓。来访者只有认同的对作品的解读，才能激发他获得自我超越的动力，这是他走向自我成长的必由之路。尝试问话应有助于唤醒当事人的自我探索，促进自我认同，根据实践经验可说一般有三种方式：具体式、联想式、结果回溯式。

具体式

对来访者对绘画作品中发觉的关键信息，让其进一步明确，并讲述指代的事件或故事。这种把有形的东西具体化的方式，有助于来访者确定存在的问题。通过思考、有条理的叙述，强化了绘画者对符号心理意义的认同，也为其超越自我，获得心理的成长奠定了基础。在画者讲述其线条、符号形成的背后心路历程时，治疗师积极、耐心的回应，是激励并支持画者进一步袒露的重要条件。如关于"家"的图画中，治疗师觉察画中的妈妈与画者的妹妹挨得很近，而且发型也相似。在引导画者发现并认同这一点后，画者说是妈妈比较关心妹妹，我认为她回答得比较含糊。因为关心，可能是关爱，也可能是操心，我就让她具体谈谈如何关心，"比如……"经过具体的叙述，发觉是妹妹自小不听话，很让妈妈费心，也就是说"关心"的背后是妈妈的操心，这是妈妈的无奈之举。所以，具体化往往会让我们澄清某些问题，深化对存在问题的深入了解。

联想式

联想就是引导画者对相近、相似、相反或因果关系的事件回忆和想象。在解读绘画作品中，对于矛盾的线索，不要直接问"为什么会画成这样"，这会让画者困扰，不知道如何回答。因为把有形的东西抽象化并用语言表达出来，其过程涉及对以往经历的回忆，以及因果分析的思考，对画者来说的确很难。这种单刀直入的问法，有可能出现阻抗，造成画者的焦虑和紧张，要么是沉默后的逃离，要么是把"问题"踢给治疗师"你说，为什么？"，从而乱了治疗师的方寸，潜在地挑战治疗师专业水平，动摇其"权威"的地位。克服这一窘境的方法就是据以画中的线索，让画者展开联想，从易于构成想象的相似、相对或因果事件中，进行自我的分析和探究。在一次绘画分析工作坊中，一位女性个案拿着她的自画像让我解读，我觉察两只脚大小不一，当我问她"为什么两只脚不一样？"她莞尔一笑"是无意的"。我告诉她，在绘画分析中无意的背后就是我们要找的真正原因，任何无意的借口都是我们企图躲避其背后难言的原因，或尚未找到其原因的缘故。为此，我追问她"为什么会这样画脚"。她一脸的茫然，直摇头。当我采用联想式方法问她："想想看，过去哪些事件让你的脚受过影响"时，她眼睛竟然一亮，按捺不住兴奋，说："想起来了，小时这个脚曾因坐爸爸的单车被别过。好长一段时间都痛，以后总认为这只脚有伤，也害怕坐单车……"

显然，联想式是从具体形象到具体事件，都属于形象思想的回忆较容易，而问画者"为什么"则是从具体形象到抽象逻辑的思维，并且还要用语言表达出来，这种活动比较复杂，当然画者很难回答，这就是联想式方法的独特魅力。

结果回溯式

让画者置身害怕或恐惧的结果，然后直面这一困境并一步步寻找、或逼出恐惧的原因。这种直面困境会引起画者身心的反应，比较容易压迫出埋藏意识深处的原因，一步步回溯到原发的事件，从而彻底舒缓内心压抑的负性情绪，使其困扰心灵的痛苦获得真正彻底的解脱，以走向心理的蜕变和成长。

在一个个案中，咨询者睡觉必须关闭房门，即使在家也必须这样，否则难以入睡。晚上醒来也是先检查房门，这令他的妻子或亲人很烦恼。更令他痛苦的是外出旅行，如果迫不得已与同事安排一间房子，那他都是坚持到最后才入睡。如果同事起夜或外出，当他发现晚上门没锁上，他就会没命地与同居一室的同事争吵。他找我化解困扰他的问题，我让他画了张自画像。他开始不想画，也说不会画，在我的劝说下他画了。画面上，他没画四肢，肩膀的一侧多用不肯定的虚线。这说明他没有安全感。为什么没有画双臂，他说不会画。本来很简单的问题，却对他这个当老师竟然这么难，这是我的疑惑之一。我没问他为什么，而是让他想象和同事同居一室，没关门，他怕什么。他闭上眼睛想象，两手架在椅子上似乎没有放松，说明他没彻底袒露内心。清醒过来，他依旧想不起来，我转念一想换个情景，想把他一步步置于无法遮挡的绝境。假如你去北方出差，是在冬天，一同在大池内泡澡，他没等我说完，急切地说："我不去。"这剧烈反应让我已领悟，他怕别人见他的身体，但我希望他自己能领悟出来。为打消他的顾虑，我又阐明心理治疗保密的职业道德。紧接着问："那你晚上睡觉光身子吗？"他面露难色，沉默几秒，嘴角嗫嚅着告诉我，他的胳膊有残疾，不能自然下垂。说到这里原因已昭然若揭，他是怕别人看到他的身体。然后，他深情地讲述这个问题曾影响了他的整个人生。肢体的残疾，他羞于见人与启齿，这乃是他真正恐惧的原因。

第八章 吾画吾心

古代文人作的这些画，都是他们生命活动的产品，也是作画者内心的投射，更是我们认识他们人格的线索。

无疑，凡是反映人意识活动的产品，既可体现其思想、情感，亦可当作我们了解其内心状态的工具，这是心理测量学的精髓。所以，一个人的绘画，亦是一扇走进对方内心，了解其潜意识的窗户。

这种想法让我心动，促使我寻找相关的书籍，充满热情地开始绘画心理治疗的研究。

绘画解密的分析

解密绘画一要感性；二要理性。因为绘画艺术是反映人潜意识的媒介，所以感性分析很重要。但同时绘画分析毕竟是人意识的活动产品，是个体所思所想的结果，尤其是反复思考后画的具有明确内容指向的作品，也需要理性的分析。感性与理性的结合才能对绘画分析得深刻而又丰富。根据实践经验的研究，认为有以下几种分析绘画作品的方式：

意象式

绘画分析要从整体入手，也就是远看或整体感悟。绘画投射的是个体的意识能量的运动，表现为冲突与和谐、纠结与获得新生。这些是潜在的，还没有上升到意识层面上，它只是模糊的形象、色块或线条的变化。所以，我们要透过这些形象的表面，触及或挖掘个体内心意欲表达的情绪与思想。

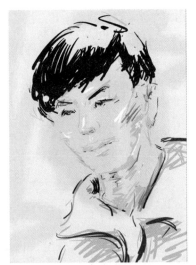

表情式

如果是画人，那么画面表达或呼之欲出的表情，则是作画者心迹的流露。心理学认为，不同文化下人的表情具有跨文化的一致性。比较心理学指出：灵长类动物与人的表情也有惊人的相似性。发展心理学认为，孩子很小的时候就会区别哭和笑脸。所以，表情是人最天性的表达。

图 8-1 表情是内心情绪的表达

情节式

人的姿势是表情，也是努力表达一种观念，尤其是两个人以上时，人的姿势，以及彼此的距离，无不强烈地表达一个有情节的故事。只要放下内心的我，这个有生命力的画面就会召唤我们的潜意识，借助它而投射作画者内心无形的东西。

直觉式

绘画分析的实质是投射，分析师就是一面无丝毫污染的镜子，当面对这幅画或作品时，你内心会有莫名的感受与观念。这可能就是作画者内心想表达的东西了，要记住直觉思维是人类思维的一种方式。

类比式

画是人意识对客观现实的反映，它再抽象也是基于现实生活原型的想象。因此，要把画与生活类似的原型进行比拟，就可以衍生出作画者的内心了。由此，我的一个求助者画自画像时，竟然画了一个酷似的牛头。其实，这是他对自己似牛性格的认同与追寻。

重点式

人是理性的，做事情总是先主后次，先重点后一般。无疑，画画也是这样，分析一幅画时，作画者先画什么、画什么详细、画什么用的时间与笔墨较多，这些都可能是个体内心纠结的所在，也是你倾其精力所关注、挖掘与分析的。这些关键点具有牵一发而动全身的功效，是分析师分析作画的出发点

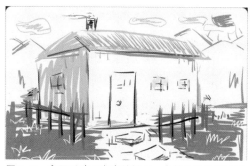

图8-2　房子反映了家庭的关系，尤其是爱的满足和是否有安全感

与立足点。

隐藏式

凡是有损于我们自尊的东西，我们总在逃避与隐藏，社会心理学认为人是自我价值保护的。按照一般常识应该呈现的，如果作画者所省略或回避，也就是省略不画或画了又抹去，那就特别值得分析师睁大眼睛去明察秋毫了。

逻辑式

分析师要熟悉文化，有丰富的人文知识，因为我们人就是社会文化的产物。在中国文化中，比较重视孩子，崇尚不孝有三，无后为大。家庭一般是把孩子放在中间的。如果家庭画中孩子没画或画在侧面，那就反映出家庭关系存在问题了。所以，我们在分析绘画时，要重视参照文化的因素。

真实——我们内心的绘画

我们渴望了解自己，当然也希望在人际互动时了解别人，因为知己知彼，百战不殆。然而，我们了解，是对对方内心的认识，也就是说是他表现于外、言行背后原因的探究。语言、行为使我们可以观察到的行为方式，是我们了解对方依赖的途径。不过，当我们倾注精力于这些渠道时，我们可能会误入歧途，因为，当事人的印象管理，往往有意表现自己的言行以达到控制我们对他形成某种形象的过程。这就是我们在人际互动时，容易出现的了解自我与他人的误区。另外，我们自我有较强的自我价值维护，常常有意识地自我服务、自我抬高，从而使自我认识出现误区等。

误区之一　语言的纹饰

语言是由于我们迫切需要表达自己的需要，期望与别人交流而满足自己的需求而产生的。不言而喻，语言是我们了解他人，也是表达自己内心需求的主要媒介与符号。具有丰富、精确的语言，这是我们走进别人内心，了解其复杂思想和情感的优越条件。因此，从古及今，大到国家小到个人都非常重视语言的学习与传承。语言承载的文化和历史是一个国家乃至民族的精神和灵魂，语言的掌握和使用，为我们交流，以及积累经验，仿佛插上了信息传递与获取的翅膀，让我们快速积累经验，从而促进我们不断地发展和成长，推动我们一步步走上超越，实现我们自我人生价值和使命的康庄大道。

然而，由于人具有唯利是图的天性，为了维持自尊，或为了更好地影响别人，人们可以言不由衷，也就是说对自己表达的语言进行纹饰，其极端是说假话、乃至空话。在人与人互动中，如果我们忠实于语言的话，我们可能会被引入歧途，或遭欺骗与愚弄。显然，通过语言了解自己或他人，常常使我们受语言发出者有意控制的影响，很难真正获取真实的信息。为避免类似情况的发生，我们需要参照或借助于其他活动方式，去获得其真实的内心思想或情感。在人们呈现于外的活动方式中，行为是最接近内心的。古人曰："听其言，观其行。"

误区之二　行为与伪装

广义讲，人呈现于外的任何活动方式都是行为，语言是语言行为。此外，人的身体活动方式，是身体语言，其表达的信息，是非言语信息。人的身体行为不仅是反映个体存在的

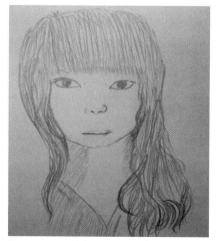

图8-3　先画什么，画得是否夸张，以及用笔墨的多寡，这些都是绘画分析的重点

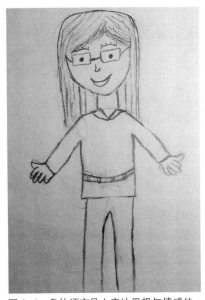

图 8-4 身体语言是人表达思想与情感的一种重要方式

方式，也是我们认识其内心最重要的方式，心理学称为行为语言符号。这是因为驱动行为背后的原因是动机，而动机起源于内心的需要。因此，行为也就是个体内心的流露。

心理学认为，和典型的语言相比，身体行为在了解一个人内心时具有比语言的表述更加具有真实性。行为表达虽然没有语言丰富、精确，但就个体内心的情感与态度而言，具有语言无法比拟的优势。由于人的社会属性，本能地会表现出重视社会赞许的一面，以维护自尊，以显示自己好的一方面。此时的语言及表达，就开始成为自我表现的工具，表现为语言的纹饰性。由于语言是受意识支配的活动，人们可以随意设计语言，达到自我服务的目的。相对而言，人的某些不经意行为，比如血压、脉搏、心跳，却更多地受低级中枢的控制，这在反映人真实的情绪方面具有独特的优势。人的许多行为，尤其是习惯，都是自动化地不受人意识的支配，因而更能真实反映人内心、潜意识的想法。心理学认为，离人头脑越远的地方，越能真实地表达人的内心。因此，语言和行为相比，我们更愿意相信行为。

然而，当人们依靠行为去绝对判断他人的态度时，也会出现差错。社会心理学在社会知觉领域提出印象管理，认为人常常控制自己的行为表现而对别人产生影响，以期控制别人对自己的印象。印象管理使我们产生行为，尤其人的重要行为是受人精心设计的，并非其内心真实态度，也就是说行为具有伪装性。仅凭行为去了解一个人很难，尤其比较复杂的情感内容。这使得我们反思，为什么语言、行为都会与内心不一这个问题，这是因为人的言行易受社会评价的影响，人为了逃避这种评价，而伪装了自己的言行。这启发我们转移到当事人的其他的活动产品。

我们的行为和所说的话都是表达我们内心的想法和情感。人和人之间的沟通和交流也是借助于语言或行为来进行的。同时，一个人的语言和行为也表达他实实在在的活着和存在的价值。心理学也认为一个人内心的态度是不能直接获得的，它是内隐的，只能通过其外显的活动，比如说语言、行为及其活动产品等，进行深入、细致的分析和了解。因此，了解我们内心思想和情感的方式是语言、行为或活动产品。

绘画能洞悉我们的内心

绘画最早起源于符号，而符号又是人类书面语言的前身。在用手制造和使用工具的同时，人们也开始用绘画符号表达内心的情感，古印度巴比伦人的象形文字，就是人们用书画的方式进行思想的表达和情感的交流。由此可以认为绘画是人们最原始的艺术，最原始的文字。从个体来看，孩子动手活动也是从涂炭画鸦开始的，在个体语言表达还不丰富的时期，绘画是最能反映孩子思想和情感的方式。正如文如真人，画也如其人，它们都是作画者内心需要的投射方式。在不能使用语言表达时，古代多少文人志士正是用图画直抒心意，排遣郁闷，表达志向。不仅阳春白雪的文人雅士如此，下里巴人的寻常俗人也莫不如此。不会熟练运用语言，精确表达内心的儿童，常以画画

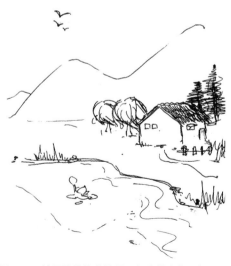

图 8-5　绘画是模糊的符号，能掩盖我们不想让别人知道的内心想法

表达自己的情感。因而一幅画包含的信息远远超越千言万语。可以说，绘画是人们最简单、最便捷的交流工具。

相对于语言，绘画是最能表达人们真实内心的工具。人说的话，往往具有明确的思想，深受社会倡导的主流价值影响，为了达到赢得社会的关注，周围人的好口碑，我们常常修饰，甚至歪曲语言承载的信息，也就是说语言具有纹饰性，更何况，在日益经济化、竞争白热化的社会，人已经被利益、舆论压迫，人在江湖，身不由己，言不由衷，语言也已经异化。

真正表达内心的则是信手拈来的绘画。这是因为绘画，首先是一种艺术符号，比较晦涩，并非人人都能理解，这大大增加了作画者的心理安全。他可以在方寸的纸上，酣畅淋漓表达内心的需求，用精神分析的语言，也就是忽视超我，躲过自我，而真实表达本我的心声。正是由于绘画的符号性，使作画者可远离人们关注的视线，绝少受到伦理、道德及各种人们奉行价值的评判，客观上为作画者提供了自由表达内心的宽松、自由、安全的环境。

人们在作画时，不是明确表达某种观点，也就没有被评价意识的困扰，能够在心平气和的状态下"吾画吾心"。这是一种淡泊的境界，人脱离外界的任何纷扰，而关注于内心，自我内心融为一体，一笔一画全是内心潜意识的流露。一个人只有有所为才有所不为，只有进入内心，才能忠实地描绘心底的呼声。

总之，我们认识自己、了解人，不仅要听其言，观其行，我们更要看其信手拈来的画，有道是：不经意流露的才是真实的；离头脑最远的部位才是真实的表达。一幅画胜过千言万语，与其说是作画者在画人与景物，反映作画者的思想与人生价值，不如说是作画者在讲述自己人生经历的故事，投射他内心鲜为人知的秘密与情趣。

房子的秘密

房子与家在口语中有时很难区别，路人常指着某栋房子说："这就是我家。"有了房子就有了家，哪个人不想拥有自己的家呢？为此，想拥有房子的强烈愿望，使中国的房地产市场很火，尤其一线城市。一般情况下，房子与家是同义语。这说明房子在人们生活中的重要性，难怪，人们往往倾其所有也要有自己一套安身的房子。

房子反映我们内心的需求，其装修风格也往往流露我们的不同性情。它不仅是我们的面子，也映射我们的人生追寻。

房子显露我们的财富。房子是我们栖身的地方，人生几乎多一半的时间是寄居在"家"的房间里，所以人们尽可能居住好一些，尽量把财富集中体现在房子上。这不仅可呵护自己的生命，也是身份、财富的象征。由于人人都很需要房子，需要很舒适的房子，所以房子也就成为人们积聚财富的抉择。房子是不动产，是可以保值、交换、馈赠的，所以在中国人们喜欢买房，认为这是保存财富的最好方式。有些人不仅买了自己住的房子，还给孩子，甚至孙子置备了房子。这不仅显示了家庭的富有，还显示了祖辈对后代的恩泽。中国房地产市场火爆，为何越盖买的人越多，感觉房屋供有越不足。这其实就是人们购房并非满足当下的居住，而是作为囤积财富的方式。大

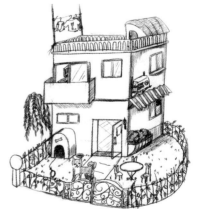

图 8-6　房子的结构、装饰都是我们内心思想与情感的表达

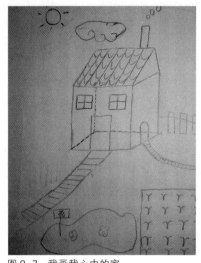

图8-7 我画我心中的家

家都知道，土地是不能再生的资源，土地越来越贵，当然房价亦是越来越高，具有保价，甚至增值性。房子的财富性，也滋生了一大批炒房者，他们利用已有的大量资金低价购房，待推高房价后，再转手倒卖，从中牟利。房子是人们生活的刚性所需，买房者都是期望房价下跌再买，但是当看到不但没跌反而呼呼上涨时，却耐不住性子去抢购，无形中成了炒房者待宰的"羔羊"。对房子的观念，也反映了人们的财富心态，要想了解一个人的财富，那就看看他居住的房子。

房子反映人们人生的目标。它强烈让我感觉房子是老百姓一生的追求的目标，这正如中国人常说的"安居乐业"。因为房子对人们来说是家，既可以遮风避雨，又可以安心睡觉。有了房子，从而有了居所，就能满足人基本的生存需要。所以安居乐业是中国百姓的人生目标，这不仅是在过去，时至今日也未尝不是如此。唐朝杜甫"安得广厦千万间，大庇天下寒士俱欢颜"的感慨，也是今日中国百姓，尤其是一线城市百姓的梦想与渴求。在中国"北上广"一线城市，房价很高，一般人根本买不起，有些是几代人合买一套，更多地是选择贷款买房。高额的房贷，让他们倾其所有，而成为"房奴"。他们每天拼命工作，节衣缩食，为了偿还银行的房贷。生活对他们而言，没有房子伤心，有了房子闹心，房子成为他们生活的核心。除了"北上广"中国的一线城市外，省会城市房价也居高不下，中下层无房者居多，即使有幸有房，多半也是借钱，或贷款购买，他们的生活目标也无法脱离还钱、还贷。

房子表达人们内心的情感。从北到南，你会发现各地的房子不同，尤其是比较古旧的民居更是如此。即使是城市开发的楼房，从外墙到内饰，也是不同多于相似。我们把这叫建筑文化，各地的民居最具代表性，其不同最主要是来自气候，然后是风俗文化的影响。北方的房子，因其冬天寒冷而为小窗户，不大的门，庭院也多有影壁，都是起防风保暖作用。南方夏季酷热，需要通风，窗户与门都大，而且都在一个中轴线上。在城镇一幢幢外形酷似的楼房里，每个家庭的装修布置也是千差万别。有的是仿古的，有的是欧式的，还有色彩对比明显的现代派。屋内墙上的装饰也别具一格，有的是中国山水，有的是欧洲油画，还有的是现代印象派的色块等。这些不同往往大于房屋的外饰及结构的差别。可以说，房屋是一面镜子，能照出居住者的情感，表达出他们的喜好。

房子装载了我们生命的全部。我们生、老、病、死都在房子里，房子真似呵护我们的母亲子宫。它给我们安全，满足我们维持生命的基本需求，从吃饭睡觉到情感交流，都发生在房子里。难怪，女主人把装饰房子当成她生命最重要的事，因为这是她生命的"婚床"，是她一生的"男人"。房子是"家"的代名词，很多家庭活动都在房子内发生，所以可以说房子承载我们生命的全部。我们在房子里生活，房子里的任何器物都记载我们人生的故事。随着我们在房子里步入老年，房子如同记录机，我们生命里的任何沉浮都能从房子中找到播放回忆的磁片。房子如同我们的身体，我们对它熟悉、热爱，充满情感。外面再好，别墅再阔，我们都不愿走出这哺育我们长大的老房子。因为它有生命，与我们生命融为一体。有它的陪伴和依托，我们不再孤独与寂寞。

房子对我们人生这般重要，它不仅是我们财富的象征，社会地位的表达，它更是我们思想、情感和人生态度的写照。了解一个女人，最好的方式是走进她的房子，观察屋内的布置与摆设，而对于男人，他的情怀则反映在他喜欢房子的外观、结构和功能的设计上。我们隐秘的内心世界，也在房屋的角落游动。每个人的房子就是一个人内心世界的缩影。如果允许我们自由装修房子，那么每一件摆设都是将我们内心需求的折射。无疑，房子是我们意识活动的产品，其轮廓及什物也是我们情绪、思想的表达。

房子如人，人如房子。如果造房子就是我们意愿情感的表达，那么画房子其实就是刻画我们的内心。

一房一世界。

一房一人生。

寻觅生活的意义

解密线索提示：线条、眼神、耳朵、腹部、生活场景

曾有两位来找我的求助者是一对年过四十的夫妇，他们家庭冲突不断，感觉人生没有什么意义，想让我帮他们做个是否要离婚的建议。我当然不能给他们做这个决定，我只能帮助他们了解他们生活没有意义背后的原因，也就是他们家庭冲突的原因。

我不是律师没有听他俩的辩解，而是通过对他们的绘画分析开始的，是想让他们从绘画中了解他们真实的自己。他俩很喜欢这种有趣的方法，下面是我对他俩自画像、家庭的分析。

我让男主人公先画自己的自画像，他开始不愿画，说自己不会画。在我的鼓励下，他有几分犹豫，但为了了解自己还是画了。从他的自画像中，我和他一同走进未知的他。认真读这幅画发现：

他的头发较少，投射出他喜欢生活的简单，不喜欢世俗生活里的礼节与责任，是想把精力用在自我追求的精神自由中。他非常厌恶现实中的不公平，也苦于与妻子不能心灵上沟通。现实生活的种种不适应、冲突，使他内心常常处于焦虑之中，他想逃离，走

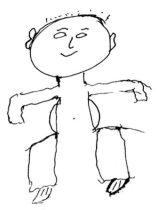

图8-8 男案主的自画像

进宁静、没有争吵的自然之中。为此，他经常身背双肩包，行走在原野与山涧。

他非常强调耳朵，说明他喜欢听。由于周围的人多是劝说与责备，他内心缺乏朋友的理解，他很渴望有人理解他内心的痛苦，更希望有机会遇到思想上能交流的人，所以他渴望听到理解他内心的声音。从他的说话中，了解到他父亲一直在批评他，他一直想讨好父亲，让父亲高兴，但印象中似乎从未得到过父亲的表扬。他还说到父母离异，很想报答父母。然而，他上大二时，父亲不幸患肝癌，医治无效，撒手人寰。至于他的婚姻，则是面对父亲弥留之际，他送给父亲的一份迟到的礼物。

他的嘴巴是微笑的，眼睛却没有笑意，这是内心特有的无奈表现，是自嘲的笑吧。我和他一同解读他的笑，他说应该是苦笑吧！我认为是化解无奈的淡然一笑，他可能内心遭遇过许多真挚、朴素的想法，却被现实的世俗与圆滑击得粉碎，为抚平内心的怅然若失，只能无奈一笑，是选择逃离或麻木的写照。这是保护自我生命免受伤痛的应对方式，这是他向现实的妥协。他非常认同我的分析，也就是眼睛和嘴巴的不一致，表示他不是由衷地开心。没有眼珠的眼睛，说明他不想看到目前的生活处境。

他画的头大，表明他重视头脑的活动，是个用头脑整天考虑较多事情的人。据他说他曾在银行做事，辞职后又在信托公司做事，一直在与投资打交道，这些经历说明他是靠头脑吃饭的人，头脑是他生存的资本。同时，也说明他比较重视精神的生活。他坦言喜欢旅游、登山，往往一人居多，喜欢大自然的宁静和纯洁。他说他信奉天主教，相信"灵"的存在。

他的脖子较粗，说明他渴望独立，又说明与外界适应存在问题。他是个资深的银行工作者，曾经历过许多同事，都因经济问题而锒铛入狱；也亲历一些丑恶的交易内幕。目睹的这些事，让他对人生和周围的人失去信任，尤其一个个与他相处的、工作多年的同事犯事，更让他对未来也产生深深地不安，为此他毅然放弃多年积累的人脉及社会地位，决意辞职，离开这个多事之地。

他的肩膀没画，取而代之的是长长的胳膊，线条断断续续，用力较

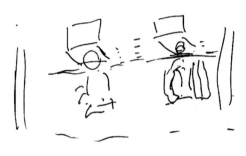

图 8-9 男案主画的家

轻，这些都说明他不愿承担责任，或者说不明白自己要承担的责任是什么？正如他所说，他比较自私，在家庭担负的责任较少，家里的很多事都是由妻子打理。他 42 岁了，画的自画像却异常幼稚，真是一个长不大的"孩子"。他没画手指，说明行动力差，不喜欢动手做事，是一个爱好空想的幻想家而不是扎扎实实的实干家。据说，他是拉小提琴的，学的专业是外语，这些经历很容易形成他自视清高，注重自我精神世界，眼高手低的生活方式。

强调肚子，基本上写实，有些大腹便便。他比较在意自身的健康，他说前几年身体出现"三高"，尤其当时事业不顺，而原单位不及他的人都纷纷被提拔和重用，这让他产生很强的挫败感，曾一度失去对生活的勇气。他说，处于人生迷惑之时，参加了某个宗教讲习班，牧师的话使他醍醐灌顶，也让他迷失的心灵，找到人生的方向，仿佛抓到了拯救他生命的一根稻草。

腹部下面的空白，折射出他感情生活的问题。正如画中表现的，他与妻子感情上的确存在问题。他们没有孩子，曾闹过离婚，目前仍处于是否离婚的"考验期"。

他的腿和脚，线条较虚，有断断续续的现象，说明他内心没有安全感，也没有明确的人生方向。他恐惧什么呢？正如他画的眼睛没有眼珠一样，似乎在回避一些事情。经了解，他恐惧婚姻是否可以走下去，因为没有孩子，也就没有了与妻子感情联结的纽带。他身体不好，有高血糖，他的祖上曾经很有成就、令他羡慕的人先后自杀。他说，他距七十多岁人的平均寿命来估算还有一万多天。他说曾有一段生活很抑郁的时期，感觉到没有人生的价值和意义，幸亏牧师的邂逅帮助，让他开始续上人生的意义链条，使人生这条流动的河重新缓缓流淌。但不知以后这

一万多天是否依旧平稳，他对未来不确定，
感觉人生脆弱，很担心人生的厄运会不经
意间降临到自己身上，是否会沿袭家族已
故亲人冥冥之中的召唤。这是他内心恐惧，
没有安全感的潜在原因。

　　整体看，他画的自己线条羸弱，内心生
命力量不足，流失严重。他不自信，需要关
爱，很像个需要父母拥抱的孩子。线条不平
滑、短线条多，说明内心不稳，常焦虑，无
力控制自己的生命，内心极度不安，似乎也
没有很明确的人生方向感与价值感。

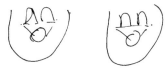

图 8-10　女案主画的家

　　他需要明确自己的人生目标，确定自己人生意义的价值感。经过分析
后，我建议他的人生方向应该坚实地踏在大地上，应学会承担责任，不要
做哲学家，而要做个实实在在的实干家。

　　这是他画的家。画面是两个人坐在电脑旁各忙自己的事，左边是他，
右边是他的妻子。两边的竖线是书柜，两个手提电脑之间是一摞书籍。

　　画面的场景是工作的两人，他们之间没交流，只是各自埋头自己的
事。这个家缺乏生气，也缺乏温暖和关爱，彼此间没有相互的联结。家里
比较多的是弥散着冷漠，反映着彼此的麻木，真切地说明他俩之间无话可
说，缺乏理解。

　　在他的心目中，妻子应该是埋在书里的，离书柜最近，电脑两边都是
书。妻子的背影是模糊的，一方面说明他对妻子关心得少，也说明他觉得
妻子很难理解，妻子的头小又有重复的描画，说明他对妻子潜在的怨恨，
认为她是一个不开窍的人，理解问题较差。妻子所占的位置较大，说明妻
子是一个比较强势的人。

　　正如他所说，他的确和妻子感情方面出现问题，曾闹过离婚。他和妻
子在一起没有共同语言，两个人说话三句话不到就开始抬扛，这种分歧常
常导致不欢而散，从而中止继续交流，否则就是争吵，闹得心情很不好。

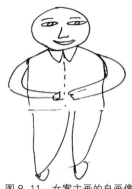

图8-11　女案主画的自画像

他说，妻子是学理工的，做事干脆利索，事业上很出色，但在处理社会问题时，方法比较简单，比较以自我为中心，缺乏站在对方的角度理解对方的内心感受。

他妻子画的家则是两个人坐在各自的沙发里看电视。左边是她自己；右边则是他。这与他的两个人看电脑的位置不一样，说明彼此互不了解。

两个人画的家不一样，一个是看电视；另一个是看电脑。共同的是两个人没有交流，都是与视频交流。彼此都认同这种方法，而没有设法主动去改变。这种家庭没有生气，两个人没有共同的心，更没有身心的接触和交流。家里已没有了爱，有的只是一纸空文的婚姻。他画的家是以书为彼此的空间分隔，而妻子画的则是距离，以及沙发的边缘。

不过，妻子的心目中还有他的存在，自认为还比较了解他，关注他。而在他的心目中，妻子则是难以理解的，也很少去关注。在妻子的心目中，她对家有绝对的发言权，因为两个人看电视，电视的画面属于妻子视域范围的占整个电视的2/3。从妻子画的两个人的线条看，妻子很希望他多留在家里，不希望他外出。不过，他的妻子不理解他的想法和追求，所以他妻子画他坐在沙发里的头不是很规则的。两边的线也似乎是极力向下集中在头部上的。

妻子画的自画像没有突出头发这一女性标志，这是她内心没有性别边界的潜在表现。光光的脑袋还可能是她喜欢简单，不喜欢复杂，也不想考虑家庭和丈夫的缘故吧。

鼻子的突出，表明是一个很有主见，也具有一定主动性或攻击性的人。突出的鼻孔，表明她脾气较大。线条的流畅、完成绘画速度之快以及某些线条的交叉，说明他妻子是个自信，做事干脆的人，想要做的事就尽心做好而不会遇到困难就轻易退却，领子以及扣子说明她是一个能守规则，努力约束自己的人。

没画耳朵，说明她不想听某些人的谈话，据她说是不想听她丈夫的。她丈夫总让她鼓励他，有时则是她反复强调的事他老忘，所以她不想听她丈夫的辩解等。

手放到肚子前并强调手指，说明她动手能力较强，闲不下来，总是想做事情。据她说，不做事就觉得心慌，心里空落落的。

习惯用长线条，说明她控制的欲望较强，画人较大，居于中间，说明比较自我，突出自己存在的价值。

肩膀较宽，说明承担的责任较多。她说家里什么事都是她在做，她很累，抱怨丈夫不尽家庭的责任，她做了很多本该丈夫做的家务事。比如家电修理，水房、马桶漏水等。

两条腿一大一小，没有平衡，其内心处于纠结和冲突中，没有安全感。从所画线条的流畅度而言，其内心已有坚信的准备，也就是说，意外的结果是可以接受的。如果用两条腿比喻家庭中的两个人，她的心理能量较强大，能主宰或掌握自己的生活，而对她的丈夫缺乏依赖，对于这段婚姻关系似乎只是想尽最后一点儿力量去争取和挽救。

……

经过我的分析，他们不再争吵了，放下了自己的固执，开始平静审视自己的内心和行为。由于是他们自己画的自画像和家，我对他们作品的解密分析让他们心服口服。绘画分析结束时，他们已不再提离婚的事了，而是不住地看自己的画，想自己的行为表现。我认为这是他们各自走向变化的积极力量，我祝愿他们重新审视自己的问题，携手走向美好的明天。

第九章　倾听内心

想做的事，那就是我们内心承诺要做的事。尽管是内心对自己的承诺，可能也没有外界的压力，但却有内在自我对外在自我的监督。

如果没有做自己内心想做的事，我们则一直会处于内心的冲突和纠结中。

我们可能会骗别人，但万万骗不了自己。

凡是想做的，也是喜欢做的，一定也会有快乐的情绪相伴随。

听从内心的召唤

我们生活在社会中，我们的任何行为常常由不得自己决定，要顾及别人的脸色以及组织的规范。许多人在这些冲突与纠结中，不得不放下自我，求得与大家的和谐以及对环境的适应。久而久之，我们慢慢迷失了自我，没有了内心的宁静，更没有真实的、动情的快乐与微笑，我们如同一个陀螺，不停地旋转，似乎是活着却没有了灵魂与生命。你也许在现实世界中拥有许多，也许周围人会对你投来羡慕的眼光，然而脱下这些入时的华美衣裳，在自己的后花园，独自望着天空的星星时，你一定会暗自神伤，莫名的眼泪会充盈你的眼眶。你忽而感觉到心很冷，恍惚中感觉自己好似漂浮在月光下海面的船，没有了依靠的方向。你仿佛走进了生命的荒原，这里没有过去和未来，也没有昼夜的交替，只有在原地徘徊的渺茫，你不知道是否还活着。你甚至感到现实的你已死，自己的生命已麻木或终结。

如何走出这冰冷的世界，如何让我们的生命重新充满活力？我们只需勇于做自己想做的事，让自己的意志在天地间行走，也就是说听从内心的召唤，我们就会点燃生命的激情，在时间的长河里撑满希望的风帆，走向成功与胜利的彼岸。

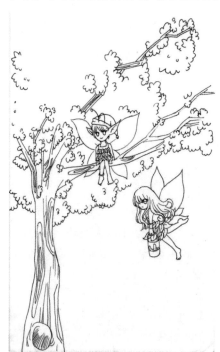

图 9-1　内心的我想做的事，一定是让我们快乐的事

　　听从内心的召唤，做我们喜欢的事。凡是喜欢做的事，一定会有快乐的情绪相伴随，无疑，人趋利避害的天性也会让我们乐此不疲地做这些事。由于是让自己快乐，我们一般都会着迷这些事。不言而喻，我们也会投入更多的时间和精力。即使遇到再多的困难我们也在所不辞。人常说："天道酬勤。"由于我们倾心的努力与付出，我们一定能获得超乎常人想象的胜利与成功。无论胜利与成功，其结果不仅仅只是为了得到喝彩和赞誉，更主要的是我们身心的快乐，我们感觉到自己生命的跳动，还有自己尊严的体现。

　　听从内心的召唤，做我们想做的事。想做的事，那就是我们内心承诺要做的事。虽然是内心对自己的承诺，它可能没有外界的压力，但却有内在自我对外在自我的监督。如果没有做自己内心想做的事，我们一直会处于内心的冲突和纠结中。我们可能会骗别人，但万万骗不了自己。只有做了想做的事，我们对遭遇的各种困难，不仅有责任而且也会付出更多的意志力。人常说："君子一言，驷马难追。"做了想做的事就等于内在的自我履行了对外在自我的公开誓言。从此，一言九鼎的力量如一把悬在头上的宝剑，调整着我们未来的行动方向，朝向既定的目标，不仅彰显我们内心的力量，还铸就我们内心目标的成功。

　　听从内心的召唤，做应该做的事。如果意识到应该做的事，说明这些事对我们生命具有重要的价值。不仅能彰显我们的存在，还能进一步拓展我们生命活动的范围。也许，我们在纷扰的社会中并未意识到凸显这些事对我们人生的意义。但是在夜深人静的夜晚，它顽强地闯入我们的意识，剥夺我们的睡意，在我们的头脑不停地放大、膨胀。我们越来越意识并感受到这些事对我们当下及未来的意义，这些事终于成为我们的神圣使命。只有做这些事，我们的生命才能焕发青春与力量，不做或拖延这些事我们内心就会焦灼不安。

　　在纷乱的世界里，我们不得不做些为了"面子"和荣誉的事。长此以往，各种社会的光环会绑架我们的心灵，习惯于做大家吹捧和喝彩的事。不可否认，我们的虚荣心，在光环的拥戴下，由此会一次次获得前所未有的满足。然而，我们真实的内心反而却淹没在滚滚红尘的喧嚣里，其结果是我们而无情地断送了自我，因为生命从此不再有心灵的滋养。无疑，这种行尸走肉的生活终于会让我们高处不胜寒，甚而倦怠当下的现实生活。我们的人生由此会陷入无意义感、不快乐、无激情，仿佛走到生命的尽头，深深体会行将死亡的麻木。

如何拯救我们的生命与灵魂，我们唯一的途径是放下自尊与虚荣，回归生命的源头，倾听内心的呼唤，让真实的自我在我们生命里再次苏醒。也就是说，要倾听我们内心的呼声，更主要是做我们内心呼唤的事情，就这样滋养我们的内心与心灵，重新点燃我们的激情，我们的生命也由此而焕发青春，脸上洋溢的快乐如初升的太阳，不断地照耀我们的内心一个亮堂高过一个醉人的亮堂，更主要的是，我们踏上了追寻生命自我实现的征途。这是我们灵魂的归宿与精神的家园，这才是我们人生一直回响在心头的神圣使命。

为了生命的价值，为了灵魂的生命，也为了我们心底的快乐，我们应该时刻清醒与守望：

听从内心的召唤，做我们喜欢的事。

听从内心的召唤，做我们想做的事。

听从内心的召唤，做应该做的事。

内心的强大

一次开会期间和三位朋友驱车远足。路上大家的心情都很好，车外疾驶而过的秀美景色让临窗的友人不住赞叹。由于开会的劳顿，大家已开始享受松弛和悠然的心境。有的人闭目养神，更多的人慵懒地横卧，享受心情的散漫。

有个老师已退休，耐不住车内的安静，打开话匣，谈论他获过什么奖，认识学界的哪些前辈，以及一些琐碎的家庭生活趣事。一路上，他谈笑风生，有的话已经说过多遍，然而，他却津津有味，乐此不疲。

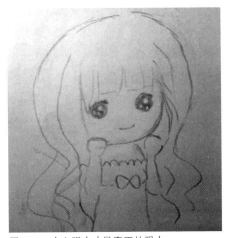

图9-2　内心强大才是真正的强大

我疑惑他为什么这般唠叨。旁边一位做咨询的老师说："像他这样，退休回到家，他一定会很难受，尤其过去的一切远离他而去。究其原因，是他内心的自我不强大，他是靠外在的自我，心理学上称公众的自我而活着。他生活存在的价值就是别人的关注、喝彩，以及荣誉证书之类。"我耐心地听他讲解，似乎明白了许多。回到家，我阅读了很多关于"如何使内心强大"的文章。

我很认同、敬慕内心强大的人——他们内心有自己的志向和守望，内心平和、淡定，完全不受外在环境的变化而悲欢。对他而言外在耀眼的光环，或不幸的遭遇，都是过眼烟云，会随着时光的流失而荡然无存，消失得无影无踪。在每一个寂寞而孤独的时候，唯一相伴于自己的，能招之即来的就是内在的自我。这个很深的意识体验只有在个体入定，进入"无我"的状况下才能感受并体验到它的存在。

内心不强大的人，很容易对真实自我进行压抑。虽然没有神经症和精神病，但也只是具备了心理健康的最低条件。这类似我们生活中的大部分人，处于心理健康的平均水平，表现为对日常生活较满意，情感相对稳定，行为也比较正常。生活中欲望没有满足时，也会表现出厌烦、孤独、失望和无聊、沮丧，然而，他们却体验不到真正巨大的快乐，高度的热情与强烈的激情，让人感觉生活总没有达到人生完美的状态。究其原因可能是他们由于压抑了自我，真正的自己潜能没有得到充分的发展与实现。如果问他们，或自我反思，他们也不以为然。认为自己生活得还可以，挺幸福和知足。这种表面、较浅的回答，只是表明他们真正自我只实现了一小部分，大部分是公众自我的表达，也就是说，他们已达到了社会对成功、幸福人生的诠释，他们自己认为理所当然是幸福、成功和健康的。这是由于他们在与人交往的社会化中，学习和掌握了社会规范和要求，以社会或大众的要求与标准作为自己的人生标准。也就是说，为了获得他人乃至社会的尊重，只知道按照别人的看法和评价去生活，为此而改变了自我的标准，其结果是失去了自我的体验和标准，也就是绑架或压抑了自我的需要，这也就是真正自我的迷失。根据改变的程度不同，会引起个体不同的心理问题表现。当自我的评价总是由他人或社会取代，否则就得不到爱与尊重时，就形成了条件的自我，一开始，两者冲突，经常引起个体内心的纠结，表现为犹豫，出尔反尔，不想失去却想得到，严重时否认或歪曲，导致自我的瓦解而出现心理问题。有些更严重的则是由否认、歪曲到完全认同并内化为"貌似真正的自我"，而真正的自我则是压抑与迷失，其结果可能导致另一种莫名其妙的身心疾病，或者是人际关系的恶化。许多类似具有完美情结或工作狂的人，在达到事业顶峰之际，当喝彩、赞誉、关注不再热烈之时，他们体验到高处不胜寒而更感内心的孤独，有的甚至因无法完美而自杀。如果他们的内心自我被拯救、唤醒，也许我们能面对并战胜这一劫难。

不言而喻，个体内心自我的强大太重要了。因此，在我们的人生中，关注真正的自我，滋养内心的自己，使我们的人生建立在自我潜能的发现与实现上，那么我们的人生才是充实的，也是真正幸福和真正健康的。只有这样解决了自我的问题，我们才能有更多的精力和时间去播撒爱心，关爱他人、社会，乃至造福人类。

那么真正自我健康发展，而获得真正自我强大的人具有哪些特征呢？人本主义心理学家罗杰士提出以下五人特征：（1）乐于接受一切经验；（2）时刻保持生活充实；（3）信任自己的机体感受；（4）有较强的自由感；（5）有高度的创造性。他还强调真正自我的人，不会以非自我形象出现，也不以满足或迎合别人而快乐。

另一位人本主义的代表人物马斯洛，把真正自我的与自我实现结合起来，强调做真正健康的人，应该是认识到自身价值，发现真正的自我，并对自己的成长负责。他认为这类人具有如下特点：

（1）良好的现实性知觉；（2）乐于接纳自然、他人和自己；（3）自发性、单纯性和自然性；（4）以问题为中心而非以自我为中心；（5）有独立自主的需要；（6）自主的、独立于环境和文化的倾向性；（7）保持新颖不衰的鉴赏力；（8）有神秘性感受和顶峰体验；（9）有社会兴趣；（10）仅和为数不多的人发生深厚的友情；（11）有民主性格结构；（12）有创造性；（13）抗拒盲目遵从；（14）有强烈的审美感等。

这两位大师对具有真正自我的人论述颇多，详细而尽可能完备。其实只要把握了"认识自身的独特价值，发现真正的自我并勇敢地面对，以及有责任实现自我的潜能"，就是一个真正自我的人，内心的自我强大或者逐步会强大起来，并会表现或形成类似马斯洛阐述的人格特征。这是不以人的意志为转移的，正如态度决定人生，什么样的人生又形成人生的特殊人格。实际上，人格与人生是相互影响的，人格决定人生，人格造就人生。

那么如何发展真正的自我而让内心更强大呢？其实很简单，只要人生循着发现真正的自我、努力追求并享受自我的实现，就会逐步达到内心自我的发展与强大这一境界。这是一个自然而然的过程并非应试教育或刻意定向培养而一气呵成的。

要发现真正的自我，必须悦纳自己，相信自己独特的价值，这个心态或信念非常重要。有了这样的认同和守望，我们才能抛弃自己的各种假面具，不仅对自我的经验开放，而对真实的现实，能够做到不加歪曲地对待自己的世界。然后再信任自己，相信自己的能力这一条件下，形成自身内在的评价标准。经过这个不断逐步发现并发展自我的过程，个体会去掉不符合自己的自我概念，改变其对待自我的方式，结果发展并形成具有良好的现实性知觉，能够自主的，独立于环境和文化倾向所要求的真正的自我概念。然后，在真正自我概念的期待和引导下，个体再去追求自己的人生目标及实现。在这个努力实现自我潜能的过程中，个体真正的自我不断得到肯定、认同与实现，内心的我也因此获得不断的尊重与滋养，久而久之，内心的我强大起来。

有了内心的强大，个体的精神世界也会对绝对的物质世界产生反作用，使周围环境处处打上个体意志的痕迹。个体在享受自我实现的同时也获得身心与外界整合一起的高峰体验。这种天人合一的体验，能使个体把自我和世界融为一体，把自我的事和人类的事融合，把自己关心的事和世界联结，结果是自我变成大我，个体的生活日益融合于人类，乃至宇宙万物的生活之中，仿佛一条小河，最后滔滔不绝汇入大海，并且毫无痛苦，鬼使神差失去自我的独自存在。

这是内心强大发展的极致，内在自我与外在自我的通透融化，个体的自我融于人类大我之中。这是个体真正的、高水平的心理健康，能超越任何常人眼中的困难和挫折。心底涌动的是大爱无边，这冲动让个体殉道在人类博爱的幸福之中。

"奔奔族"：网络、成名与个性

2006 年一则题为《"奔奔族"（1975—1985 年出生的人）——中国社会压力最大、最水深火热的族群》的帖子引爆各大网站论坛社区。文中指出："奔奔族"既是"当前中国社会中最重要的青春力量"，又是"中国社会压力最大的族群"；他们身处于房价高、车价高、医疗费高的"三高时代"。"奔奔族"一词，源于他们"一路号叫不停地奔跑在事业的道路上"。

特殊的网络族群

作为当今社会最时髦的族群，"奔奔族"与曾经成为时尚的"波波族"有明显的差异。"波波族"是布尔乔亚和波希米亚这两种完全不同性质、甚至相互冲突的社会阶层的矛盾综合体，他们既讲究特质层面的精致化享乐，又极力标榜生活方式的自由不羁与浪漫主义。而"奔奔族"则是指那些为实现自己的人生理想而正处于奔波、奔忙状态的年轻一族。与功成名就的"波波族"相比，"奔奔族"率真坦诚，不拘传统，蔑视权威，独立思考，个性张扬。他们对"波波族"的所谓小资情调嗤之以鼻，而追求休闲、适合自己的生活格调，如穿着打扮不追求所谓名牌，而是"只买对的，不

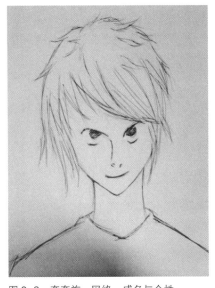

图 9-3　奔奔族：网络、成名与个性

买贵的"。对于"波波族"身着名牌，讲究情调与格调的生活方式，"奔奔族"认为那只是一种面具化的生活。

除了这些不同外，更为重要的是，"奔奔族"是因为网络而出现的族群，又是网络中最大的族群；他们通过网络交友、谈恋爱，以及获得成名和财富，网络在他们生活中占据重要的位置，他们自诩"为网络而生"。

掀起网络致富狂潮

"奔奔族"诞生于网络盛行的年代。他们借助互联网，遵循"零成本创业"，即一台电脑、一个人、一根网线，就是他们互联网创业所需的全部投入。他们利用网络的草根优势，有的依靠创意和激情在三四年的时间里完成了原始资本积累，如戴志康、李想、邓迪、高然等一大批年轻的网络富豪；有的依靠网络恶搞而迅速蹿红，如"芙蓉姐姐"、"天仙妹妹"、"后舍男孩"等一批网络名流，他们利用网络恶搞，无视他人的"笑骂"，"只要混个脸熟、赚足人气，银子就会有人送上门来"。

随着社会上"一夜成名"，"一夜暴富"的社会现象越来越多，"奔奔族"一夜成名的愿望空前强烈。他们认为，网络是公平的，不管你是富家

公子还是杂草杉菜，只要你狂放张扬、特立独行，你便能成名在望。这是一种典型的先成名后获利的成功模式。不少"奔奔族"特立独行的目的就是想成为媒体关注的焦点。

"奔奔族"毫不讳言个人"一夜成名"的野心和"一夜暴富"的梦想。对媒体的批评和评价，"只要不违背法律，就会以十二分的热情去创造金钱。"所以，网络成就红人的频率，从刚开始的每年一两人，到后来的两三月一人，最后发展到现在的一月数人。在网络成名不断提速的背后，我们看到的不再是那种仅限于对内心、对观念的表达，更多涌现的是"奔奔族"无限的物质渴望。

注重现实的享乐

绝大多数的"奔奔族"是独生子女。他们认为"物质享乐是人生自然的选择"。在讥讽"波波族""小资"生活的同时，"奔奔族"却不愿因金钱的窘迫，给享受打折扣；舒适的住房、奢华的婚礼、品牌汽车等高品质的生活也是他们追求的目标。

多数"奔奔族"来自普通的家庭，因不愿做"啃老族"成为"奔奔族"。虽然，通过信用卡、银行按揭等理财方式，"奔奔族"能够提前享受体面的物质生活，但不少人却由此成为"房奴"、"卡奴"、"月光族"。超前消费的代价是拼命加班、身兼数职，以及为保持竞争优势而不断地充电学习；追求物质享乐的代价是透支健康，导致亚健康状态。甚至"过劳死"。为此，"奔奔族"不得不在压力的夹缝中学会享受生活，自驾游、拓展训练等一些高消费的休闲方式成为许多"奔奔族"的最爱。

对于许多"奔奔族"女孩，"干得好不如嫁得好"成为她们追求物质享受的捷径。2006年成都市有一位中年千万富翁公开在社会上征婚，应征者趋之若鹜，其中不乏一些在校的、甚至名牌大学的女大学生。有的女孩为了加强自身的竞争力，甚至不惜花大把的钱整容。"现实比较不美丽，嫁个有钱的老公胜过自己十年的奔波"是时下不少"奔奔族"女孩的想法。

以自我为中心

"I am what I am！"是"奔奔族"奉行的信条。"奔奔族"多数人自视甚高，背弃传统，藐视权威，追求个性解放，恶搞、叛逆、张扬便成为"奔奔族"利用博客展示自我、彰显自我的主旋律。一大批"奔奔族"的领军人物的座右铭，更是把这种张扬自我表达得畅快淋漓，如郭敬明言："如果上帝要毁灭一个人必先令其疯狂，可我疯狂了这么久为何上帝还不把我毁掉？"韩寒说："评论家和批评家看出来的东西，我们基本上可以不理会。"

"勤俭节约"、"艰苦奋斗"、"无私奉献"等传统的美德在"奔奔族"人生辞典里则是墨守成规的同义词。"我的地盘我做主"是"奔奔族"的口头禅，"我行我酷"是他们的行事法则；按自己的方式生活，"快乐是生活之本"是他们的追求。失恋、血拼、旅游计划都可能成为他们辞职的理由；不受各种条条框框的限制，在网络上肆无忌惮地宣泄，恶搞……想做就做，想说就说；冒险和刺激是他们的兴趣、爱好之所在；责任、规则对"奔奔族"来说没有"开心"、"好玩"、"喜欢"重要。

对待婚姻和家庭，很多"奔奔族"都缺乏承担困难的勇气和耐心；对待孩子，有的"奔奔族"心甘情愿地做不要孩子的"丁克"家庭，有的即便是做了父母却没有真正进入父母的角色。其原因一方面是忙于生活的奔波没有足够的精力；另一方面是喜欢自由自在的生活，不愿意承担家庭的责任。

"张扬"与"另类"的背后

对于"奔奔族"现象，有人说："不过是网络一次热闹的概念炒作而已，是'奔奔族'矫情的自怜自慰。"虽然这个词汇产生于网络，但是之所以能够盛行于网络，是因为几乎每一个看到这个词语的青年都可以在其中找到自己的影子。不能否认，扩大到现实社会中，这个词真实地反映了生于20世纪70年代后这一代人的群体生存状态。在理想、家庭、事业人生发展的重要阶段，他们却身处前所未有的变革时代，经历着高考、住房、医疗体制改革，在诸多的社会压力下，毋庸置疑，历史赋予"奔奔族"更多的社会责任，从而让他们面临更多的挑战，承受更大的压力。

也有人说"'奔奔族'信仰缺失，精神沙漠化，中国传统文化缺失，是精神迷茫的一代。"的确，从他们的文字中，我们看到的不再是那种仅限于对内心、对观念的表达，涌现更多的是"奔奔族"对物质无限的渴望。然而在责备他们的同时，也应该看到他们这代人自出生之日便站在奔跑的起跑线上，自幼儿园起各种补习班到大学里各种考证热是多数"奔奔族"的成长经历；在价值观形成之时，高速发展的信息技术为他们接触多元文化和价值观念提供了便利的物质条件。在激烈竞争的环境中，在不断奔跑的人生道路上，"奔奔族"无暇思考和反省。社会在为青年一代创造更加富足的物质条件的同时，更有责任为他们营造一个健康向上的精神世界。

还有人说"'奔奔族'是被宠坏的一代"。与生在经济困难时期，读书赶上"文革"，工作遭遇"下岗"的父辈们相比，"奔奔族"无疑是幸福的；与"又红又专"千军万马挤高考独木桥的上代人相比，"奔奔族"也有更多追求成功的模式和选择发展的方向。但是在呵护中茁壮成长的同时，他们也背负着父辈们太多的期望。当我们劝勉他们在社会经济转型时期要自强自立的时候，要承认他们正以其独特的方式体验社会、实践人生，正以不同以往的新鲜的青春活力影响着我们的社会，继刘翔、姚明、郎朗后，2005年10月，李宇春成为美国《时代周刊》（亚洲版）的封面人物。

"少年智则中国智，少年强则中国强，少年进步则中国进步"，"奔奔族"作为最具时代代表性的一代人，最终必然担负起社会中坚力量的重任，因此全社会不能单纯地以"张扬"、"另类"、"自我膨胀"来评价他们的"一路奔跑，一路号叫"，而是有必要以历史的责任感，理性地看待他们，积极地引导他们，耐心地关爱他们。①

---

① 本文摘自李丽虹、宋兴川：《"奔奔族"：网络、成名与个性》，《读者》2007 第 12 期。

关照你的内心和行为

人的行为有好有坏，任何性质的行为演变不是一蹴而就的，尤其是恶的欲念和行为产生发展是有其原因和产生过程。事物的发展到一定性质表现，其转变的过程，会有很多变化的征兆，显示我们所处的阶段，以及预示危险的信号。这些需要我们时时关注，善待自己的行为，做个关照自己行为的有心人。

事物的发展是有阶段性和顺序性的，在由好人或平凡的人一步步走向罪恶之路，以致最终招致毁灭的后果，其间也是经历一个由量的积累到事物发生质变的过程。正如大地震前，随着地表下面板块运动挤压的力量不同，反映到地面，都有一些变化的征兆。真是山雨欲来风满楼。不仅自然现象如此，人的内心思想变化也如此，这一点周围的人能看得更清楚，因为他们能站在客观的角度，把对象的言行与他以往对比，与周围的熟人对比，他们更容易发现差别。如果他们愿意关心你，或他们愿意帮助你，那他们就是你命运中的贵人。你会有幸得到他们的提醒、警示、批评，甚至严厉的责罚，这些方式不同的反馈非常有助于自我反省而悬崖勒马，或者放下屠刀，然后回归生命的本源，自我拯救。不知作为当事人的你，是否曾经注意过这些评价和关心。这些外界评价能够反映出客观的你，而作出评价的人，则犹如镜子一般。此外，还有一个了解自己的渠道，那就是你自己。然而，由于我们自我的强烈的自尊，以及自我保护，很难客观地看待自己存在的问题，那些文化程度低不善于自我反省的人，更是如此。他们可能心存侥幸，没有是非观念，或者说影响他们行为的都是不劳而获，追逐享乐，自私自利的观念。也许，在某个方面有着特殊的为人们伦理不齿的，有伤社会风化的需要，这些未被一个开明社会所容许的需要，可能

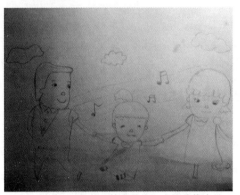

图9-4　父母的评价是镜中的你，由这些镜中的你演化为你的自我概念

会让一个人声誉扫地，甚至危及生命。比如婚外情、卖淫、赌徒等。这些统称社会的丑恶现象，有些是消极的人生观念所致，有些是病态的心理。他们的人生逻辑就是得过且过，由着本性驱使，走到哪里就跟着感觉到哪里，身如浮萍，一步步漂向毁灭与死亡，了却此生。

与之命运境遇不同的是，一般文化程度高，善于反省和学习的人，他们非常看重自己的生命和未来，做任何事都想掌控自己的命运，既想满足自己的需求又想远离消极后果的影响。为此，他们对自己的人生要计划和经营，做每个人生选择及大事前，都会未雨绸缪，也就是说规避消极影响，还要留有退路。这类人往往会对自己的欲望浅尝辄止，及时发现自己处于人生的危险阶段而戛然而止，回头是岸。他们及时、明智的自我调整，这毅然的舍弃，永远地放下，往往使他们躲过一场浩劫，避免自我人生的毁灭。

有些社会丑恶现象，之所以历史存在并延续至今，一定有其生存的社会土壤。比如赌博、婚外情和卖淫。人常说："小赌可以怡情，大赌则会伤身。"在民间，打麻将是百姓重要的娱乐方式。逢年过节亲朋好友聚在一起，免不了搓搓麻将，如果赢输些小钱，则更有动力和情趣，这是人好斗的心理需求，实际是喜欢挑战、喜欢竞争的心理驱使。正如好坏就在一念之间，有些人以打牌设局，赚取钱财，或以之为手段疯狂敛财则属违法犯罪。对于这些黑白之间灰色的地带及需求，真是无所谓好坏的定性，如果有什么好奇心或迫于生活的无奈，偶一为之，我们应该予以宽容与同情。结合其不良行为背后的原因，依据动机效果相统一的原则，分清其具体情况，然后采取惩前毖后，治病救人。类似于卖身救父，我们不要歧视，应给予必要的社会支持和帮助，每个人都会遭遇生存乃至发展的绝境，他们违反常规的举动，应该唤起我们内心的良知，设法从他的处境理解他"不良的行为"，除了精神上的理解、尊重外，还应尽可能提供物质和经济上的帮助。对于婚外情、小赌的人，我们不应一味地指责与批评，甚至人身攻击，应该走进他们的内心，设法置身于他们的处境理解他们当时内心的困惑与感受，根据是否对他人的生活造成消极的影响确定其危害程度，引导他们分析其行为对他人乃至社会的消极影响，然后对他们进行专业的心理咨询与治疗。由化解他们心理产生的纠结入手，舒缓其情绪压力，调整认知结构，达到人生新价值的建立，以期获得行为习惯的改变。走出这片灰色地带，他们都能成为我们生活中的一员，与我们营造并享受祥和、平凡的美好生活，相伴度过这个属于我们这代人的人生。

个人的领悟，或专业的帮助，都只是外界的作用，真正改变拯救这些人的关键因素是自己。如何促进他们斩断邪念，采取社会认可的方式谋取他们所需要的东西，心理学的研究为我们渡过这个难关提供了切实有效的方法。

帮助自己放下恶魔般的邪念，或不合法的欲望满足方式，可采取一种象征性的仪式。一个凡人经过宗教营造的音乐、活动方式，而模拟告别过去，认同新的身份。然后有许多人见证并参与他走过某个标志性的门，再洗濯或削发。当这个新人神奇般履行了皈依的过程后，他即完成蜕变过程。这些附带的活动及置身这种气氛，的确起到了帮助人们脱胎换骨的作用，而且入木三分。经过这般洗刷心灵的象征仪式，能持续不断巩固他获得的新身份。

这个方法可以有效地帮助那些需要彻底放下某些东西而自我更新的人。削发为尼，或刻上某种图腾，也是个体内心认同及坦然的承诺，帮助并标志个体走向新生。

充分考虑消极后果的发展，也是不错的方法。人有丰富生动的想象力，那些人可以想象执迷不悟的恶果。要反复地想，对自己的消极影响，还有对周围亲人带来的种种痛苦，一定要想到自己落泪为涕，内心悔得肠子发青。到这个节骨眼儿上，自我的内心已经历了良心的惩罚以及法律的处罚，然后再从想象中走出来，则是满怀虔诚，重新做人。既然是在想象的人生中已经遭受了残酷的惩罚，内心的煎熬已使他开始走向自我救赎的再生之路。这种方法对于具有一定文化，善于思考，能利用理性的力量规劝自己行为的人非常有效。

记日记是改变自己的一种态度，每天坚持就是内心不变的一种守望，是一种内心认同以后自我的一种承诺。这种状态，又具体表现为每天对自己的行为作一个客观的总结。反复地把自己的行为与标准相比较，而在新的一天又作出新的改进。写日记是提高内心修养，改变自我最好的方式。每天在安静的时候，给自己一个机会把一天自我改变的体会和行为想一想，如果以此为基础，再以日记的方式记述下来，效果会更好。因为，它从内心找了一个能交流沟通的自我，那个有灵性的我，会监督鞭策他以写日记的方式，陪伴他一步步完成自我的新生。

经过这些心态调整以及对不良行为的约束，以此为分水岭，放下自我的执着与痴迷，努力抹去不良的欲望与行为方式，帮助我们告别过去，重新以崭新的姿态生活。这样的生活没有焦躁和不安，虽然平淡但内心清纯，能发现周围生活中美好的东西，让人感到每天朝霞的绚丽，空气的清新。这种心态和内心洋溢的甜蜜情调是任何金钱都买不到的。在这种平淡生活的背后是内心怀有的一份静静的守望，让你沐浴它的灵光照耀，引你倾情难收，一步步走近它的召唤。

这是多么平凡而伟大的生活；淡泊以明志，宁静以致远。

要学会放手，会收获很多

人生需要有个目标，围绕它竭尽全力去追求，你才有可能获得最终的成功，这是至理名言。任何一个崭露头角，在人群中脱颖而出的人，都有这么一个痴心不改做大事的强烈动机，以及矢志不渝的奋斗经历，没有这段凤凰涅槃的炼狱过程，很难获得超越与重生的蜕变。也许，在奋斗的路上，成功就在眼前，不执着迈出后面的几步，成功就会与你擦肩而过。

然而，人生幸福、成功的法则却并非都是这样。我们常说："退一步，海阔天空""不要执迷不悟，否则一叶障目。"这看似矛盾的表面，实际是贯穿一个道，或者说是规律。这就是哲学中的辩证法。

世界是变化的，人生总要成长的。不过，我们人生的积极变化，也就是人生目标的实现都是经过我们的努力奋斗，由现在的起始状态向我们心目中的理想，也就是目标状态发展变化。我们的各种努力与奋斗，都是促成这种变化条件的到来，也就是进行变化前量的积累。我们执着一个目标，在进行量的积累，也是在取舍。执着的目标也意味着放弃一些我们不以为然的东西。当执着一个目标并达到时，也许我们已经失去了很多，对我们可能是更重要的东西。当我们太执着一个东西时，我们已经转移了生活的本来目标，不是为了生命的轨迹发展，而是为了某种尊严或者是获得某种征服的欲望。如果不是太执着，可能会重新审视我们的行为，矫正人生方向，使自我的任何行为都理性地建立在生命的目标上，避免一叶障目的后果。

在生活中，情感问题是影响我们是否快乐的重要内容。能否处理好感情问题，可能会影响我们的整个人生。爱上一个人不是错，痴迷一个人却会让我们感觉很累，很多是为了赢得爱的人的爱，执着追求，近乎于疯狂，这是太执着。

在这种状态下，你可能为所爱的人放弃一切，整天想着如何让对方快乐、开心，为了对方你已经失去了自我的

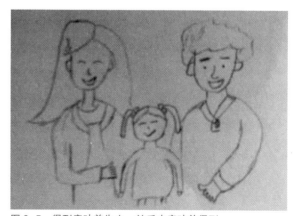

图 9-5　得到意味着失去，放手也意味着得到

生活目标，整个人生轨迹已经"为情所困"。也许，当你进入不惑之年时，可以正确看待这个困惑年轻人的情感问题。也许，你正是这个问题的受害者，如同明星崇拜一样，你失去了许多宝贵的时间和精力。就这么一个"太过"的执着，让你走偏了人生的方向，以致整个人生的学习、生活和工作都受之消极的影响。处于不惑之年的我们，一定会谈笑少年的癫狂与痴迷。更有可能的是，追求到手里的东西，不管是人还是物，一旦真正为你所用时，可能会让你失望，因为并非当初你期待的那样，并非与你的身心付出相匹配。如果你是斤斤计较的人，那充斥你生活的，将是无休止的抱怨，即使宽容大度的人，也只能是无奈地劝诫自己接纳。然而，表面的欣欣然，却掩饰不了内心的酸楚。如果当初不是太过于执着，为某种占有的情绪所驱使，着魔似的让我们不能静下心来，合理、谨慎地抉择我们的行为，我们也不会落到这般的窘境。不要太执着，要学会放手，我们不仅身心轻松很多，而且对未来我们也能理性地抉择，并充满美好的期待。

人生为什么太执着，可能是一时的占有欲，其实际是个人"人定胜天"永不言输的尊严和面子。在社会生活中，它是一把生命中的双刃剑。

我们的人生不能没有目标，为了获得目标的成功我们又不得不努力，围绕着目标奋斗。不管是学习、工作还是事业、爱情，这些都是我们人生基本的生活内容。然而，在同一时间，我们内心都会有更为重要的需要。生命是一个过程，人生如竹，不同的时间都有主要的任务衍化的需要，这是受人的生命周期决定的。每个阶段我们都面临抉择，既有每个阶段的主要需要也有作为人们生存的共同需要，如学习、工作与家庭等。心理学认为 $1+1>2$，这告诫人们需要用整体的观念看待我们人生中的各个需要。在满足我们需要的时候，如果太过于执着某个需要，我们就有可能忘记了整个人生发展的需要，结果极有可能产生因小失大，表面得到了而实际上却是失去的更多。

人生就是一个不断树立目标，一步步走过的历程，留下的是需要的满足、再需要再满足的轨迹，这就决定了我们人生就是不断的抉择。记住不要太执着，要学会放手，我们就会更轻松，整个人生也会更幸福和成功。

　　我们毕竟要学会成熟，走向成长，履行自己生命的使命。做任何一件事，当激情、痴迷过后，我们都要冷静看待自己的行为，努力从整个人生发展的视角审问自己，是否"太过于执着"，是否处于太焦虑、痛苦的着魔之中。这种扪心自问，会让自己的内心冷静下来，反思自我的行为，明确是否背离了生命的方向，以及是什么思想作祟。然后，毅然调整我们的行为，该放手的放手，该放下的放下。

　　学会放手是我们应该追求的一种人生境界，太过于执着也是我们时刻警惕的人生盲点。因为我们只有一次人生，珍惜人生就是珍惜我们自己的生命。

　　舍弃不是失去，而是一种得到，这是人生的辩证法。淡泊以明志，宁静以致远。生命的力量需要平衡，得到与失去都是暂时的过程，不要得到了并不是我们内心需要的东西，记住什么时候都别偏离我们生命的本来方向。

人生在于自己的经营

　　有人说，"人的命天注定，"而有的人则认为人的命全在于自己的把握。对于生命的变化，这真是仁者见仁，智者见智，没有一个统一的看法。从我们懂事起，一直到弥留之际，都会不时地想到这个问题，我们总想获得一个肯定的结论。岂料，这很难让我们做出绝对黑白分明的回答。故曰：有些事天注定，有些事自己主宰。

　　这句话似乎有道理，但是若问哪些事天注定，哪些事由自己主宰？对这个问题的任何回答，总会有挂一漏万之嫌。只顾天注定，自己也主宰的这种观点是典型的调和主义，它让人感到人生的不确定、混乱，也为随波逐流的人提供合理的借口，让人认同他处境的无奈，以及消极适应的合理性。

我认为人生的命运掌握在自己手里，人生的结果在于自己的经营。

我们出生的家庭和时代不能选择，从这个角度说，人的命运确实是天注定。但是，人一生的命运是变化的，正所谓三十年河东，三十年河西。换句话说，从整个人生来看，人命运的变化，结果是好坏相当，好运和厄运持平，也就是说人遭遇的机会是一样的。对个人而言，一生的命运轨迹也是高低起伏，充满变化，其实质是好运、厄运交替出现。因此，从这个意义上说，对于任何一个人，命运的问题，我们不能超越其所处的家庭和时代。作为比较的基本前提，是同类相比。也就是说，同一时代的人，同一家庭的人，在同一环境下才能进行命运变化的比较。比较的基本逻辑是排除相同的，留下不同的，这就是事物变化的原因。有些人说，由于人的出生就不平等，以后的命运也就注定了——我不赞同这种看法，说这观点是为自己的现实生活和成就寻找极不负责任的借口。这是世俗的观点，出发点是处于自我价值保护，他可能看重的是面子而不是抱着客观中立的态度。对这个问题的正确答案，也许，我们从生命孕育的角度谈论这个问题，将更为客观公正。为此，我们首先要放下各自现实境遇，以一种平和、中立的心态看待这个问题：

回溯到生命诞生、孕育的那一刻，那时没有"你"、"我"和"他"的区别，仅仅有一个相同的、无意识的生命有机体，它可能是"我"，是"你"或"他"，为此，每个人都是平等的，机会也是均等的。至于我们降临尘世后，有了自我意识，有了人生境遇的感受和价值偏向，然后再站在自我的角度谈论我们的命运出生问题，这显然是不公平的，也是站不住脚的，因

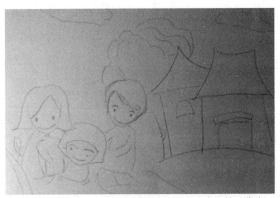

图9-6 孩子小的时候父母能帮助他，孩子大了就要靠自己经营他的人生了

为这已经是具有自我保护了。就好似我们站在当下，预知我们自己未来的业绩一样，一定是存在利己的保护面子的动机，这对于未知的、不利己的发展方面，显然是不公平的。实际上，未来的命运，成就变化都存在好坏、优劣两种情况。如果我们是站在当下的，那么过去已无法选择，未来也无法预知，我们只能把握现在。这也是我们看待人生命运变化的一种客观、公平、中立的态度。

有句话："性格决定命运。"我们大部分人认同这句话，实际上人生也是这样，我们后天养成的习惯决定了我们的性格。我们的性格也会影响到我们的人生轨迹。心理学认为性格是人对待现实的态度及习惯化的行为方式。其中，性格中的态度特征是我们对人、对集体、对社会的态度。它是我们的需要、价值观、信念的集中体现，影响到我们人生的观念及行为。性格是后天形成的，是个体在与人交往的社会化过程中获得的。当自我意识未完全成熟时，我们可能被动地接受环境的影响，通常表现为"好孩子的定向"。然而，一旦进入青少年，有了成人感，促使独立意识的增强，也使我们有了自我的选择，表现为个体的主体性，总想处处体现我们个体的意志力量，其结果影响我们形成什么样的性格。从这个意义上讲，我们的人生道路更多地是由我们自己决定，我们的人生命运走向，或变化的轨道也是由我们自我的主体决定。不管我们所处的环境如何变化，我们人生的成败、选择的道路，却始终能反映出自我选择的痕迹，体现自我的意志。这就是性格决定命运的全部诠释。现实生活中，我们经常说的"抗争命运"、"挑战命运"，这些都是我们调动自我的力量，主动左右命运的写照。纵观一生，尤其自我觉醒和成熟后，我们的人生结果往往表现为我们主体是如何"作用"的，这既是我们潜在的不屈服"命运"的表现，也是对人生命运能够积极主宰的一种认同。

曾有一个热播的电视剧名叫《经营婚姻》，我认为"经营"这个词用得很好。实际上，世间任何事都需要我们的经营，也就是说需要我们发挥主动性，去发现并利用规律，最后达到整体的和谐，或者说按我们的意志决定事物的发展。

　　我非常认同"经营"这个词，我更愿意在日常的生活中，尤其体现命运变故的玄机中，去发挥自我主体的力量，把握人生的变化。用主体的力量，去解释我们各自人生轨迹不同的缘由。实际情况也是这样：人生在于经营，我们各自人生的变化都在于自我的努力和把握。因此，无论在什么情况下，都不要做命运的奴隶，我们要掌握命运的主宰权。

　　人生路漫漫，在人生的旅途中，无论人生走到哪里，遭遇什么境遇，我们都要记住：人生在于经营。我希望我们面对任何困境都不要绝望、无奈，而要用积极的心态面对上苍，从心底发出：我们要掌握命运的主宰权。

　　规划自己的未来，经营自己的生活，我很想说：让我们携手相互鼓励，内心守着一个信念："我的地盘我做主。"人生只有一次，让我们郑重地选择脚下的路，勇于走完属于我们自己的人生。

　　从现在开始，我们经营我们自己的人生。

第十章 学会说话

/
/
/

　　若想进一步发展自己，在人群中脱颖而出，承担重要的社会角色，在参与社会活动中做出骄人的业绩，你不得不"会说话"或者"擅长说话"，也就是说的话需让别人喜欢听，把别人没有表达的思想情感能充分展现出来。

　　实际上，会说话不光算嘴巴的功劳，应该是大脑的智慧加上完备的发音器官。

会说话

　　人有一张嘴，除了吃饭，就是说话。它位于我们脸部的显要位置，它的微笑最能表达内心的快乐。希望安静的父母，常常训斥孩子："不说话，会把自己憋死吗？""不说话，别人不会把你当哑巴。"可是，孩子为什么要说话？很简单，为了表现自己的存在，想告诉你他内心的想法和体验，他是有生命的，不愿意压抑自己而已。现实生活中，我们都深刻地体验到"会哭的孩子有奶吃"这浅显的道理，先声夺人是为了引起别人的关注，也是捷足先登获得机会的好策略。

　　说话是交流沟通的重要渠道，说话伴随我们终生，一个人若是哑巴，失去说话的能力，那么人生的很多快乐就无法享受，自己生命的潜能也大受其阻碍不能酣畅淋漓去展现。但是仅仅能说话还是不行的，它只是实现了表达内心基本思想的感受，仅仅维持生命的活动，若想进一步发展自己，在人群中脱颖而出，在参与社会活动中做出骄人的业绩，你不得不"会说话"或者"擅长说话"，也就是，说的话别人喜欢听，把别人没有表达的思想情感充分展现出来。这就是会说话。会说话的唯一标准是别人喜欢听，也就是说出的话不造成误解，反而让人感到温暖，满足或增加别人的自尊，即使是批评他人，或说服别人，也能站在别人的立

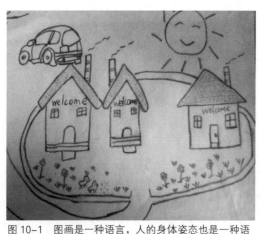

图10-1　图画是一种语言，人的身体姿态也是一种语言，不过口头语言却是人与人重要的表达方式

场上，既保护他人的自尊，又有利于促进他人以后人生的发展。

为了达到这一境界，要先学会说话的技巧。结合已有的心理学的研究以及生活中的经历，会说话的规则及方法包括下列几方面：

第一，少批评，多赞扬。即使批评，先从赞扬开始，其目的维持个体的自尊；没有人喜欢批评，人们更愿意从中立的角度接纳别人的建议，以商量的口气，表达了一种平等和尊重，易于让对方敞开心扉，悦纳对方的意见和提议；如果彼此产生隔阂，自己要先放下面子，敢于承认自己的不足，剖析得越深刻，越容易唤醒对方的自我批评的心理；避免大庭广众面前的争论，其结果是两败俱伤，为了面子，可能相互攻击，即使嘴上占了上风获赢，实际上人格输，对方积蓄的不满，已开始攻击、仇视。

出于面子和自尊，人们都喜欢得到表扬和夸奖，如果是位爱美的女士，即使说一千遍赞美她漂亮，她内心都会感到喜悦和自豪。人们喜欢赞扬，尤其在众人之中。孩子在成长过程中有一种内驱力，美国心理学家称为自我提高的内驱力，其实质都是获得周围的重视和赞扬，尤其是他们认为有权威的人，崇拜的人。他自己对孩子们激励的作用更大。赞扬的实质是肯定、重视别人的存在和价值，满足其自尊和成就动机的需要，所以赞美别人，首先要肯定别人，站在他的位置和视角理解他，反映他存在的价值和意义。每个人的人生成长轨迹不同，领悟能力不同，表现在成长的阶段及达到成功的结果不同，要承认这种差异，适时适宜地肯定、赞扬对方取得的成就。其次，赞美别人要有客观的依据，不要弄虚作假。每个人都有一个关于自我的概念，如果我们的赞美无中生有，或赞美的正是别人认同的不足，那样的赞美流于献媚、巴结之嫌，可能会让人生厌。因此，赞美要有客观的依据，我们要善于挖掘并发现常人不曾发现的独特性的闪光点，为的是我们的赞扬有理有据，强化了赞扬的客观价值。

第二，说话要讲究"共情"。人们具有追求安全的需要，在现实生活中我们都有迷惑的时候，有道是旁观者清。正当我们沉浸在成功的喜悦，说不准潜在危险正逼近我们。会说话的人要具有明察秋毫的眼光，能很快地从谈话中了解事情的是非曲直，及时地给对方以提醒和忠告，帮助他预防可能遭遇的困难，以及最有效的化解方式。谈话一定要了解并满足对方安全的需要，与他一道探究问题，要开动脑筋想方设法，未雨绸缪，真诚帮助他化险为夷，获得内心的安全。

另外，人都有消除思想混乱，获得自我认同及内心认知协调的需要。这是内心的安全感，是自己的精神家园。这就需要我们的交流，应以人为本，无条件积极关注对方，通过共情去理解别人，获得贴心的陪伴，实际上是为了他的自我认同提供强有力的支持。共情、认同是至关重要的，我们还应同他一道讨论探究认知上存在的困惑，帮助他重建和谐的认知体系，消除原有的矛盾和冲突，获得心灵的和谐，甚至重生。为此，我们的谈话要平等、尊重，具有理解性、共情性和陪伴性，切实让对方感觉到你真心实意地帮助他。

第三，善于从辩证的角度帮助对方化解矛盾，努力摆脱尴尬的境地。俗语说得好：人为财死，鸟为食亡。在当今商品经济社会下，经济利益的追逐已成为人们获得社会身份、地位的主要手段。即使一些身居显要位置的达官贵人，为了维护已有的地位，也是采取各种方式和手段追逐更大的名利和地位。也就是说，任何人都处在一种竞争的状态下，努力获得更多的社会资源和优势。这种心态和生活目标避免不了陷入各种动机冲突中，比如双趋冲突，鱼和熊掌不可兼得；双避冲突，即既不想违背良心谴责，又不想放弃唾手可得的金钱诱惑；趋避冲突，既想获得巨大的成功又不想做扎实细致的努力工作等。更有甚者，人在江湖身不由己，经常陷于骗局或游走于人脉关系的旋涡里。处于人生诸多类似的冲突矛盾中，个体往往遭遇身心疲惫、痛苦、麻木，甚至失得性无助。为此，会谈要以乐观的心态激活对方，在用辩证的观念分析个体处于窘境中的，适合自己发展可利用的积极因素。在辩证法内，事物是发展变化的，无所谓坏，正如塞翁失马，焉知非福。鼓励他对前途充满希望，让他领悟到任何困难都是可以克服和化解的，任何情况下都不要放弃意志的努力。此外，还可以因事因人把人生的平衡观、得失观以及质量互变观告诉他，使他遇到任何矛盾，处于任何困境都能获得积极的应对，始终保持身心的平和，对未来始终保持积极乐观的心态。

当然会说话的技巧远不止这些，只要我们经常学习，及时反思自己的每次失误，我们每个人都会形成自己的方法和理论，在人际交往的实践中不断提高自己说话的能力。会说话是技巧，是能力，也是态度，但是我更认同它是一种人格魅力。因为沟通是人与人面对面的直接交流，说出的话不只是信息，而是负载了感情以及谈话者的人生态度，对方先接受是你的人，然后才是你谈话的内容。所以想要学会说话，让对方喜欢听，我们一定要加强自己多方面的修养和提高，争取做一个人格有魅力的人。会说话不只是会与人交流，更是一种做人的境界。

夫妻沟通

家庭中夫妻的沟通很重要，夫妻的许多矛盾、冲突都是由于沟通不畅或不会沟通而造成的。轻者争吵，伤感情。重者谩骂、殴打，往往以离婚而告终。思前想后，不能不令人惋惜、伤心。人常说："男人越离婚越害怕，女人越离婚越胆大。"无论害怕，还是胆大，都是人生的无奈之选择，其背后都是揪心的伤痛。

婚姻指导专家，根据家庭由诞生到消亡之过程，提出家庭人生扇面八阶段的理论。具体阶段包括：新婚期、育儿期、学龄前期、学龄期、青少年时期、空巢期、中年父母期、老年家庭成员。其中，每个阶段家庭面临的问题是不一样的，据此我们沟通的主题、对象和方法也有不同的倚重。比如新婚夫妻期，其主要任务是工作与婚姻。由于没有子女，多数人能获得二人感情世界的满足，但由于来自不同的原生家庭，对家务的习惯不同，很容易造成夫妻矛盾不断。学龄儿童期，家庭儿童教养与学习的问题则是夫妻关注的主要问题及沟通内容，这阶段应体现的是夫妻双方各自在家庭中的责任承担与发挥。处青少年期，家庭界限应灵活，要包容孩子不断增长的独立性，努力协调自由与规范，多讨论感受，多沟通意见。

美国家庭婚姻咨询治疗家萨提亚对夫妻沟通问题，提出个人与他人的互动模式，即沟通姿态的影响。他认为人的沟通姿态源自人们自小习惯的家庭环境以及与父母之间彼此的互动模式。当我们感到生存威胁时产生的应对方式，久而久之成为自动化的习惯，以致成为僵化的规则，相信只有遵循这些来自原生家庭或社会规范，否则无法生存。这些消极防卫性沟通分为四类：讨好型、指责型、超理智型以及打岔型。这些都是自我表达与自我压抑二者之间不平衡所造成的结果。健康的积极沟通方式是一致性的，即直接而确实表达自我感受与思考的权力，这是自我价值的表现，主要表现为可以知觉到自己的状况、观察他人的状况，以及具有掌握整个情境的效能感。那么，为什么会有困扰人的消极沟通呢？为此，萨提亚指出四方面的问题：（1）自我价值感低；（2）沟通是间接、暧昧不清，而且不真实、不坦诚；（3）规则是硬性的，非人性的，不能协调的，而且是一成不变的；（4）与社会的联系是惧怕的、讨好的或责备的。与之相对，健康的滋养家庭的有四种沟通方式：（1）自我价值感高；（2）直接、清晰、坦诚的沟通；（3）规则是有弹性的、合适的，能依情境而调整的；（4）联系社会是开放的、具有希望的。

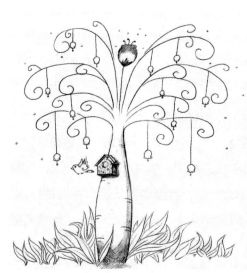

图 10-2　夫妻任何一方都向往与对方的沟通，他们不仅需要体语沟通，还需要语言沟通

除了具体的沟通方式，尤其是消极的防卫性沟通是影响家庭出现问题外，还有家庭角色不清也容易造成家庭矛盾。家庭治疗大师米纽琴的结构式家庭治疗理论认为，家庭中每个成员为了相互配合各自的身份而承担不同的角色与责任。家庭有其"界限"，

如果界限过于僵化或严格，最终将导致关系的疏离；然而，如果是弥散的界限，它既不清晰也不分明，也容易导致关系缠结。最好的界限是家庭成员既能独立自主也能相互支持，也就是既不僵化也不缠结。比如父母应理解孩子，避免不正当的教育方式，如僵化界限下的唠叨、专制、粗暴，以及弥散界限下的迁就，这些都极易造成亲子关系的恶化。

如果婚姻出了问题，其原因大都在于沟通方式。对这个问题，奥尔森婚姻质量问卷表达得较为明确充分。该问卷提出 12 个维度：夫妻两人过分理想化、婚姻满意度、性格相容性、夫妻交流、解决冲突的方式、经济安排、性生活、子女和谐婚姻、业余活动、亲友关系、角色平等、信仰一致。涉及交流沟通的仍占大多数，毕竟言为心声，个体的人生观、世界观及处理冲突的方式都是通过夫妻面对面的沟通与交流而发生相互作用的。对夫妻影响大的交流主题莫过于对待危机的处理方式，即应对方式。所以家庭问题主要是应对方式，正如萨提亚认为"问题不是问题，适应方法才是问题"。适应方法是家庭问题事件处理背后的态度、理解和适应方法，可以笼统表现为沟通方式。为此，萨提亚提出"冰山理论"，认为人的"自我"就像一座漂浮在水面上的巨大冰山，能够被外界看到的行为表现，只是露出水面冰山的很小一部分，暗涌在水面下的更大山体，则是长期压抑并被我们忽略的"内在"。这就是个体真正的自我，包括生命中的渴望、期待、观点和感受，也是个体问题背后的真正原因。显然，一个人的应对方式反映其内在的心灵。

正如历史理论架构的人物大卫·菲文指出：没有任何人长大成婚后完全离开原生家庭的成长经验，这些成长经验或多或少留下一点自我成长的未了情结；个人在伴侣亲密关系中会下意识地努力完成我们在原生家庭中，未完全获得满足的情感需要；当我们离开原生家庭而踏进新生家庭中，我们会下意识地将原生家庭遇到的忠诚、责任、情绪、亲密关系中的依恋、遗憾等一并带进新家庭，并在类似情况下继续追求圆满，如没上过大学，婚后有可能望子成龙，给孩子造成压力。因此与他人建立亲密关系是一段漫长的历程，需要我们处理原生家庭经验的影响，这往往依个人的年龄和成熟程度而发展起来，并非一夜间所能完成的。

如果家庭出现了问题，也理解了其中的原因，那么在治疗过程中，重要的是通过当事人已有的经验获得自我转化。除了通常的咨询外，萨提亚从人本的角度出发，弹性地利用各种技巧，提供当事人表达、倾听、接触与爱等各种新的成长经验的具体方法，如具体化、绳索的运用、具体行动、雕塑、戏剧化以及角色扮演。这些方法易激发当事人自我探索潜力，促使其自我觉察、领悟与选择。这些具体的身心体验具有比语言交流更独特的优势，因此萨提亚认为行动可以形成图像，比语言文字更具有激发和改变的能量。这种模式的实质是应用行动化原理，将人际互动的系统动力具体呈现出来，有助于当事人重温旧梦，通过觉察与感受，经验性地处理当时的情结与认知，从而获得领悟及自我的超越与提升。

下面撷取萨提亚家庭治疗雕塑法片段，展示其魅力。案例是一例磨合期夫妻关系调整。自从儿子出生后，家庭琐事增多，两个人常因一点儿小事争吵、冷战。妻子认为丈夫不够温柔体贴，说话伤人；丈夫则认为妻子太过敏感，动不动就生气，有点不可理喻。近半年来，矛盾不断升级，两人都很痛苦，感觉生活很累，来寻求婚姻咨询治疗师的帮助。

咨询师利用家庭雕塑，凝固两个人现有的沟通模式，引导家庭成员思考和讨论问题症结所在。引入更有效的里外一致的沟通模式，缓解敌对，修补情感。咨询师做"导演"对两个人的沟通形式用雕塑形式呈现：现实生活中丈夫是指责型的，妻子都是讨好型的，让他俩扮演生活中的相应姿态。丈夫典型的姿态是一手叉腰，另一手指和臂直直指向妻子。行为语言暗含潜在的语言是：高高在上，忽略别人和情境的存在。妻子模拟的姿势是单膝跪地，伸出一只手做出乞讨的姿态，其含义是无价值感，不关注自己和情境的存在。这类似于主人与奴仆的关系，不是夫妻平等的关系。做出这样的雕塑后，咨询师抓住这种情境及个人的感受进行循环提问，促使双方换位思考和体验，以获得新的经验和领悟。

咨询师（问丈夫）：此时，身处这个姿势，你有什么感受？

丈夫：我感觉不舒服，看到妻子的这种姿态，我很难过。说真的，我以前不知道我是这样的强势。

咨询师（问妻子）：你呢，你现在对这个姿势有什么感觉？

妻子（眼里含泪）：我很委屈。我不知道这就是原先的我，好像没有了自己，很可怜。

咨询师：是的，通常一件事情包括三个元素：我、你、情境。指责型的人只关注"我"，忽略了"你和情境"；讨好型的人只关注"你"，而忽略了"我和情境"，这两种都是低自尊的姿态，只能带给两个人的误会和失望。高自尊一致性的沟通模式是关注"我、你、情境"，不隐藏内心的感受，同时也接纳别人的感受，这种沟通方式使人开放和喜悦，建立和谐的人际关系。

咨询师（面向妻子）：你原有采用的沟通方式是讨好，有不同的意见时，你会压抑自己的想法，或有矛盾时，你会采用忍让的方法，但这种方法不能解决根本的问题。什么是一致性沟通呢？比如你说回老家过年的事，可以这样表达：小王，我知道你希望我们一家人回去看你的父母，尽一片孝心，我很支持，不过，现在我很纠结，宝宝还这么小，路程又远，如果宝宝生病了，老人家也会跟着担心的，如果等明年宝宝大一点儿再回去，这会不会更好些？

妻子：嗯，这样说得很好。

咨询师（面向丈夫）：小王，如果小慧这样说，你感觉怎么样？

丈夫：如果那天她这样说，我会同意的，我也不是不讲道理的人。

咨询师：是的，这就是一致沟通，关注自己和他人，同时考虑到事情本身，这是多赢的沟通方式。既然两个人都意识到了，要改变原有不良的沟通模式，这就会有一个改善沟通的很好开始……

不良的沟通容易造成夫妻关系的恶化，由改善沟通入手，在促使夫妻双方沟通理念或世界观变化的情况下，引起沟通方式的改变，最终达到修复家庭问题，增进夫妻情感的目的。由此可见，交流沟通在夫妻良性互动中起着非常重要的作用。当然这里主要涉及日常生活经常使用的语言沟通，实际上还有一种非语言的体语沟通，在密切人际关系方面也越来越具有独特的作用。这主要是社会上宣传教育太多注重语言的沟通，奉行"话有三说，巧说为妙"。结果是人们太注重语言沟通的技巧以及装饰作用，以致挫伤了人们对话语的相信程度，转而更重视行为表现。因而人们对体语表达方式越来越重视，在内心的权重也日益提高。正如我们常听到：他说得好，但我没看到，或我真的没体会到啊。因此，我们要真正处理家庭问题，真正的爱心更重要，如何表达只是形式而已，是内容决定形式，而非形式左右内容。

如果真有一颗爱心，那么我们会积极寻找医治家庭问题的创伤，也会在坦诚、反思中，获得最真实最完美的表达方式。最完美的表达是不表达，是彼此双方内心的默契，是聆听和体验。

撒谎的背后

如果问谁没有撒过谎，几乎没有一个人敢拍着胸脯回答"是"。从小到大，我们在漫长的人生成长中，一直存在着本我、自我与超我之间的矛盾与协调。如何平衡三者之间的关系，是人们追求的境界。然而，无论怎样努力协调本我与超我，我们内心也只能是在自我参与下，而产生暂时的、动态的平衡。因为，本我是我们源于生命本源的冲动，是没有价值判断的一种生物能量，还有被超我压抑的欲望，这些力是指向自私的我，追求即刻的满足。而超我则是社会道德、伦理的教化。

为了协调双方的平衡，自我应运而生，并开始发展。自我要么说服本我，暂缓满足；要么化装本我而取得自我的认同，心安理得地进入超我，坦然获得表现与满足，这后一种情况就是撒谎。

显然，只要我们存在本我与超我的冲突，就会有撒谎滋生的土壤。

那么，什么是撒谎？撒谎对我们的成长有何意义，以及如何识别与化解，这些都是我们未曾了解而又十分重要的问题。

撒谎是作出与事实不符的回答，一般是由于保护自尊或达到个人的某种目的而作出虚假的，不真实的回答。根据社会交换论，人与人之间的交往是基于社会交换的目的。交换物既有物质的又有精神的。谋求平衡或收益最大化是人之间互动的出发点。为此，作为博弈的方式就呈现出机智与说谎，各种商业广告的宣传就是故弄玄虚，小题大做，甚至无中生有，达到一本万利，推销商品的目的。难怪人们视商人为奸商，渴望童叟无欺的买卖。所以在生活中，尤其商贸活动中，说谎、欺骗充斥其中。为此，人们把真诚、守信、公平视为优秀品德所需的首要品质，也作为商业活动最基本的行业道德，否则人与人之间很难建立亲密的关系，促进经济发展的商品难以流通。

然而，绝对的真诚、公平是不存在的。人与人之间的交换就是一种物质与精神的交换，站在自己的立场上，我们都希望对方真诚、公平，这样才能保证我们的利益不受侵害，避免弄虚造假而造成的利益损失。不过，为了利益的最大化，我们也总是以机智为上策，经常采取一些小伎俩，而使对方做出更大的利于我们的让步。从这个意义上，机智是一个人成熟、社会化水平提高，为我们所欣赏的品质。说谎和机智，其本质都是不符合实际地向对方表达事件的客观结果，不过机智往往是站在对方的角度从有利于对方的自我价值保护而陈述事实的。正如人们喜欢听好听的话，男女双方恋爱时，女方明知道自己小眼睛却仍爱听男性言不由衷地夸奖：小眼睛有精神，漂亮。无独有偶，得了绝症的病人，很多人喜欢听"你还有希望"这类的话。实际上，许多医生也是不愿说出实情，担心患者承受不住。

如果是站在自己的利益上

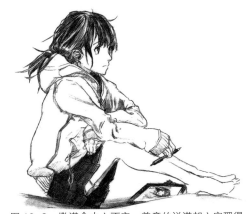

图 10-3　撒谎会内心不安，善意的说谎却心安理得

夸大事实，或无中生有，那则是十足的说谎、欺骗。不过说谎与欺骗也有所不同，说谎是为了避免责任的承担，是处于自尊而把大事化小、小事化了的心态，目的是自我保护；欺骗则是有计划地以虚假的事实去赢得某种额外或非法的利益。如果程度小则是品德问题，称之为欺诈行为，如果获得的利益巨额，那就是一种犯罪行为了。因为根据社会交换论，非法利益占有得越大，则对对方造成的伤害或损失也巨大。不过，当法律不完备时，有些人就会钻法律的空子，逃脱法律的制裁，仅仅受到舆论、道德的谴责。他们虽然仍生活在一定的身份、地位的光环之中，但是他们还是没有被审判的罪人或坏人。一个有良知、遵纪守法的人是不会与他们真诚交往，建立友谊的，甚至会远离他们，认为他们是埋在身边的定时炸弹。在我们繁荣的经济社会中，这类人并不少见，甚至就生活在我们身边。因此，要交朋友，要进行商贸活动，一定要了解他的历史及为人，是否有不良的诚信记录。虽然他们没有被判刑，没有接受法律的惩罚，但他们的言行已在人们的心目中受到了惩罚，我们已给他们贴上"不良记录"的标签。

人生离不开与人交往，也离不开相互之间的交换。我们总在努力追求公平与诚信，说明人与人之间达到这种平衡太难了。因为交换必定有投入与产出的权衡，尤其在经济社会中，受商贸文化的影响，人也成为经济的人，趋利避害成为人的本性。所以，我们每个人都游走在诚实与谎言、公平与不公平的钢丝上，总在动态地不断调整中践行人生旅途的使命。如果你是商人，你会处在相互骗来骗去的旋涡之中，如果你是智者，或许处在机智与欺诈的纠结中，如何学会善用心计，如何学会识别对方，将是你每天需要考虑的问题。如果你是仁者，你可能慎笃严于律己，把诚信视为你的生命，结果极有可能遭人暗算。你的挚爱可能会让你伤心，如果想不开，甚至会看破红尘，遁入空门。周围或许很多人视你为傻瓜、呆子，你可能被排挤出仕途，甚至无法在人群中生存。人生很难，人们很矛盾，因为人们渴望真诚、公平，不过总是希望别人这般对己。当真诚、公平触及了自我的尊严与利益时，人们又会诋毁对方的真诚，认为对方不机智，不会做事，是瞧不起自己，有意给自己穿小鞋等。如果对方没有诚实、公平、客观地褒奖我们，我们往往会失去真诚的底线，在欣喜、满足之余，大加褒奖对方够义气，会讲话、机智，是自己的铁哥们儿，真正的患难朋友等。为了自己的良心或维持自我的形象，我们常常会真诚地讲出对方的不足，这样，我们内心会欣慰、满足，也会偶尔泛起几分不安，这是在大爱与小爱之间的权衡，是在自我与他我之间的比较，孰是孰非会随着立场的变化而有不同的道德评判。

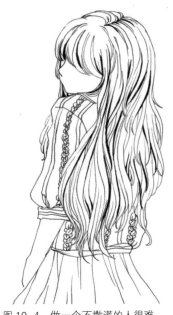

图 10-4　做一个不撒谎的人很难

中国人喜欢"公关"，在任何铁律的活动中要通融，也就是说超越规则做事，谋求不应有的利益。人们信奉："规定是死的，但人是活的。"于是掌握决定大权的人，就成为人们设法讨好或控制的目标，利用物质上、情感上的诱惑，将这个人"搞定"。这方面表面上是利益的寻租与交易，其实质也是互相欺骗，不管何种好听的理由，其实都为了将自我利益最大化，而表面上却说是让对方得到更多的好处。这里面已经形成了规则之外的潜规则。也有可能，在应该得到的法理之内的利益。为什么会这样呢？合法的利益还需要去争取，甚至违法"公关"。因为社会资源的有限，更重要的是人追求利益的最大化，那些掌管决定权的人也被"潜规则"了，极度的贪欲让他们公平的心异化了，开始权力寻租，以权谋私、相互攀比，内心寻求与权力、身份"一致"，也就是所谓"公平"的物质收益。于是，受管制的人，为了自己合法的利益，也不得不去采取一些方法获取资源。为此，由此即产生了说谎、机智，甚至欺骗。

那么，哪些人不会撒谎呢？根据社会交换论，那些对别人没有任何企图的人不可能对他人撒谎，他唯一的需求就是以真实表达内心的想法为己任。一般来说，无欲无求的人才会内心强大，不卑不亢，他们和别人没有利益纷争，因此也不会顾及"面子"与虚荣，他们的一切言行都洗尘脱俗。对于一般人，出于自我的私利，每个人都有可能说谎，有些人甚至会犯罪。然而，当一个人说谎多了，就没有了内疚，也就没有了做人的道德坚守，其结果是迷失真正的自我，一步步滑向诈骗一类的犯罪。

我们人在旅途，并非个个都是不食人间烟火的圣人，或无欲无求的淡泊之人。在与人交往中，内心应永远有一把公平的尺子，保持基本的均衡，不要企望获得不属于自己的利益。想获得不属于自己的利益，可能会滋养我们的贪欲，会撒谎，甚至欺骗对方，也有可能会进入别人设好的骗局，让你走进犯罪的赌局。宁可吃小亏，也不能占大便宜，更不可以期待天上掉馅饼的收获。人在江湖，身不由己，为了保护自我的尊严和利益，我们可以说些小谎，但一定是善意的，不能让对方受到伤害，更不能让对方的利益受到损失。如果达不到这点，我们宁可自己去承担责任，损失自己来维护或保全别人。否则为了一时的面子或利益而说了谎，你也许将因此会永远失去珍贵的友情和亲情，内疚可能会伴随你终生。

人生在世，能成为品德高尚者固然好，然而，大部分人都是一般俗人而终其一生，所以，我们还会撒谎。不过，避免对他人的伤害，一定是我们要坚守的原则问题。如果造成不好的影响，我们要及时沟通，恳求对方的原谅。需要一提的是，既然撒谎了，那就要想好准备承担的责任。

记住，不要以"善意的谎言"为自己开脱。如果内心总认为谎言是善意的，我们就会宽恕自己的不足，这可能使我们一步步走向欺骗，滑向犯罪。

记住，你嘴上无心，但天上有眼。

记住，对别人撒谎，别人也可能对你撒谎。

做得比说得更好

　　人们经常使用语言交流、沟通，语言的刺激接受太多，接受的建议和批评等已司空见惯，我们的心灵已对它失去敏锐的感受性，很难对我们的行为产生有效的影响。相比之下，身体语言的交流和沟通更容易引起人们的关注，身体语言也责无旁贷地发挥着重要作用。

　　社会心理学研究，人有言语和非言语两种沟通方式，在改变人的态度和行为中哪种方式更有效，并没有孰轻孰重的绝对优势。针对于不同的场合、主题和对象，具有一定的指向性。比如说，在教育孩子上则是身教重于言教。老师讲启发式教学，从头到尾没有看一下学生，没有激励学生，更没有启发学生的操作行为表现，那么以后他的学生将很难运用启发式的教学，因为这是他们观察你的教学而获得的结果。这真是：经历是最好的教育，亲历的教育才是活的教育学。

　　为此，在与人交流、沟通时，应该有一种关注自己沟通效果的意识，不要仅仅只考虑到你想说的东西，而要注重对方是否接受及接受了多少。这种沟通的自我意识，不仅有助于提高我们的沟通能力，而且能强化我们谈话的责任感。

　　人们喜欢模仿，认同谈话者实际做的行为。这是一种没有明确意识的，自动化的行为，来自内心深处亲和的需要。实际上美国心理学家阿特余森（Atkinson，1954），麦克亚当斯（McAdams，1980）从亲和动机的角度进一步解读

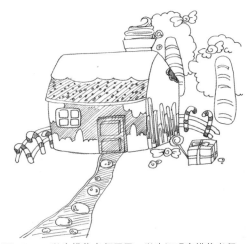

图 10-5　学生模仿老师画画，学生还观察模仿老师的品行

了亲和需要，认为亲和主要是愿意与人接触、沟通，减少孤独，获得温暖和安全。只有与沟通者维持一样的身心状态，好似站在对方的角度看待问题，才能获得全然的理解，并拉近彼此的距离，促使彼此的开放，把交流引向深入，达到内心的共鸣，实现语言符号工具性的目的。

人们是喜欢自己的，具有与自己相似或一致的语言及行为的人，更容易视为"自己人"，而纳入自我概念的成分中，不仅会关爱和帮助对方，也会认同并模仿对方的行为，把对方和自己都纳入一个更高的整体的自我之中。

身体语言形象具体生动，对我们的视觉具有强大的冲击力，形成巨大的影响力。我们的视觉早于听觉的发育，视觉是我们获取外界信息的主要渠道，据研究显示，80% 的信息来自视觉，世界上很多事物有形状、色彩，却没有声音。形状和色彩是事物存在的主要形式，也是表现其价值的重要方式，当然也是与外界沟通、交流的主要渠道。形状与色彩包含许多信息、传递给我们许多信息，最能体现事物独特的意志，对周围产生持久、巨大的影响。实际上也是如此，我们承认这一事实，有道是：眼见为实。

人类用绘画、舞剧的艺术形式，来表达思想、情感，而以语言为主的话剧，也不仅仅靠语言表达人物内心矛盾和冲突，而是配合面部和身体的姿势，发挥两者的合力作用，由此可见，视觉能看到的身体语言在日常生活沟通中所发挥的作用可见一斑。

身体语言早在人类口头语言出现之前就已经存在，历史悠久。在人类文明进程中，发挥了极其重要的作用，如果早期人类没有身体语言的交流，也许很难生存下来。我们的孩子，从一出生也似乎复演了人类发展的过程，从孩子出生到学会语言前主要靠身体语言表达内心需求，母亲也是借助于身体语言再配以发声了解孩子是否饥饿，哪些部位生病等。身体语言还具有跨文化的一致性，不论你到哪里，语言也许不同，但你仍能凭借身体语言表达饥饿、恐惧、危险等其他生理需求，满足身心的需求，使生命得以维持。这说明身体语言在人类发展过程中发挥过共同重要的作用。

口头语言便捷、及时、准确，但是身体语言持久、深入。同样是表达爱意，口头语言"我爱你"随口而出，而身体语言不管是"深情的回眸"，还是"热烈的拥抱"都会让接受爱的人倍感温暖，迸发难以忘怀的心跳，这体验不会随岁月变旧、遗忘，反而会铭刻在心灵深处。然而，口头语言却没有这样触动人心的独特魅力。在人生的某些时候，身体的动作真能起到此时无声胜有声的作用，其他任何华美的语言都显得多余。更有些时候，语言会欺骗我们，正如"话有三说，巧说为妙"。语言可能被纹饰，甚至伪装，易让人失信而生厌。唯有我们的身体语言很难进行随意控制。语言可以欺骗我们，但是我们的心是揉不进沙子的，透亮得像一泓清水。这反而强化了身体语言在人际沟通中的地位和作用。

不言而喻，我们的身体语言对他人的身心活动影响更大。了解一个人不能听他如何说，更要看他如何做，他所做出的行为表现更能反映他真实的内心想法，所以，在社会知觉中，行为信息和语言信息相比，行为表现更重要，也就是"做得比说得好"。为此，在人际交往和互动中要重视使用身体语言，发挥其影响人的独特作用。

《论语·里仁》记载，子曰："君子欲讷于言而敏于行。"这句话的意思是君子说话要谨慎，而行动要敏捷。实际上是告诫我们：要少说多做，这也是当今社会大多数人应遵循的准则。无论在任何时候，我们要多做事少说话，毕竟，成功更多的是需要实干家。

做出的行动影响人，从做出的行为最能有效地了解人，少说多做，会让我们的人生收获更多，从而改变我们的整个人生。眼睛看到的东西比说得更多，做的比说的更好，这句话值得我们用心去体会，用一生去践行。

我们是怎样教育孩子的？

在日常生活中，父母经常对孩子遇到的挫折进行劝说和教育，这在日常沟通行为司空见惯，任何不经意的回答，都可能强烈地影响并教育孩子。正如我们现在回忆中小学老师对我们留下的记忆，其实不是他们课堂上讲的正规知识，而是他们举的某个例子，说的某些话，或在处理课堂偶发行为时，他们不经意的表现。正是在这种过程中，孩子逐渐学会了如何做人，也逐渐形成我们处理人生问题的方式，以及人生中所遵循的人生观。

下面是一段孩子遭遇的丢车问题时孩子与妈妈之间的对话，同样是孩子向妈妈诉说，我们看看中外父母对孩子的回应内容及方式。从这些应答中，努力发现父母沟通上的误区，以警示我们做些与孩子沟通上的改变，更好地促进孩子人生的发展和成长。从下面两则对话中，不难发现：中美两国对待孩子教育上的差异。

朱妮塔哭着回到了家："我找不到我的自行车了。肯定是被人偷走了。"

妈妈："我真为你难过。我能看出来你有多么的苦恼。告诉我发生了什么事。"

朱妮塔："我把自行车放到莎莉家前院的草坪上，现在不见了。我恨那些偷自行车的人。太卑鄙了！"

妈妈："是够卑鄙的。可惜我们无法控制世界上的每个人，并让他们都变好。"

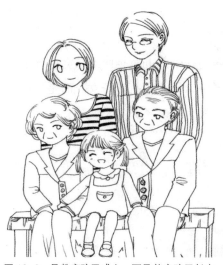

图10-6 是教育孩子成人，不是养育孩子长大

朱妮塔："是啊！"

妈妈："既然我们无法控制别人，那你能想到什么办法在以后保护好自己的物品吗？"

朱妮塔："我最好不把东西放在外面。"

妈妈："听上去你好像从这次痛苦的经历中学到了许多。或许待会儿你愿意谈谈需要怎么做才能再得到一辆自行车，以及你会如何保管好，以免再发生类似的事情。"

　　朱妮塔："我们现在不能谈吗？"

　　妈妈："我认为我们俩现在都太难过了。你认为需要多长时间才能感觉好起来，可以理性地谈这个问题？"

　　朱妮塔："明天怎么样？"

　　妈妈："我觉得不错。"①

　　同样的问题，中国的妈妈可能会说：

　　"记住了，谁让你不锁好车呢？"

　　"活该，这下你就记住了。"

　　也有妈妈可能这样回答：

　　其一："丢就丢吧！那就再买一辆新的，记住就行了。"

　　其二："别怪谁，都是你自己不负责。以后就别骑了！"

　　其三："啊！你怎么这么不小心，那要损失多少钱呢？！"

　　其四："好了，别难过了，买辆新的吧！"

　　……

　　美国的教育方式充分体现出，妈妈与孩子共同承担困难，促进孩子主动性发展的教育理念。在上述亲子沟通中，母亲没有责备女儿而是站在孩子的位置，尽力体会孩子的痛苦，理解其内心的感受，并积极调动孩子生命的潜力，鼓励其主动寻找解决问题的方案。不难想象，从这段对话中孩子一定体会到父母的关爱与同盟，也认识到社会与责任，更主要是学会面对困难主动寻找解决的人生态度。也就是说，这种沟通的方式不仅鼓励了孩子面对困难，主要是孩子的主动进取性得到了发展。

―――――――――

① 摘自[美]简·尼尔森琳·罗特斯蒂芬·格伦《正面管教 A—Z》，北京联合出版公司。

而在这段对话中，中国的父母没有与孩子一起承担困难，要么是责备，要么是溺爱，结果是孩子感觉无助、没有安全感，或者依赖、没责任意识。无论如何，孩子是没有主动进取性的。

经过比较了解到，美国父母与孩子沟通，对孩子人生成长教育的有益之处。

纵览美国父母对孩子具有教育意义的沟通过程，我们不难得出有助于孩子主动性发展的下列教育"模式"：

体会孩子的感受

遭遇任何困难，孩子最先受伤的是内心的痛苦，父母能及时、准确地站在他的位置理解并体验他的感受是极其重要的。这能缓解孩子内心的负面情绪。罗杰斯把这叫移情，他所倡导的存在主义治疗方法非常强调移情、无条件关怀和协调一致，认为移情是建立患者信赖、开放咨询关系的重要条件。也就是说父母体会并理解了孩子的感受，孩子就会信赖父母，并视之为知心的朋友，愿意向父母敞开心扉。孩子由此开始走出痛苦，进而理性地寻找解决问题的途径。

父母体会了孩子的痛苦，孩子也会深深地感到幸福，这也是建立良好亲子关系的前提。让孩子体会到家庭的温暖，父母就是他可以倾吐内心的地方，也是他人生的港湾，这种社会支持是他以后战胜人生各种困难的坚强后盾。

让他说出细节，宣泄他的不满情绪

有了被理解的感觉，孩子就会产生一种表达的欲望，想说出委屈、不满、愤怒，这是孩子宣泄自己的情绪。为此，父母让孩子具体说说事情的经过。随着事件详细过程的诉说，孩子不仅从痛苦的情绪中苏醒过来，而且伴随着谈论，越来越冷静，头脑也越来越清晰、理性。当把这些所有的情绪释放出来，把所有的疑惑都说出来之后，孩子就会完全放心过去的一切，开始探索去解决自己面临的问题。人只有腾空了瓶中的陈酒，才能有空间装进新酒。罗洛·梅认为，人的存在之自然状态是逐步显露和生成的。孩子此刻忧闷情绪的表达正是个体生命进程的自然显露。大卫·艾尔金斯认为，人类正度过其成长阶段，在此过程中，他们丢掉旧模式，并采用深刻感知却不太清晰说出的新模式。

说出问题，引发他主动思考

当说出自己的遭遇及问题的时候，孩子也开始自我探索解决困境问题的方式，这是一个自动生成的过程。我们可能在意识层面觉醒到这种潜在的内心变化，这是人自我发展的潜能。作为父母在这个"愤""悱"的状态下，激发并鼓励孩子探索解决问题的主动性，把自己潜在的、模糊的解决问题意念，逐渐发展壮大，上升到明确的意识层面，并促进解决问题的创造性活动。帮助孩子完成由他助到自助的生命活动，从而提高孩子的处理问题的主动性发展。

主动性是任何创造性活动的基础，孩子的主动性及人格的形成将使他的人生获得多种益处，这种主动性还直接促发他独立性的发展，探索精神的提升。

上段对话中"可惜我们无法控制世界上的每个人，并让他们都变好，"以及"既然我们无法控制别人，那你能想到什么办法在以后保护好自己的物品吗？"都是激发孩子主动思考行为很好的启发表达。

方法比问题多，学会冷静与思考

人生不如意十有八九，只要我们活着，就可能遭遇人生中许多意想不到的问题。正如矛盾的普遍性一样，人生的问题不可避免。既然如此，我们就要积极解决问题。问题是死的，然而处理问题的人却是活的，所以对于一个问题，我们解决它的方法是多种多样的。也就是说，方法比问题多。这告诫我们首先不怕问题，然后学会冷静思考，我们的智慧远比遇到的问题更多。老百姓常说：活人不会让尿憋死的。还说：人生没有过不去的坎儿。孩子由解决问题的经验中意识到方法比问题多，这会增加孩子战胜困难的勇气。

上述对话中，妈妈说："或许待会儿你愿意谈谈，需要怎么做再得到一辆自行车，以及你会如何保管好，以免再发生类似的事情……"，这些都是人生重要的经历。亲历是人生重要的学习，遭遇的事情越多，孩子越会思考，也越会积累方法，这些都是促进孩子成长的人生财富。

主动面对困难，从处理问题中增长智慧

有面对困难的勇气了，我们就不会抱怨社会，或逃避人生，取而代之的是勇敢地、主动地面对人生遭遇的困难。这些遭遇，尤其主动面对地解决，都是形成孩子积极、乐观人生态度的契机，所以父母要与孩子一同面对并积极处理问题。父母如果采用责备孩子，抱怨社会的方式，只会增加孩子对自己没有信心，对社会产生消极的看法，还极有可能让孩子惧怕人生与社会，进而对人生产生不信任和悲观的看法。如果父母把遭遇的问题当成对孩子人生的历练，就能从解决问题中增长孩子人生的智慧。不过，这些智慧不只是人生积极的态度，还有类似"方法比问题多"的人生信念。

在应试教育的环境下，中国的孩子接触真实的社会与人生较少，如果父母认真对待孩子遇到的生活事件，把每件对孩子挫伤的事，都怀着教育的心态去面对，那么孩子会从这些貌似平凡的生活沟通中，获得人生的成长。

每个人的成长，由不独立走上独立都需要一段陪伴的时间，正如远行的人需要扶上战马送一程一样。对于出门的人，面对未来难以确定的人生之途，他们一般都需要长辈临行前的叮嘱和鼓励。不言而喻，父母就是孩子走上独立、成熟——这个未来人生之路的陪伴，也就是说，孩子很需要进入社会前的教育和训练。无疑，父母的陪伴以及孩子遭遇挫折的处理，就是开启孩子这场人生之旅前的必要训练。天下的任何一个父母，都要做好准备，学会如何去培养孩子的人生态度、人生的品格以及处理问题的信念，这些问题的妥善解决就发生在日常生活遭遇的困难中。

父母该如何与孩子沟通，如何融教育于孩子的生活中？这是需要认真思考并践行的大问题！

第十一章 寻找快乐

快乐是内心的愉悦，整个身心充溢的忘我，它没有压力与矫情，是一种自然天成的美好状态。快乐不是目标的达成，而是身心投入的过程。

从心理学上，快乐就是追求自我实现的人在专注做事时的忘我的"高峰体验"，也就是忘了周围一切，或与周围融为一体。

那么，我们如何去寻找或创造快乐呢？

"情绪词汇" 小注释

生活中离不开情绪，情绪与我们相伴随。情绪的好坏，影响我们的健康，还影响我们的人生。识别、分析、管理我们的情绪，努力做自己的主人，这有利于我们规划自己的生活，主宰自己的人生。

词汇一：好情绪

情绪能愉悦我们的内心，高兴的情绪一旦主导我们的心境，我们就仿佛夏天里喝了一杯清凉的茶，不仅浑身舒畅，而且会发现周围世界许多美好的事物，真切地感觉到生活的快乐与幸福。

其原因是，良好的情绪能调动我们身心的活动，使大脑处于最佳的觉醒水平，各种感觉器官处于运转的状态，让我们能最大限度地获取外界的信息，无论遇上什么困难都会对自己充满信心，经过意志的磨砺，获得最终的成功。有了好的心情，我们会戴着快乐的有色眼镜，善于发现生活中美好的一面，从而对人生充满积极的心态。

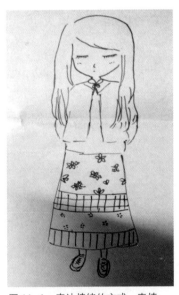

图 11-1 表达情绪的方式：表情、姿态和语言

词汇二：乐极生悲

不过，太过于高兴，人的整个情绪处于亢奋状态，意识仅关注让自己高兴的事物，而对影响自己的危险因素，则失去必要的觉察和控制，极易造成意想不到的事

故或伤害。这就是乐极生悲的缘故。因此，如果坐在司机旁，请谨慎与他交谈，尤其不要无所顾忌地说笑，疯狂的玩笑会让人们体会到纵情的快乐，也有可能致使人们分散注意力发生交通事故。

词汇三：消极情绪

心理学认为快乐情绪是活跃的，能提高人们从事活动的效率；消极情绪是阴郁的，能减弱人活动的积极性，降低活动的效率。消极的情绪有生气、愤怒、抑郁、烦躁等，这些情绪往往使人迁怒于外界，不喜欢接触外界的任何事物，对周围无兴趣，感觉不到生活的真正意义。

词汇四：情绪治病

研究表明：长期的不良情绪会降低人身体的免疫能力，使病菌轻易侵入人体，结果往往造成人身体的疾病。现代社会压力大，竞争激烈，这极易带来人内心的紧张和焦虑，还能诱发出背后的愤怒和恐惧。长期的愤怒或恐惧，易造成人高血压、胃溃疡、冠心病，甚至是癌症。精神卫生专家余展飞研究指出：高血压的患者比较容易发怒，之后又压抑自己愤怒的情绪，同时又好高骛远；癌症患者习惯自我克制，比较内向，经常压抑自己的情绪，并且多愁善感。

词汇五：情绪治病的原因

据中医经络说，身体是个互相联系的系统，运行经络及经络间的是气，气通经络，经络相连，气韵行走全身。通则不痛，不通则气淤结，这是人的器官，尤其是内脏致病的元凶。人的情绪不好，会造成气流在身体某部位的郁结不通，久而久之，造成病变。因此，中医施治强调疏通经络，保持心情愉快，不忘调整身心舒畅；同时中医认为是病都要三分治，七分调理。《红楼梦》里的林黛玉是为情所困，郁郁寡欢，终因积郁成疾而早早结束了自己花季的生命。

词汇六：消极情绪易造成人悲观

消极情绪还容易使人对周围世界产生偏见，带着消极的观点看待外界，感觉不到生活中让自己快乐的事物，压抑了对世界积极因素的认知，对人生产生消极的态度。这种消极的情绪非常可怕，不仅让人们体会不到工作的价值，降低工作效率，而且使人精神不够集中，注意力下降，不能敏捷地发现不安全因素，极易发生意外，轻者伤残，重者丧生，给周围亲人带来难以愈合的身心伤痛。不仅是司机，从事高度紧张、高风险工作的人，比如，电力调度员、飞机监视指挥，内科手术、运动员、新闻发言人等。这些工作要求注意力高度集中，不允许有丝毫差错，任何疏忽都会造成一连串的消极后果，要么是生命受到威胁；要么是国家的声誉和安危受到损失。

情绪能放大人的感受，不仅仅是整个心情，而且唤醒或强化相同性质的行为。好的情绪会诱发人美好的心境，人们更愿意做出利他行为。伊森（lsen 1972，1978）发现，在图书馆得到免费的午餐，电话厅捡到一枚硬币，工作时听到好听的音乐，都能使一个人的助人行为增加。为什么快乐的情绪能增加助人行为呢？因为心情很好的人希望自己的良好情绪能得以保持，而帮助人又能使人更加感到愉快。人的心情受外界环境影响，研究指出，阳光明媚、气温适中的天气，人们心情愉快，会更愿意帮助他人。心理学认为人有宽大效应，即心情好时，更愿意从积极、宽容的方面认识人、理解人、评价人，以及做出维持对方自尊，让对方心情愉快的行为。因此，在别人心情好时，寻求对方的帮助更能获取成功。

心理学家分析了愤怒时的反应，指出人们在愤怒时常常采用四种行为：一是直接的攻击行为：包括口头或象征性攻击、拒绝或收回某些利益以及身体攻击；二是间接的攻击：包括向第三者说或诅咒，损坏对冒犯者有重要意义的东西；三是替代性攻击：包括攻击无生命物体、攻击另一个人；四是非攻击性行为：包括平静活动，就此了事不伤害无礼者。

词汇七：烦躁易产生侵犯

心理学家伯考维茨（L.BerKowitz，1983）指出，当人们闻到恶臭的气味、烦人的烟味或看到令人恶心的景象时，侵犯性情绪会上升。

不好的情绪往往使人产生难以扼制的侵犯行为，其实质是内心积累的愤怒寻找宣泄的结果所致。可见，愤怒以及仇恨是把人推向罪恶的心魔。人们为什么会愤怒？心理学家认为凡是妨碍人快乐或达到预期目标的外部条件都会激起人愤怒。比如遇到他人攻击或烦扰，自尊受到威胁以及遭受到挫折等。

了解了情绪对我们的人生影响这么重要，内心不禁产生这样的想法：要是能引发自己的情绪，要是能调节和控制情绪该多好。

词汇八：引发积极的情绪

对于情绪，心理学认为它是一种基于客观世界是否满足人主观需要的内心体验。这告诉我们，满足我们的需要能引发愉快的情绪；信念能说服我们由化解困惑不良的情绪而产生快乐的情绪。

亚里士多德说：美味能使我们的情绪好。因此，所有满足人生理的，维持生命成长的需要，都能引发我们积极愉快的情绪，比如说，饮食、睡眠、性、新颖、刺激等，这些都是保证我们机体新陈代谢，生命存活的必备条件。生活现实告诉我们：美酒、美食能给人带来快乐、愉快的情绪。大家相聚时，希望吃到精美的食物，饮一口佳酿，美食美酒可使大家情绪高亢，笑声不止。中国强调民以食为天，因此，制造喜庆的心情和气氛都免不了美食。据研究：香味、口感、咀嚼、艳丽的颜色以及美妙的音乐，都能引发人愉快的情绪。从健康的角度，虽然我们不赞成大快朵颐的饕餮大餐，但别具风味的美味的确能引发人愉快的情绪。在现代生存压力巨大的社会，能够睡得踏实，不仅快乐，也是一种福气。性不仅是传统意义上的传宗接代，更是给人带来爱情的快乐，所以，中国人都把洞房花烛之夜当成是人生的一大乐事。

此外，人的社会需要的满足也能引发人的快乐情绪。心理学家马斯诺认为：人的基本需要满足后，人的发展性需要越来越在人的生活中起重要的作用。比如，社交、尊重、认知、审美、自我实现与人生的快乐息息相关。其中自我实现包括对道德、创造力、自觉性、问题解决能力等，它是指实现个人理想、抱负，发挥个人的能力到最大限度，这些需要实现或满足使人能获得快乐的高峰体验。

认知、审美能给人带来快乐。认知与审美不仅能满足人对未知世界探究的欲望，寻找事物变化之理，解除人思想的困惑，延伸人改造自然、社会以及自身的能力。美国心理治疗家阿尔伯特·艾利斯创立的合理情绪疗法认为，人的情绪问题主要是人对遭遇的生活事件不同的评价所产生的。同样一件事，由于人们认识的角度、个人的信念不同，会产生性质不同的认识，引发不同的情绪[1]。比如，有人把失败认定为自己倒霉而郁郁寡欢；有些人则是把失败当作成功之母，认为失败是让自己更好地学习经验，是获取更大成功的前提。生活中许多名言警句，以及充满哲理的故事，都能帮助人们正确看待人生的各种困难，让人获得认识人生的智慧，充分快乐的生活。因此，多读书，读好书，让你形成积极的人生态度，以智慧引导你快乐的人生。

审美是人们发现美、探索美、创造美以及体验美的需要，其中，发现、探索、创造是认知美的需要，反映出人们认识并追求自然美、社会美及创造美。美的体验能使人的情绪产生变化，陶冶人的性情，提高人的精神境界，其结果是使人可以获得美的体验，积极乐观的人生态度。美是一切事物发展的最高境界，人生从事的任何生产和生活活动，其发展前进的结果，都是为了达到和谐之美。人们追求生活的快乐，更追求生活的美好。社会学家费孝通说："美人之美，各美其美；美美与共，天下大同。"这启发我们，学会关注他人，奉献于感恩，达到美美与共，才是我们内心

---

[1] 宋兴川等：《大学生精神信仰与心理健康的关系》,《中国心理卫生杂志》2004 年第 18 期。

最美的体验和最大的快乐。

情绪是平凡的字眼，对我们的生活却又是不平凡的事，它伴随我们生活的每时每刻。我们应该重视它，并积极认识它，努力做自己情绪的主人而不受它的奴役。我们只有善于经营自己的身心活动，才能永葆积极乐观的情绪，让自己过一个满意的幸福人生。

音乐、情绪、人生

我们都喜欢听音乐，因为音乐能平静人的内心，激发人愉快的情绪。音乐作为重要的艺术形式，产生于先民的劳动与生活中。音乐伴随人类的生活而发展，世代传承，呈现出异彩纷呈的多种表达形式，丰富人们的生活情趣。

生活中缺不了音乐，正是通过喜闻乐见的音乐，我们充分表达自己的情感，提升自己的生活品质，走过我们的一生。

众所周知，音乐是声音，是让我们感到有规则的空气振动。由于规则的不同，形成了丰富多彩的旋律。我们把这种形式的声音表达称作曲子。任何一段曲子都是由速度、力度、节奏和旋律组成。速度的快慢可以表达我们心情急切的程度，声音力度的大小反映我们心理的重视程度，节奏的疏密则更进一步强调我们身心兴奋或

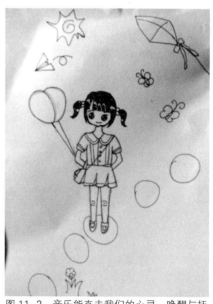

图 11-2 音乐能直击我们的心灵，唤醒与抚慰内心的伤痛

活跃的水平。唯独旋律，则是一种会说话的声音。它可以较为细腻、准确地把我们内心的情绪，也就是心情，酣畅淋漓地描绘和表达出来。旋律相同或相似能产生增强、放大的作用，这就是声音的共鸣。物理学认为，共鸣就是强调两个相同频率的声音能互相叠加，产生共同振动的声音效果。如同一队士兵迈着同一步调行走在桥上，这巨大的力量如果和桥面的振动叠加、融合，就会产生巨大的振动幅度，进而极有可能击垮坚固的桥面，造成桥面垮塌的事故。因此，声音的这些因素组成的曲子，其实质就是有节奏的旋律变化。如果这种变化与人的心情变化一致，就会产生共鸣的效果，进而强调或唤醒人的这种心情，达到酣畅淋漓，一吐为快，把自我推向极致的沉醉、忘我状态。从这个意义上，音乐以一种貌似无形的东西直击我们心灵脆弱的地方，陪我们流泪与欢笑。音乐是我们精神的家园，或者说，它可以唤醒我们藏在心底最真实的自己。这就是音乐具有的表达、陪伴之作用，在感动的背后则是让我们看清面具后的真实自己。

每个人，内心总有能让他怦然心动的曲子。所以，与其说是音乐的召唤，不如说是我们内心的呐喊，音乐只不过是我们内心寻找的自己精神家园而已。难怪我们高兴时，喜欢听首《喜洋洋》，《拉德斯进行曲》可使行进的队伍步伐更整齐，而当我们失去亲人时，哀乐则可以让我们排遣悲伤的心情。生活中，那些"我为歌狂"、"我是歌者"的人，其不仅有磁性的声音，背后必定有人生大喜大悲的故事。在这些让人潸然泪下的人生背后，都有一段音乐陪伴的日子。如歌岁月里的音乐，让他们孤独的心和无法纾缓的情，都能得到贴心地呵护，入微地修复，进而神奇般的升华。由此，他们走上自由、幸福，让生命绽放的人生。

音乐不仅让我们读懂自己的内心，还调节我们的心情，让我们放下郁闷、消极的情绪，以积极、快乐的心态迎接新的人生。生活中我们经常有这样的体验：当我们遭遇人生的挫折处于失望、失落和无助时，听听《拉德斯进行曲》，那明快、强烈、雄壮的旋律，唤醒我们永不屈服的心，激发我们昂扬的斗志，迎接生活的挑战或磨难。当我们用心聆听这种音乐的时候，我们的整个身心都会为之所震撼，浑身每个毛孔都迸发出神奇的力量。仿佛经受了宗教的洗礼，整个人将由此脱胎换骨，产生蜕变。不用说，从此我们的心态变了，整个人生的命运也变了。音乐为什么具有调节心情，乃至心态的力量呢？心理学认为人的中枢神经系统遵循兴奋与抑制交替进行，相互诱导的规律。一个部位或区域的兴奋将会增进邻近区域的相对抑制活动。同时，某一点的兴奋还会向周围扩散，使之产生相同的过程。所以，当我们处于无助、失落时，大脑皮层的抑制会产生唤醒某些区域的兴奋状态。无疑，《拉德斯进行曲》就会叩击我们的心灵，让我们身心逐步由无望、郁闷的状态向积极、昂扬、振奋的状态挺进。这是音乐的召唤，更是内心的渴求，于是音乐就对我们身心产生了神奇的效果，产生了调节的作用。不言而喻，伤心时，我们听听欢快、优美的音乐，就会解除自身紧张、烦躁的心情，让内心快乐起来，使阴霾的内心照进一束温暖的阳光。我们的心情由此而产生变化，随之，我们内心的变化会带动我们的整个人生而产生巨大的变化。

音乐的生命与神奇在于它能唤醒或调节我们的心情，让我们人为控制情绪，做自己情感的主人。人在旅途，我们最难控制的是自己的情绪，然而情绪却会影响我们的思想和行为。无疑，音乐不仅影响每天生活的心情，也会进而影响整个人生的命运。既然如此，就让我们热爱音乐吧，让音乐带着我们走近真实的内心，净化我们的心灵，陪伴我们一天天走过漫长的人生。

音乐是美妙的、又是神奇的，它是具有生命的。虽然，我们大部分人不会创造音乐，然而我们却能聆听与欣赏音乐。音乐是内心七彩的童话，它有着顽强的生命力，可以生长在我们心灵行走的任何一个地方，或高山、或沙漠、或平原……

有了音乐，我们人生不孤独，也不寂寞。

有了音乐，我们在旅途中，任何时候都能谈笑人生。

有了音乐，无论在什么喧闹的名利场上，我们都能静若止水，倾听内心的鸣唱。

快乐是最重要的

佛说："苦海无边，回头是岸。"这话似乎告诫我们人生是苦。因为人有欲望，人生在世无论处于何种境地，都始终处于欲求不满的状态，所以不满足的心理一直困扰着我们。为此，佛家教导人们"要放下"，只有清心寡欲，人才能脱离苦海，获得真正的幸福与快乐。于是，快乐就成为人们永恒追求的目标。

人在什么情况下会快乐呢？一般认为是人的需要得到满足，人奋斗的目标得以完成。这听起来似乎很有道理，然而实际情况并非如此。因为人的需要很多，一旦把快乐定位于目标，那人们就远离了快乐。因为具有目标定向的人，往往在于赢得某种优势，或追求超越。也就是说这类人不明白自己真正需要什么，只要某些方面不如周围的人都会令他们失落，自惭形秽。他们希望总是活在大家的羡慕与关注中，不停地追逐出人头地，还不停的权衡得失，这已成为他们心中不良情绪的发动机。为此，明白自己真正的需要是快乐的，懂得在众多需要中学会抉择与放弃的人是快乐的。

那么快乐是什么？只有明白快乐的本质，我们才能追求并达到内心的快乐。众所周知，快乐是内心的愉悦，整个身心充溢的忘我，它没有压力与矫情，是一种自然天成的美好状态。也就是说：快乐不是目标

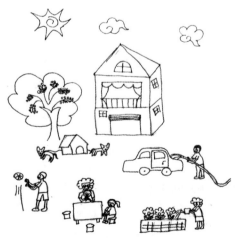

图 11-3　我们每时每刻都在创造与分享快乐

的达成，而是身心投入的过程。快乐似乎饥饿的乞讨者正享用可口的饭菜；困乏的人躺倒床上酣睡。心理学上的快乐莫过于淡泊宁静的心、酣畅淋漓的哭与笑，或者全身心专注于一件事。无论如何，快乐是一种自我内心的体验，这体验是感觉到全身心无旁骛，沉醉于一种忘我的状态，是内外和谐一致与统一的。因此，快乐是一种过程，所以追求快乐的人尽力忘却周围的世界，而专注于内心，比如打禅的人、沉醉的人，或痴迷的人。从心理学上，快乐就是自我实现的人在体验做事情的忘我的"高峰体验"。也就是忘了周围，或与周围融为一体。快乐亦是一种美，发生在当下，难以言说，只能身在其中，说出来就是我们对经历过的快乐进行描述。美学有一种观点：美是不能言说的。我认同这一观点，但更想强调美与快乐也是可以回忆与重温的。所以，只有体验在过程中，才能真正感受到沉醉的快乐，而鲜有目标带来的压力与紧张。

那么，我们如何去寻找或创造快乐呢？我认为快乐需放下执着，退一步海阔天空。当我们内心有一个坚强的目标时，我们已经被欲望点燃的焦灼不安，我们的日子可能变得睡难眠，食无味。目标是什么？目标是指面向未来的，经过我们的努力，克服困难而达到未来的期待。显然，从目前的起始状态到未来期待的结果，其间是有一段需要付出努力与精力范围的距离。在缩短这段距离时，我们需忍受各种艰难，也会遭遇一些意想不到的困难。在这种过程中，人的内心冲突较多，难有平静与快乐。为此，佛说："顺其自然。"人若有执着的目标，那就是与各种命运抗争，必将伤其筋骨，饿其体肤。这种人间的磨难将其逼向远离快乐的境地。也许，他是乐观主义者，可以从苦中寻找乐趣。但是这可能是自尊和面子的驱使，其内心的苦处只有独处的时候，他才有最真实的体验与感受。人与人之间的恩怨还是学会放下，执着是恶魔，是用别人的错误惩罚自己。中国人讲究知足常乐。贪欲并不能让人幸福，与人攀比只会让人越不满足。国外有人研究：居住在富人区的满意感低而居住在中产阶级区或穷人区的人生活满意感却往往很高。这说明人们经常不由自主和周围人进行社会比较。显然，如果与富人区的人相比就会总感觉自己矮人一等，因而自尊心受到伤害，满腹郁闷、抱怨。所以，我们在人生中，尤其处于低谷时，需要有点儿"阿Q"精神。这可以鼓舞人渡过任何艰难继续生活下去的勇气，同时提升人的自信，凸显个体存在的价值。

人的通病是与强者相比，这往往会造成心理的不满足。为此，我们可以淡化"比"的心理，以自我的满足为导向，从另一个方面看待我们的生活状态，我们就会知足常乐。我们可以与自己的过去进行比较，这就容易产生优越与满足感。一般而言，快乐是内心的忘我状态。如果抽取人生的各种快乐分析其本质，快乐是大脑分泌的腓肽物质，它能让人忘记周围的一切，全身心专注于当下的活动。由此认为快乐是人内心的忘我状态，人的精气神和谐而统一。这种超凡的状态是可以由我们创生的，佛家的坐禅、印度的瑜伽，以及中国的气功，这些都能诱发人进入这种内外合一的状态。我们都有酒醉三分的体验，在那一刻，我们的理性不能自已，内心有什么想法都会自然地流淌出来，在亢奋的神态下，我们活脱脱表现赤裸的自己。既毫无顾忌又大言不惭，似旁若无人一般，此刻的我们就是彻头彻尾的自己，仿佛我们和周围的世界融为一体。感觉自己是个自由人，一切的言行都是随性而发，内心无丝毫的纠结与矜持。这种快乐的状态简直是忘乎所以，全是真性情的流露，全身心地趋向一种活动，身体的每个毛孔都与整体相适应，散发着一种前所未有的兴奋与快乐。他表现于外的是美与可爱，对周围世界产生巨大的感染力，也唤醒周围人内心沉睡的快乐。这就是快乐本质的诠释，我们每个人都可能体验过。

听从内心的召唤，抵御名利的诱惑。我们每个人个性不同，需求也不同，一箪食对于锦衣玉食的纨绔子弟不算啥，但对于沿街乞讨的乞丐却是人生最大的幸福与满足。所以，每个人满足快乐的内容与方式是不同的，盲目地追逐别人的羡慕与夸奖不能产生我们内心的真正快乐。追逐名利的诱惑，多拿，多占，多用，我们获得令人羡慕的虚荣心，以及疯狂贪欲的满足。实际上，这类人往往是高处不胜寒，内心经常感到孤独与寂寞，更有可能的是在炫耀地位、身份显赫的同时，常常违背或超越社会底线，追求自我的膨胀与意志的满足。在表面无所不能的背后，往往是自我的虚弱，在不断挑战自我与社会中，他们经常冲破社会的规范，极有可能走上社会的对立面，而演变成社会的破坏者或罪人。如果我们不受物质与名利的诱惑，我们与自然与社会是和谐相处而不是占有的关系。为此，我们就会敬畏自然与社会，对与公众资源与自然环境，仅仅获取为我们生存所需要的东西，而不会疯狂的掠夺或占有。结果是我们远离了物质与名利的诱惑而把注意力转移到我们内心，思考如何认识我们的本性，我们和自然的关系，以及我们如何获得幸福与快乐。这种不为物质的贪欲而蒙蔽双眼，从而淡化物质的诱惑而专注于内心的生存方式，会让我们与自然和社会更好相处，更让我们走近彼此的内心，认识我们的起源与使命，从而明白让我们快乐，永远快乐的原因。

快乐在我们日常点滴的生活中，要提高自己感受快乐的能力。我们总认为"山那边住着神仙"，外国的一切都比中国好。其实并非如此，也许在科学技术领域国外确实比我们领先，但在精神生活方面，我们却有自己的独到之处。毕竟，我们是从这样的文化中出生与长大的，风俗习惯、人生价值已根深蒂固在我们心底，正如"洋装虽然穿在身，心依然是中国心。"人生的快乐、情感、喜好都成为我们的集体无意识，无时无刻不在影响我们的思想和行为。正如小时候我们拼命往外跑，认为外面的世界真精彩，但到了不惑之年，当尝遍了人生的滋味，我们反而走回家里，回归简单的生活，喜欢慢慢咀嚼生活的滋味。无论来自何方，我们都会认同：快乐不是喧闹与喝彩，快乐就发生在平常的生活中，点点滴滴的生活琐事正包含了让我们感动的内容，也透露出让我们回味与思念的价值。很多人喜欢看韩剧，为什么韩剧虽然剧情简单竟有这般魅力，在世界曾风靡一时。因为它触及人的日常生活，关乎于人与人之间的真诚与善良、美好与丑恶、自私与大爱、忠诚与背叛等。它是我们每天发生的，是在家庭中发生的，涉及夫妻、父子、婆媳、朋友等，这实际上是我们人生的全部。因为职业再成功，我们都要回归家庭。我们工作、事业、名利都不能跟我们一辈子，唯独生活中的人际关系、家庭的喜怒哀乐才会陪伴我们终生。因此，快乐就在我们身边的点滴生活里，有敬畏、有热爱生活的心态你才能发现并感受到那份难忘的快乐。

分享与沟通是人生最大的快乐。人需要沟通，这是因为人有思想和情感，通过交流与沟通，我们可以避免孤独与寂寞，从而获得归属与安全。沟通的作用不止这些，心理学认为沟通能使我们快乐，身心健康。因为通过沟通我们可以化解内心的困惑，寻找到对方的认同以及可靠同盟的支持，这些都会使我们宣泄内心的郁闷，纠正我们的错误认知观念，获得有力的社会支持，从而凸显我们个体生命的价值，让我们身心健康。与人分享快乐让我们更快乐，与人分享我们的痛苦，会因他人的分担而让我们减少痛苦。我们分享与沟通的对象不是无思想的自然界，而是有思想情感的有生命的人。通过语言、知识，我们能进行更深入、复杂的思想交流，达到人生无法企及的快乐。因为这是直击心灵的，能跨时空、年龄的，甚至是文化的，这极大地丰富了我们的人生体验，无形中延长了我们生命的价值。沟通的快乐不仅沉醉在与对方投缘的交流中，还会沉淀记忆而对我们的生活产生方方面面的持久影响。这就是分享与沟通独具魅力的快乐。

快乐是我们头脑中最具生命的词汇，从我们懂事起就一直追求属于自己的快乐，快乐具有非凡的价值，是我们人生终极的目标。年龄越小就越倾向于生理的快乐，它贯穿于整个人生，尤其青壮年。随着进入成年，生理机能的稳定并走下坡路，我们开始追求心理上的快乐，没有情感的纠葛，也没有思想的苦恼和痛苦。进入老年，我们更多地追求理性的快乐，渐渐发现人的思想观念往往决定人们是否快乐。

我们从痛苦中来到世上，如何快乐生活并快乐离开人世，是我们一直思考的问题，明白了快乐的本质和如何达到，更有益于我们寻求并达到持久的快乐。

无论怎样生活，快乐是最重要的！

快乐的密码

　　人人都追求快乐，还都想使快乐持续的时间长久。人们往往认为得到了自己想要的东西就会快乐，其实并非都是如此。因为人是有喜好、期待的，人的需要是变化的，人的感受性也会受时间和内心期待的影响。所以在满足人的要求上，还会有其他一些因素协同一起，最终影响到人的快乐感。知道这些让人快乐的机制，也就是快乐的密码，有益于我们更好地为他人也为自己制造快乐，并让它发酵，增加人生的幸福感。

　　活动的经历最快乐。能给人带来快乐的经历，会让人铭心刻骨。伴随着这些经历，会唤醒人美好的体验，沉淀在人记忆的长河中，不时泛起幸福的回味。只要生命能走多远，这种快乐就洋溢多久。这种经历的快乐是种在心田的幸福，是有生命，会生长的。特别实用的东西，会让人忙着发挥这物件的工具性价值，而淡化它带给人的精神愉悦。心理学认为：人想要但又无法实现的愿望及其满足，常常会给人意外的惊喜，而令人不断地回味，从而延长其快乐的价值。

　　如果送别人东西，一般认为是送实用的会让人开心，其实并非这样。最让人开心的是去那些想去但又没有借口去的地方，拥有了自己想要但不好意思去买、去用的东西，也就是说需要的不如想要的。

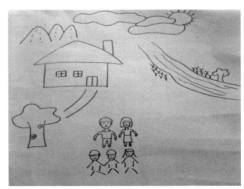

图 11-4　只要用心，就能发现：有许多可以让我们快乐的方法

　　变化能带来快乐。单调的满足容易使人餍足，唤醒不了人内

心敏感的快乐体验。只有时时变化刺激人的神经，才能提高人对变化了的刺激（奖励）的感受性，从而提高人们对事物所带来的快乐体验。

比如，给对方涨工资不如发奖金。因为涨了工资，让人高兴一时，久而久之，也就认同这种自然的变化，这叫适应。适应之后，每次拿到工资也就不会有兴奋和快乐了，如果把涨工资的份额采用不定期地发给员工，会让他保持持久快乐，这种期待的心情也会在心理发酵，对未来充满快乐。心理学认为，人一开始可能对某事物敏感，时间一长，也就适应了，也降低了对这种东西的敏感性。

为此，时不时地变化，会增加人对差别的感受性，避免人对某些美好事物有可能产生的麻木，这种去敏感化很重要。

快乐是身心的彻底解放，运动能使人身心愉悦。体育活动能让人精神焕发，头脑产生快乐的物质——吗啡肽，使人身体沉浸在紧张之后的松弛状态。与人相处，控制对方的行为，这种斗智斗勇，玩乎于股掌之中，也是一大快乐，其实质是精神的放松。这些快乐都产生于活动过程，活动本身。正如钓鱼的人，快乐在于鱼上钩的那一刻，而并非鱼的大小及吃鱼的口福。

一位美国乡下的老人住在僻静的小院很快乐。一群嬉闹的小孩打破了这里的宁静，让老人不能怡然自得。他无论怎么训斥，孩子们总不走，并且孩子们也以给这位老人带来的激愤而兴趣盎然，他们习惯这种猫捉老鼠的游戏。他们深深体会到"逗你玩"的乐趣。老人反复寻思，想出一条妙计，他笑嘻嘻地对他们说："我挺喜欢你们为我解闷，欢迎你们常来，你们谁吵得厉害，我给他1元钱。"孩子听后很开心，天天来。没过几天，老人说："我拿不出1元钱了，只能给你们5毛钱。"孩子听后，不高兴地说："那么费力吵才得这么少的钱。"以后他们再也不去了。

孩子的快乐来源于内心，他们顽皮、嬉闹，并逗老人不悦，显示他们自我的力量。这是真正的快乐，是生命底层能量的迸发，这就是嬉闹的本质。遇到老人的加入，他们的快乐又升级，以和老人斗智，也就是玩"猫捉老鼠"的游戏而体会快乐。它是集体力与智慧为一体的快乐，令孩子们忘却一切，乐此不疲。

然后，当这种真正的来自内心的快乐，或来自活动过程本身的快乐，一旦加入外界的物质条件，人的快乐就会逐渐减弱，乃至消失。

及时的满足与唤醒对方美好的期待，能使人产生长久的快乐。对任何人而言，只要内心对未来有期待，就会产生欲求不满的紧张，这可能是一种快乐的等待，也可能是一种焦灼不安，一旦满足，带来的是身心愉悦的快乐。不仅如此，由此可能产生对这种美好的期待，伴随着回味，期望又一次满足的降临，内心这种眼巴巴的热望，会绕在头脑中，想象梦想的实现。这些美好的向往与体验，都是让人欲罢不能的快乐。

如果给狗奖励，何种奖励方法最有效？这取决于奖励的数量和时间。显然，及时奖励远优于过一段时间要好，因为时间一长反而降低了奖励的诱惑力量。如果三个单位时间给三根骨头，不如一个单位时间里给三根更好。

对人而言，如果请人吃饭，不要隔夜告诉他，最好三个月前就告诉他，其间还提醒他几次，会让他开心好多次。很多时候，快乐来源于对快乐的期待。

人们不是看它绝对价值的多少而是相对价值的多少，因为相对大的价值更能在比较中彰显其独特的价值。一个是 10 盎司的杯子装了 8 盎司的冰淇淋；另一个是 5 盎司的杯子装了 7 盎司的冰淇淋。虽然前者比后者多，但是送礼的话，后者要比前者更让人感觉价值多，唤起的快乐也多。因为人们往往认为小杯的冰淇淋更多。由此可以认为送 400 元的羊绒围巾要比送 500 元的羊

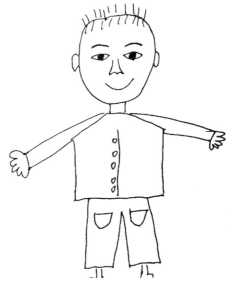

图 11-5 真正的快乐来自内心需要的满足

毛大衣，会让人更开心。谁都知道在同类物件中，400 元的围巾是相对价值最昂贵的。

在基本的温饱生活满足后，物质的、实用的东西并非容易唤醒人强烈的需要。加之，人的物质贪欲，并非送给他的东西，就能引起他的快乐，或长久的幸福之感，这些物质，实用的东西很快成为他强大欲望的背影而被轻易地忽视、忘却。相对而言，送给对方具有精神价值的东西，不仅有其独特的价值，而且恒久悠远更能让人永久地快乐。比如送老板一尊他的雕像，或者送员工精美的画册并附上每位员工的话和签名，这些用不掉、吃不掉、送不掉又扔不掉的东西，反而更会让人长久快乐并永远记住送礼的人。

这些都是让人快乐的东西，人人都在追求快乐，如何在人际互动中给对方带来快乐是我们挖空心思所想的事，因为只有对方快乐，我们才能赢得对方的喜欢，在这种友好的气氛中，我们不仅能获得对方的帮助和支持，还能驱动对方最大努力地做我们所期待的活动，其结果，化解已有的矛盾加深彼此的情谊。

在实际生活中，应用这些让人快乐的密码，仔细体会并积极创生新的，有效的快乐方法，这会在给别人带来快乐的同时，也让我们也更好地享受人生的快乐。虽然太阳照常从东方升起，每个人的生活内容相似，但能认识并积极创造快乐，却会让我们每个人的生活不同，人生的发展轨迹也不同。不言而喻，想要做生活主人的你，从学会快乐开始吧！

本性、角色与行为方式

我们的心性不同，这也反映出不同的兴趣、价值取向与人生追求，这决定了我们特殊的谋生手段，以及人身修为的不同。如果我们能顺应自己的心性，选择认同感强的生活方式，就会达到心泰身宁的和谐状态。每个人的人生轨迹、荣辱甘苦自有其内心的使命，似乎冥冥之中有道规定。如果是黑社会的，视杀人放火为等闲，往

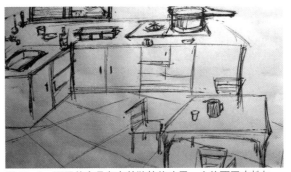

图 11-6　不同的家具各有其独特的功用，人的不同本性与角色也有其不同的行为方式

往过着花天酒地的生活。对他们而言，生命中似乎没有不可为的底线。你只要进去，就没有回头的路，每天的生活是无定，游走在生死线上。这既是心性造化，也是行道使然，既无法脱离，又不能主动选择与超越。

由于各种无奈的原因，如果误入了不符合我们心性的行业，就会要么生，要么死，或半死不活麻木余生。不同的行业有相应的行业要求，这就是由职业或行业特点形成的规范与期待，也叫社会角色期待，表现出与这个规范相一致的行为方式。身居行业中的任何人，也就有了相应的特色鲜明的身份，如警察、医生、教师、科长、处长、局长。身为何种身份，就要承担相应的角色，履行规范的行为。只有这样，才能获得身份、角色与行为方式的和谐。

不过，即使符合社会角色期待，可能还是别人心目中某个正常的人，但是他却未必是一个幸福满足的人。因为这没有考虑自己心性的问题，只有心性、身份、角色与行为方式相一致，本我与超我才没有了冲突与矛盾，内心的自我才会展露出酣畅淋漓的快乐，从而促使生命潜力完美的发展。这是我们人生无与伦比的巅峰。然而，尤其是当今社会各种规范遭到冲击，对一个身份，或角色，除了社会期待外，还有一些"潜规则"，这些"潜规则"见不得阳光，通常都是与主流社会大众期待相悖。

在具体生活中，为了获得赞誉，我们往往表现与社会期待与身份相一致的角色及行为方式，为了个人的私利，往往是按"潜规则"行事。有时"潜规则"的力量足够大，以致违背社会大众期待的公开规范，它

无视社会期待，甚至左右了社会期待。结果是引起社会秩序的紊乱，招致社会的大波动。为维持社会和谐与稳定，必须启动社会调节，比如重整律制，处罚一批违背纲常、违法乱纪之人。面对社会期待，任何形式的"潜规则"一旦产生，就会加大与社会期待的差别，造成某些人性的扭曲，或人格的分裂，要么名誉扫地，要么受到法律的惩处。因此，无论我们是何种身份、我们都要履行社会期待的，努力做到身份、角色、行为方式一致，以促成社会的和谐、自我的身心快乐、健康，以及富有成就的人生。

无规矩无以成方圆，无身份与角色，社会就会处于无序状态，人类依赖的文明社会就不复存在。在这种无序的社会里，我们无法享受人类的文明，生活将缺乏宁静与安逸，人们将充满冲突与茫然，人生将失去目标与追求。其结果是，人们处于信仰危机，没有行业操守，没有道德底线，社会将处于不稳定，人们面临不确定的危机，没有安全感。于是，社会变革的因素开始潜生暗长，大规模的社会调控措施强制实施。大有"山雨欲来风满楼"之势，历史上朝代更替的前夜也莫不如此。

社会要处于和谐、稳定，充满发展的生机，必须各行各业各行其道，恪守其行业规则和职业规范。对于个人而言，个体的言行修为都由心性而发，如果社会期待的角色与其心性要求一致，个体内心就会悦纳自己的身份与角色，履行其行为方式。处于这种状况的社会或个体、彼此相融，个体内心和谐圆满，整个社会欣欣向荣，充满无限的生机。

当然一定的社会身份、角色会影响个体的行为方式及价值信念。入其道，行其事，变其心，这是一个不由自主的渐变过程，如环境熏染人心一样，染于苍则苍，染于黄则黄。不同的职业活动会形成相应的职业人格，建立相应的人生观和信念，甚至改变人的本性。如教师的职业，形成守时，尊重人，尊尚学高为师，行为示范。因此，按一定的身份，角色行事，其结果能改变我们的心性。

　　本性、角色与行为方式的关系让我们认识到，在人生舞台上只有按照社会的期待履行我们的身份和角色，我们才能在社会上获得发展。然而，如果忽视了我们本性的需求，那么可能在社会生活中迷失自我。所以，任何单方面的极端追求，都将导致个体自我心灵的扭曲。我们只有既追求履行社会的期待角色，又要寻求自我本性的合理满足，我们才能获得身心的和谐与健康。

第十二章 积极教育

///

教育孩子，关注孩子的成长，是中国父母内心的守望。了解孩子，努力走近孩子的内心是很有必要的。然而，如何对孩子进行积极的、有助于孩子发展的教育更是重要的。

孩子有自主行为的需要，想发挥自我的力量，按照自己的意志对外界施加影响。对任何人而言，只有参与活动并表现主体意志的力量，个体才能体会到自己的存在，获得成功与快乐的体验。

走近中学生

2011年9—10月，中国青少年研究中心、日本青少年研究所、韩国青少年开发院及美国艾迪资源系统公司联合实施了"中日韩美四国高中生比较研究"，对四国青少年的国家意识、生活价值观、现实关注、课余生活、留学意识，国民印象等方面调查。调查对象为普通中学1—3年级在校生。中国的2232名高中生来自北京、上海、广州、大连、西安5个城市30所中学；美国1029人；日本2453人；韩国2292人。

中国高中生有着较强的国家意识和务实的价值观，追求个人幸福和家庭美满，对朋友关系、毕业后去向和学习成绩关注度较高，课余时间多用来补习功课。他们有强烈的国际交往需要和留学意愿，对国际文化充满兴趣，尤其热衷美国电影和日本动漫，留学的主要原因是希望扩大视野和寻求更好的教育环境，主要目的是为了获得学位。美国高中生对中国人评价最高；日本、韩国高中生对中国人负面评价较多。

值得关注的，中国高中生对现实生活满意度不高（75.3%），居第3位；满意度最高的是美国（92.0%），日本（87.8%）；韩国（66.0%）最低。

中国高中生家庭观念更强，对家庭美满幸福超过"按照自己的兴趣生活"。

这项跨国调查，让我们近距离走近中学生，通过一些结果了解其人生的目标以及背

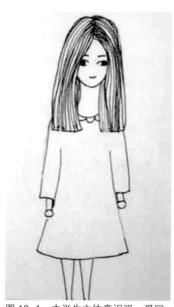

图12-1 中学生主体意识强，受网络的影响较大

后的故事。以中学生的喜怒爱好，折射出我们这个时代的价值取向，让我们深思：为了明天更美好，我们应该做些什么积极的、建设性的应对措施。

高中生有较强的国家意识。在中学生的心目中，国家民族、中国人是同义词，在涉及国际的问题中，他们有极强的民族自豪感和自尊感。对国际上任何有辱于国家的言论和行为，都会刺痛他们内心最柔软和脆弱的地方，本能地激起他们高涨的爱国热情，他们不畏任何强权和国际常识，对有损于国家尊严、形象的各种言行进行强烈地反击。

这么强烈的国家意识来自朴素的民族自尊感。任何一个民族的集体无意识里都存在一个自我保护，自我强大的愿望，尤其对一个弱小，或饱经欺辱的民族，更是如此。随着中国经济的腾飞，中华民族改变了以往在国际地位上的形象，极大地提升了国人的自豪与自尊，关注国家，维护国家的声誉已成为中学生，包括任何一个国人，内心敏感的部分。从小到大的正面教育，悠久的文化和历史，以及地大物博，已使中学生内心有强烈的爱国主义情感，还从心底滋生民族的优越感。中学生从心理上讲，正处于自我意识发展的新时期，对自我渴望积极正面的评价，这种心理会影响到在国际事务中对自己国家的认同、关注，正如对自己"恐貌不美综合征"的心理会投射到对自己国家的积极期待上，期望她美好，极力维护她的声誉。然而，这种心理极易产生自我中心，放大自己的优势而逃避自己的不足，在涉及国际事务中容易产生走极端、绝对化等不理智的盲目情绪。然而，在强烈的国家意识背后，高中生对国家现实的满意度不高，远低于美国、日本，而对家庭美满幸福观念更强，甚至超过自己的兴趣。因此，就出现一方面是强烈的国家意识；另一方面对现实生活满意度不高的矛盾心理。追求务实的价值观，如果有合适的机会，他们易受别国优越生活条件的诱惑，向往这些国家的生活，更愿意出国学习、生活甚至工作或移民。这应当引起我们教育部门真正的关注及忧虑，如何让中学生由极强的民族自尊感、或较强的国家意识上升为具体的民族忧患意识，以及民族的责任心。这样中国的未来才真正有希望强大，今天的中学生把这种忧患意识转化为内心强烈的民族发展的使命感，勇于承担民族复兴的责任，以民族屹立于世界民族之林为己任。如果这样的话，我们才欣慰"高中生有较强的国家意识"这个结论。

务实的价值观。高中生强调务实的价值观，生活目标具体，看重金钱的价值，做事强调回报，选择高收入的专业或工作，这是商品经济下，国民普遍重视物质财富追求的现实心态及在高中生头脑里的反映。重视经济，以经济工作为核心，这与以前狠抓阶级斗争的"文革"相比，我们的社会的确进步了。随着经济总量的增加，中国在国际事务上的地位的提高令人瞩目，人民的生活水平大幅上升。然而，社会过度的经济化，以及忽视人们精神思想的教化，又使我们的社会道德沦丧，违法犯罪案件上升。一句话，是人们没有了对自然和生命的神圣与敬畏之感，疯狂地掠取和占有物质财富，是人们失去了信仰，所以没有了底线。人们不谈精神、理想和社会责任感，在法律里投机钻营、找空子；在社会规范里再生"潜规则"，吞蚀社会、毒害人们的心灵。对于一个正在发展的社会，其危害极大。

对于一个高中生来说，务实的价值观是社会现实的一个缩影，会让他们尽快适应社会，但对他们长远的发展以及促进国家民族昌盛方面极其有害。我们都知道："少年强则中国强。"中学生是民族的未来和希望，他们应该指点江山，激扬文字，对国家的发展充满信心，应该谈理想、谈人生抱负，谈如何为国家的昌盛而尽自己的力量。这样有朝气、有美好人生理想，有精神追求的一代，才是我们这个国家和社会所需要与认同的。如果青少年没有了热血和激情，幸福，没有社会责任感和公民精神，眼光局限于个人的以及更为严重的务实价值观，那样会极大地影响我们这个民族的振兴，也不利于国家在国际舞台上持久的强大力量及话语权。在当今国际上仍然是强权就是真理的时代，不强大、落后就会难逃被挨打的命运。即使作为优秀分子可以移民，修改国籍，但是华人的血缘身份难以更改，潜意识里仍然中华文化认同，难以适应欧美的文化。这会让异国他乡的人孤独、寂寞。如果一个民族不强大的话，不管走到世界各地，个人如何优秀，也回避不了受歧视、不公平、遭屈辱的命运。近一个世纪，华人在国外，在国际舞台上的命运足以说明这个道理。因此，如何挽救我们的中学生唤醒他们的社会责任感，培养理想，追寻精神，是值得我们深思的问题。

追求个人幸福和家庭美满。现在成长起来的中学生都是"90后"，大部分是独生子女。他们从小获得长辈的关注、爱较多，养成他们比较注重自我的个性。和以往相比，主体性增强关注自我的感受是当今高中生的鲜明特点之一。因此，他们不压抑自己，敢说敢做，按着自己的想法去生活，追求自己最大需要的满足与幸福。这种自我的极端就是自私，在人际交流中往往忽视别人的感受，所以这样的高中生在走向社会或入大学学习时，都将面临适应的问题。有研究指出：当今大学生最大的心理问题就是人际关系。很多大学生因人际关系的障碍，而产生孤独与寂寞，有的则是因无法排解负性情绪而杀害同学，酿成残酷的悲剧。因此，如何处理好自我与其他同学的关系，学会交往将是中学生一门人生的必修课。

高中生追求自我幸福是他的自我意识增强的表现，然而，如果没有家庭的和睦与幸福，中学生的任何自我追求也失去了达到目标的保障，因此，中学生渴望家庭的美满。家庭美满最受益的是孩子，他们可以享受父母的呵护。如果家庭出现危机，处境最痛苦的是孩子，因为父母双方都可以重新组织家庭开始新生活，而孩子无论跟着父母谁，内心都很难获得家的认同，心无居所，无论在哪个新家都感觉陌生、凄凉和自卑，往日的受关注感受的温暖、呵护，此刻全都荡然无存。更为严重的是，父母由争吵到离异让孩子失去对人间真情的信任，他可能对人生美好的未来不抱有信心。人常说："哀莫大于心死。"这是对未成熟的中学生最大的伤害。据调查：未成年犯罪大多与单亲家庭，或无亲家庭有关。这是一个毋庸置疑的事实。尤其在我们这个社会，社会救助体系尚未完备，失去父母、家庭的中学生很难从社会上获得真正的关爱，极易让他们受伤的心铤而走险。因此，中学生追求家庭美满幸福，从中获得关爱，满足其亲密的需要，以及内心的安全感。在中学生对社会满意感不高的处境下，家庭的美满正是高中生人生信赖的最后一道防线，这种状况更强化了中学生对家庭的依恋和期待，家庭是他们重要甚至是唯一的社会支持系统。这告诫我们，社会或学校应该关注家庭不美满的孩子。

高中生对朋友关系关注高。如果说小学会重视老师对自己的评价，那么高中则更关注同伴的评价。这一方面说明高中生自我意识的发展，重视自尊心的心理使他们不愿听从父母与教师的说教，更愿意与同伴平等自由的交流。另一方面，父母忙于工作，无暇关注他们的内心需要，以至于双方产生理解上的"代沟"。这些思想上的变化使高中生脱离对父母的情感依赖，希望从同伴中获取社会支持，以及建构自我的价值。在同伴中，高中生更关注亲密关系的建立，也就是朋友关系。社会心理学认为人有亲和与亲密的需求，亲和使人避免孤独；亲密减轻人的寂寞。身心独立的中学生，由于受长幼尊卑的等级观念影响，以及生活环境的差异，更主要是父母观念的落后，使他们从父母长辈那里获得不了信息的交流，可靠的同盟参照标准，自尊以及归属的需要，这使得他们对同伴关系重视，对朋友关系关注较高。朋友的关系，以及多寡往往决定他们在群体中的社会价值高低；朋友的评价如何也直接决定着他们在生活中存在的价值和意义。如果缺乏同伴，或亲密的朋友，他们不仅孤独、寂寞，而且无法从同伴、朋友中了解自我的形象，不利于自我概念的建立。同时，生活、学习中缺乏同辈群体、朋友的社会支持，会使他自卑，丧失对他人乃至社会的信任，从而对人生失去信心，感觉人生没有什么意义。

既然对朋友关系高度关注，那么朋友对高中生的人生观和行为习惯影响很大。近朱者赤，近墨者黑。高中生看重朋友关系，讲究忠诚和信任，为了朋友往往失去了道德，丧失法律观念，做一些后悔莫及的事。这应该提高中学生的道德与法制意识，处理好狭隘的哥们儿义气与真正朋友的区别，要交好朋友。交好朋友能促进自己进步，是经历一种活的教育。不过，作为学生本人，要有是非观念，要有对自己负责的意思，与同伙、朋友相处要见贤思齐，见不贤而内自省也。只有这样，才能把交朋友，既当作满足自己情感的需求，缓解学习的压力，化解成长的烦恼，也作为一种向社会学习的渠道，促进自我的发展和成长。

另外，父母要重视孩子的朋友，任何限制孩子正常的交往或不经意的诋毁孩子伙伴，朋友的做法，都将引起亲子的冲突及关系的恶化，使孩子逆反，挑战父母的威信，其结果是失去孩子的信赖。

对学习成绩关注度高，课余的时间多用来补课。在中国应试教育的情况下，学习成为每个学生的必要责任。也成为一种生活模式。自从孩子上幼儿园，孩子就被灌输学习成绩重要，考好大学这样的观念。而且，也开始了学习的生活，为了赢在起跑线上，孩子也被安排上各种各样的学习辅导班。进入高中，整个家庭乃至社会也都会把重视学习成绩的普遍焦虑传递给高中生。临近在即的高考，也刺激高中生更加重视、关注学习成绩。因为整个社会对一个学生的评价也简单集中到学习成绩上，学生的成绩决定着教师的考核和业绩，也影响着学校的办学声誉，学生的成绩在关乎自己命运的同时，也承担了，并沦为教师，乃至学校谋求声望的工具。为了取得好的成绩，学校给学生补课，学生自己也利用课余时间补课。其后果是在中小学，本来具有对学习好奇心，也被这种唯成绩论，以及没完没了的补课，弄得对学习毫无兴趣，对知识的探究欲望丧失殆尽。孩子具有的任何天性和个性也被中小学注重学业成绩的教育模式，消减得整体划一，千人一面。学生沦为学习的机器，没有了思想、个性和创新，也就没有了生命。

即使上了大学正需要努力进行专业学习的关键时期，他们都没有了兴趣、探究的精神。这就是为什么中国有世界最多的人口，优秀的学生，却造就不出优秀的人才。对成绩的关注和追逐，背离了教育的本质，远离了人的发展，造成中学生只顾及考试的内容，而考虑到人文知识、个人修为及公民意识。难怪现在的中学生乃至大学生，不会生存，不会交往，不会生活，更不懂得如何珍惜生命。这就出现了奇怪的现象：一方面，高成绩；另一方面，心理问题多。因为学习问题，造成亲子关系紧张，有些孩子不堪忍受父母的强迫而丧失人伦杀弒父母，或孩子忍受不了压力或学业上的失败而自杀。由于只有学习成绩，而没有做人的教育，造成青少年精神荒芜，没有做人的底线和内心的精神寄托。以至于这些年出现的青少年违法乱纪的现象增多，更主要的是抢劫、杀人、贩毒、吸毒、自杀的恶性犯罪人数有增无减。

因此，中学生需要补课，需要除了成绩外更重要道德、法律和生命主义的教育和学习，还需要公民意识的教育。应该走出唯成绩的教育，回归教育的本体，倡导个性的教育，以及全人的教育。

对毕业去向关注高，留学意愿强烈，获取学位。现在的高中生生活在一个改革开放的时代，西方文化和生活方式深深影响着他们的审美情趣和生活方式。欧美、日本、韩国的电影、电视、服装、食品伴随着他们的年龄增长，他们比以往的孩子无论从谈吐、偶像崇拜以及自己的理想和思维方式都呈现出国际的眼光。他们对异国文化、生活方式的好奇，以及对先进科学技术的向往，更主要是国家对留学政策的开放，国内就业的竞争压力，以及家庭经济水平的提高，激起他们强烈的留学意愿，以获得求职的优势。

随着全球经济的下滑，中国的经济也受到影响，面临着经济的调整，这造成了国内就业难，竞争激烈的局面。严峻的就业形势，使整个社会产生一种广泛性的就业焦虑，这势必传递到即将面临人生选择的高中生。因此，高中生对毕业去向关注高，是升学还是就业，是在国内读大学还是到国外。高中毕业，选择的路可能影响终身的生涯规划。要知道读大学对城市收入高的阶层不算什么，但对于低收入家庭或农村家庭，读完大学的费用是一笔不小的开支，可能倾其所有，甚至举债度日。然而，即就是毕业，就业很难，甚至薪水低等，这些必须面对诸多的现实问题让高中生对毕业的去向怀着前所未有的焦虑。不过，如果经济条件允许，他们更愿意到国外读大学，因为国内大学除非重点大学，许多才升格的大学或扩招的普通大学，在课程设置没有特色，教学质量又不高，相比而言，宁愿到国外留学更有价值。比如能熟练学好英语，学到先进的科学知识，拿到含金量更高的国外学位等等。

不过，许多高中毕业到国外留学的"小留学生"，其学习生活状况令人堪忧。据报道，由于缺乏生存能力与学习能力，小留学生很不适应国外的开放性教育。加上意志力较弱，又无人督促和管理，很多学生花钱无度，遇到困难逃避，甚至沾染上一些恶习，有的带着襁褓中的婴儿，不得已又遣返回国。留学的梦就这样陨落，还没有经济的独立、身心的成熟，却要面对实实在在漫长的人生，这是怎样的一种痛楚，个中滋味，只有当事人自己知道。

走近中学生，我们对当今的高中生了解更多，高中生身上出现的这些趋势都是客观存在。存在即合理，正如世界存在的万物一样，都有它滋生和发育的土壤。用发展的眼光看待，这些都是高中生出现的积极，与时俱进的变化，我们应该接纳、承认它。然后，为有可能产生不足的、负面的问题寻找积极的防范措施，最大限度地长善救失，化解各种矛盾和不足，让我们的孩子，让祖国年青的一代承担社会责任，走得更好。世界在变化，我们国家也在变化，每一代人会面临不同的问题，我们的孩子，将面临更为严峻的考验和生存压力，赋有不同的历史使命，这是不容置疑的社会现实。

对今天的中学生，我们要帮助他们学会走路，更要让他们自己学会独立生存。祝愿他们，祈祷他们：健康、发展、自由、博爱、责任、幸福。

从归因理论看"逆境教育"

目前多数独生子女的家长总希望自己的孩子，在精心呵护的顺境中成长，一味地满足孩子的各种需要。为了顾及面子，他们不愿自己的孩子受半点委屈，认为别的孩子有的自己孩子也要有，形成溺爱、攀比的心理。人们常说："自古磨难出英才，纨绔子弟少伟男。"只有在逆境中顽强拼搏的人，才能成为社会的栋梁，各领域的杰出人才。这就涉及"逆境教育"的问题。

心理学认为逆境必须同时具备两个可操作性的特征：一是个体没有完成通过努力而能完成的任务；二是个体意识到与其条件相类似的人却能够完成相应的任务，感到自己确实不如人。例如，中学化学课上，如果某个学生没能在老师规定的时间内做完试验，并且发现其他同学却能够完成，感觉自己不如其他同学，那么这位学生处于"逆境"。一般来说，积极应

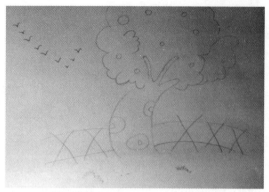

图 12-2 树的生命是顽强的，人的生命也是这样。只有经受了挫折洗礼的人，才能做出非凡的成就

对逆境的策略是不服输，振作起来，努力实现预定的目标；消极的处理方式则是消沉、失望、一蹶不振。无疑，积极的反应是我们竭力倡导的"逆境教育"。

让孩子在挫折面前不气馁，坚持不懈，顽强地达到预定的目标，这就是逆境教育的核心。如何应对逆境环境教育呢？心理学有关的归因理论，能很好地解答这个问题。

社会心理学认为，人们常常根据有关的外部信息、线索对人内在状态，或依据外在行为表现推测其行为原因，这个过程称为归因活动。这种对行为后果的认识活动，必然会影响到当事人的情绪和以后的行为。美国心理学家韦纳的研究指出，归因结构包含三种成分：部位（外因或内因）、稳定性（稳定或不稳定）和控制性（可控或不可控）。其中，原因的稳定性影响到个体未来的希望和对行为的坚持性。当老师把学生失败的原因归于稳定的难以改变的因素时，往往会使学生悲观失望，放弃努力；反之，如果把失败的原因归于不稳定的、可以改变的因素时学生承受的压力就不会太大，对未来仍抱有希望，并尽自己的能力去克服导致失败的因素，努力争取下一次的成功。所以说，原因的稳定性因素对学生以后的发展方向起到十分重要的作用。具体到上述化学课的例子就是这样的结果：学生面对在规定的时间内无法单独完成老师安排的化学实验，或者完成得结果不如其他同学的情况下，若学生把失败得结果归因于自己能力差劲，他就会体验到沮丧、自责，从而失去继续学习得动力，放弃行为上的坚持性。因为能力差是一个较稳定的原因。换个角度说，假使教师引导学生把失败的原因归因于方法不对时，学生就会对未来的成功仍抱有希望，并能想方设法去获得新的成功。这样使行为具有坚持性。因为方法不对是一个不稳定的原因，其结果是极大地提高学生的耐挫折能力，遇到失败仍百折不挠、勇往直前。

然而，社会上"素质教育"的现实状况，令人有几多感慨。只要略加留意周围，就会发现一些有悖素质教育的现象：学生在课余、周末甚至寒暑假，都要继续上补习班，以及特长考级班。其名堂、花样繁多令人瞠目结舌！这样的"素质教育"不是在"减负"，而是变相的"增负"。

值得一提的是，教师们在学生负担日益加重的情况下，缺乏对学生进行有效的"心理教育"。据一篇文章报道：初中有位脑子精灵古怪，喜欢淘气闹事的男生。他的顽皮只不过是开开女生的玩笑，上课讲讲笑话等无伤大雅的行为，坦率地说这也是属于那个年龄段男孩子的"天性"。然而，班主任却对这名学生甚为反感，屡次当着同学的面羞辱他。有一次考试不及格，班主任批评他的同时又扯出他陈年的旧事。从此，这位男生不顽皮了，但并非变"乖了"，而是沉默，将自己内心封闭起来。不仅如此，事态继续发展得还很糟糕。失去天性的这位男生成绩一落千丈，他破罐破摔。后来，高中也无法再上，失望、沮丧的他无奈地进入技术学校。在这种心态下学习技术，他没有强烈钻研技术的热情，其学习效果很难提高。

也许会出现奇迹，这位学生成为技术能手。但是，从激发学生潜能，促进学生人格成长来说，班主任对这位男生的"逆境心理教育"是失败的。究其原因是教师在学生产生挫折感时却没有能够及时地从正确归因的角度，对其进行适当的挫折教育；反而将他贬得一无是处，更有甚者当着在场的同学，给这个男生贴上了"差生"之类的永久性标签。殊不知，班主任对他毫无尊重的批评深深地伤害到他的自尊，他从此一蹶不振。

心理学研究指出，青少年是儿童的自我概念形成的关键时期。他们对老师的评价十分重视，可以说在他们还未完全成熟的情况下，老师以及周围的成年人对他们的评价也往往成为他们自我概念的一部分。因此，引导青少年学生进行积极的归因，有助于学生心理的健康成长。这就需要教师从促进学生身心健康发展出发，对学生的成败进行积极归因。

把学生的成功归结为内部原因，如智慧，使学生产生满意和自豪感；

归结为外部原因，如努力等，使学生产生惊奇和感激的心情；把成功归因于稳定因素，如智慧、基础扎实等，这有助于提高学习的积极性；归因于不稳定因素，学习的积极性可能提高也可能降低。

另外，切忌把学生的失败简单地归因于内部或外部原因，归因于内部原因，这会使学生产生内疚和无助感；归于外部的原因，会产生气愤和敌意。

总之，青少年时期是一个孩子逐渐成长、懂事的阶段，在这一阶段里，孩子更呈现出一种主动积极的态度。对于这一阶段的孩子适时有效地进行归因理论教育，促进他们心理健康地发展是每个教师义不容辞的责任和义务。

逆境教育也是心理素质的一个重要的组成部分，教师应当在逆境教育中坚持教育性的原则，巧妙地利用归因理论对学生进行逆境教育。教师应该具有敏锐的洞察力，善于了解并分析孩子内心情况，适时捕捉教育时机，利用归因理论，及时地帮助他们正确归因教育。归因教育使学生充分利用挫折情境，积极培养学生的自信心和坚强的意志。这种逆境教育，实际上是以鼓励为主，旨在增强孩子战胜困难、克服困难的勇气和信心。我们有理由相信，一个从小就不怕失败，不放弃努力的孩子，通过长期积累，通过长期积累，可以塑造一个积极进取的自我。在高速发展、竞争激烈的现代社会中，我们都将遭受到更多、更大的失败，我们只有在失败中振作起来，才能不断地体验到自我成长，并学会控制内在力量，因此，"逆境教育"是中学的人生必修课。从未来的人类发展角度来说。

浅谈中学写作教学中的归因效应

中学写作教学存在诸多问题，学生怕写作、不爱写作的现象普遍存在，已成为影响中学语文教学的一大痼疾。虽然作文在高考中占 40% 的比重，语文教师也为此积极进行作文教学的各项改革，但是据有关调查情况看，中学生的写作状况仍不容乐观，写作的兴趣依然很低。

针对这种情况，不妨利用社会心理学的归因理论，对中学生写作活动进行积极归因分析，激发学生的写作兴趣，提高写作能力。中学生缺乏写作动力的原因是多方面的，诸如课业负担重学习紧张、阅历浅生活表象贫乏、语言修养不足以及多次失败的体验等。但不容忽视的一个重要原因是不正确的归因，这是导致学生是否继续尝试写作，逐步提高写作能力和水平的重要因素。这方面的归因具体包括两方面：一是学生对自己作文结果做出不正确的归因；二是教师对学生作文优劣的不当归因。

一项研究表明：凡是喜爱写作的学生，老师都能对学生写作的成败进行正面而积极的归因。由此可见，归因对学生写作兴趣和动机的影响是非常明显的。研究归因效应，对提高写作教学效率极有积极的指导意义。

那么，什么是归因理论？

归因是根据有关的外部信息、线索判断个体的内在状态，或依据外在行为表现推测行为原因的过程。归因理论产生于 20 世纪 50 年代，其代表人物是海德。海德将行为的原因分为两种，个人因素和环境因素，也就是内部因素和外部因素。60 年代，罗特提出"控制点"维度，认为个人对生活后果的控制力量有不同的理解，把人划分为内控型与外控型两种。其中，将个人因素控制生活结果的为内控者；外部力量控制个人生活结果的则称外控者。70 年代韦纳则在海德和罗特研究的基础上完整地提出了归因模型，促进这一理论的发展。

韦纳假定对行为结果的归

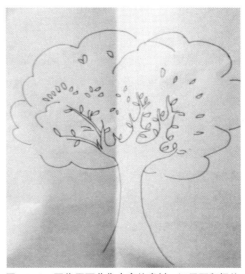

图 12-3　写作需要收集丰富的素材，还需要积极的练习

因有四个因素：能力、努力、任务的难度、运气，并根据"控制点"的维度和"稳定性"的维度，将四个因素加以分类。韦纳认为，人们都要把自己的成败进行归因，归结的不同原因影响以后的行动。例如：把成功归结为内部原因，学生易产生满意和自豪感；归结为外部原因，学生则产生惊奇和感激的心情。把失败归因于内部原因，学生遂产生内疚和无助感；归于外部的原因，会产生气愤和敌意。把成功归因于稳定因素，会提高学习的积极性；归因于不稳定因素，学习的积极性可能提高也可能降低。

归因对学生的学习有这般重要影响，那么对学生的写作行为有哪些的影响？结合学生的写作实际，一般认为归因对学生的写作具有下列作用：

归因影响学生的写作积极性

积极主动是追求写作成功的强大动机，驱动学生产生持续不断的写作行为。如果学生将写作成功归因为稳定的内部控制因素，如能力、功底实时，就会产生自信、乐观、愉悦等积极写作情绪。反之，若归因于稳定的外部控制因素，如作业难度、时间紧迫等因素，则会使学生产生百折不挠的心理状态，从而诱发亢奋、昂扬的良好情绪。

如果把学生写作的成功归因于不稳定的内控因素，如努力、意志力等因素，学生就会发奋用功，严格要求，以旺盛的斗志克服困难。反之，归因于不稳定不可控的内部因素，如运气、机会等因素，学生就会产生放弃、无可奈何等恶劣情绪。

如果把失败归因于稳定的内部控制因素，如能力等，学生就会产生内疚、失望、自责等消极情绪。不仅如此，甚至影响到学生的人格健康。

归因影响学生对写作的信心

当学生将自己写作成功归结为功底实、能力高，有良好的遗传因素的话，学生就会充满自豪感和优越感，对写作更有信心。若把写作失败归因为缺乏努力时，失败将成为他进一步努力的动力，不会就此而产生挫折感、自卑感。反之，如果学生会认为是外部力量，如老师评价、环境气氛、运气等；或难以改变的内部因素，如智力、能力、遗传等。这些因素造成他写作的成败其结果，他就不会因为成功而自豪，最多有一种侥幸心理。这样的话，会因为失败而受到伤害，采用消极防卫的手段，或拒不写作，或应付了事。对写作，失去信心，放弃追求写作成功的行为。

归因影响学生自我期望和能力发展

若学生将写作成功归因为能力强、将失败归因为不够努力，他会从成功的因果关系中期待以后的成功，激发他不断努力，锲而不舍地追求成功，直至达到理想的水平。不仅如此，学生写作的成就动机也会提高，对写作具有远大的抱负，激发他选择最难也最具有挑战性文题写作，发展他的智慧和写作的潜能。然而，将成功归因为题目简单、把失败归因于能力的学生，则会将成功看作是偶然的因素，失败竟成为他错误归因的又一次证明。其结果，不断降低他自我期望的水平，对自己能力作过低估计。他们常常选择最容易的文题，写最简单的内容，甚至放弃努力，听任失败。自然，其能力发展也会受到严重的束缚。

既然归因理论对个体行为产生重要影响，为了实现提高学生的写作水平的目的，语文教师在训练学生写作能力时，有必要充分利用归因理论的原理，对学生写作的失败进行积极的归因。为此，在对学生进行作文训练时，应该注意下列问题：

加强对学生积极的归因训练，提高差生的写作积极性

当学生写了几篇作文以后，不管他写得多糟，都要选出一两篇或某几个段落是比较成功的习作，然后帮助学生分析其中的原因。告诉学生，他写得成功的地方，是因为他努力的结果，他的写作能力并不低；写得不好的地方，是因为他自己用的劲还不足。然后让学生拿回去修改，对修改后的文章或段落给予充分的肯定，使他们确信自己的努力是有效的。经过一段时间的训练，学生在遇到失败时，首先会从主观努力上找原因，不再灰心丧气。只有这样，学生才能真正从失败的状态下摆脱出来，努力

走向成功。

对学生的写作进行积极而正确的归因

合理归因是从正面教育的立场出发，巧妙把积极归因与正确归因相结合，真正促进学生写作水平的提高。积极归因与正确归因是有区别的，能提高学生写作积极性的归因方式叫做积极归因，而找出学生学习失败的真正原因的归因方式则被称为正确归因。对教师而言，应对学生的写作状况，成功原因了如指掌，而不能统统归之于努力。当然，教师将自己的归因结果告诉学生时，还是要侧重于学生的"积极"。例如，教师即使发现某学生确实功底不够、能力较低，这个真正的原因也绝对不能告诉学生，否则，只能使他感到前景无望，丧失写作的信心。其实功底薄、能力差的学生只要肯努力，总是会进步的，甚至写出优秀的作文。这就是"勤能补拙"的道理。

教师要特别注意归因时的"观察者效应"

心理学研究指出，观察者往往把被观察者的成败归结于内部原因，这就是"观察者效应"。教师在归因时避免从教师的角度片面地强调内部原因，尤其当学生写作失败时。如果教师受"观察者效应"的作用，把学生写作失败的原因总归因于学生个人的因素，认为学生底子差、不努力等，这种不适当的批评、斥责，极有可能挫伤学生的自尊心、自信心，致使破罐子破摔，对写作产生恐惧。

此外，还要注意归因中的"晕轮效应"，即对自己喜欢的学生和不喜欢的学生做不同的归因。古城、库珀等理论家的研究和我们的实践证明，教师常会有意无意的将好学生的成功归因于能力等内在的稳定因素，将其失败归因于作文题目难度，偶然失误等外在的不稳定因素；相反，差生写出好的作文，多将其归因于外部原因，甚至怀疑他抄袭。当其写作失败时，则归因于没能力。因此，在讲评课上总喜欢表扬好学生，批评能力弱的学生，甚至常将能力弱的学生的习作当作取笑对象。可以认为，这也是造成写作上两极分化的主要原因之一。

为此，有必要对有效保证写作教学效果的措施进行探究。

教师的归因对学生写作产生的不同影响，这启发教师在写作教学中充分利用归因的原理。不可否认，这是提高写作教学的一项重要策略和具体有效的做法。但是，要保证这种效果的充分实施，教师必须对写作教学过程进行监控，也就是做好四个环节的工作：个别辅导、写前指导、作文批改、作文讲评。

个别辅导

个别辅导不但是教师对学生进行积极归因训练的最佳时机，同时也是教师将自己的正确归因适度传递给学生的最佳环节。面对面单独地谈，即使你指出学生在写作能力上有某方面欠缺，也不会使他有失自尊。因为远离当众的评价，保护了学生的自尊，他能体会到教师的关心和用心，有助于师生关系的建立和发展。而且，只有教师的态度是坦诚的，还会引起学生的好感。

写前指导

进行写前指导，教师不要把学生分为三、六、九等，规定哪些学生写哪类型的作文题。这种貌似"因材施教"对学生等第的划分，实际上是将教师对学生的能力归因无意泄露给学生，客观上给学生贴上标签，其结果会使写作能力弱的学生有自卑感、羞辱感、自我概念降低，对写作激不起兴趣。

课前指导教师也不能太过卖弄自己，避免使学生感到你对他们写作水平的轻视，力避他们从内心认定你的水平是他们难以超越的。这个环节应避免不让学生将自己的写作水平低的原因完全归因于自己的能力和智力。

作文批改

教师的评语实际上也是对学生的一种归因，学生特别关注教师对自己成败的归因。这是学生对教师具有向师性的缘故，所以要求教师要特别注意作文批改中评语的用词。

为充分发挥教师评语对学生的积极作用，建议教师使用下列评语：你有能力，只是还没有把它挖掘出来；你的想象力很丰富，考虑一下，如何使这种想象力表达得更完美；你要是再努力一些，多下一点工夫，一定会有更大的突破；从各方面看，你的作文不比其他同学的逊色，但文章结构缺乏逻辑联系反而减弱了文章表达的力量，显然，在结构安排上你还要加把劲……。这些批语都体现出对学生的尊重和信任，字里行间都流露出教师对学生的积极归因、积极期待。学生内心强烈地感受到，教师坚定地相信自己的写作水平一定能得到提高。

教师切忌使用下列评语：语言功底太差；毫无想象力；不是写作的料，乱七八糟，不知所云；幼儿园水平，这次作文得了高分，但并不表示你写作已经过关；这一次的题目比较容易，希望下一次较难的题目你也能写好……

作文讲评须面对全体学生

作文讲评是提高学生写作水平的一种重要方法。有比较才有鉴别，通过教师对其他同学作文的点评，学生能够从同学的作文参照中，对自己作文优、缺点的准确的认识。这种经验和体悟，有助于学生对自己写作的过程和结果进行反思，促进写作策略知识的获得，以及写作图式的建构。

讲评还要促进学生写作积极性的提高，需要教师讲评围绕写作的技巧和方法，避免引起学生被评价的恐慌。因此，公开场合对学生写作成败的评价均不宜归于能力的高低，对其他学生尤其是差生，要自我价值保护，避免他们产生自卑、畏惧心理。

因此，讲评要面向全体学生，使学生在写作策略知识和积极性方面都有提高。作文讲评宜集中于写作方法、生活体验、观察角度及仔细程度、阅读积累、练笔多寡、努力程度，等等。因为，这些可控因素，对任何学生而言都是可以做到的。

挫折教育，中学生的一门必修课

暑假与在中学当班主任的大学同学相聚，她谈到这样一件事：班上有一姓蔡的女生，平时和班长有些小矛盾。在安排教室卫生值日时，班长要求她负责星期五、六两天的卫生。对此，她不能理解，觉得班长有意在欺负她，给她"小鞋"穿。她觉得自己受到莫大的委屈，自尊心也受到极大的伤害，遂一声不吭地负气出走。

之后，我的同学立即与小蔡的家长联系，积极组织多方人事寻找。两天后，在城郊某个农民的瓜棚里找到了小蔡。我的同学找到学校的心理辅导老师，他们和家长分析了该生的情况，共同找那位同学谈话。通过深入的平等沟通，他们了解到小蔡从小生活在受宠的环境中，学习、生活一帆风顺。无论是入校学习还是居家生活，从未受过任何委屈。显然，小蔡事事顺心、处处受宠的环境使她经受不了任何挫折。这种生活环境和经历养成她既不能公正地评价别人，又不能客观地估价自己；既希望得到别人的理解，又不能设身处地地理解他人。充分体现了青少年过渡时期特有的半成熟心理。也就是说，既希望独立而又少不了依赖的矛盾心理。明白了她的心理状况后，我的同学便与心理老师对症下药，相互配合对其进行心理治疗。在经过各方面的沟通和帮

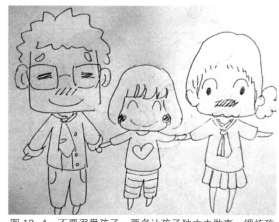

图 12-4　不要溺爱孩子，要多让孩子独立去做事，锻炼孩子耐受挫折的能力

助后，逐渐使她幼稚的心理成熟起来。她逐渐克服了事事以自我为中心，听不进一句逆耳之言，不肯让自己受一点委屈的毛病。

通过挫折教育，小蔡不仅心理问题得到解决，而且学习目标更加明确，更加勤奋刻苦，同学关系也融洽了，平时在班级事事都能起带头作用。

小蔡同学的问题仅仅是当前中学生可能遭受的许多挫折当中的一种。除此之外，还有来自家庭、社会、学校、等方面的挫折。

发现问题固然很重要，而解决问题则显得更加关键。在教育受挫的学生时，如果方法不当或过于简单则会加重学生的心理负担。其结果往往事与愿违。那么，究竟如何去培养学生的抗挫折能力就非常重要，值得班主任老师去思考，去探索。当然，我们可以在实际工作中从以下几方面尝试。

培养学生参与竞争的意识，正确把握教师扮演的角色

当今改革开放大潮汹涌澎湃，人们的思想和观念不断地更新。随着商品经济的飞速发展，社会各行各业竞争日趋激烈。成就任何事业都是在竞争中实现的，任何一个没有竞争意识抑或是说试图逃避竞争的人不仅不能成为时代的弄潮儿，而且必将为日新月异的社会所淘汰。联合国教科文组织早在20世纪70年代就已提出："教育的目的在于人们学会生存、学会发展。"

学校德育的全部工作应该是为学生的成长提供各种可供选择的条件和机会。学校、班级、课堂及各种活动应该成为学生施展才华的舞台，教师的责任在于鼓励学生在这些舞台上表现自己、发展自己。教师应该不失时机地培养学生的竞争意识，逐渐克服心理上的依赖性，让学生接受挫折的磨砺，增强其承受能力。

当然，同时还必须优化学生的竞争心理，一方面，当学生在竞争中取得一定成功时，要及时教育他们辩证地看待自己的成功，引导他们主动地发现自己的不足之处，不断加以充实完善；另一方面，要教育学生正确地对待挫折和失败，引导学生在挫折中正视自己，磨炼自己，超越自己，帮

助学生及时清除竞争失败所带来的怯懦和自卑的心理，充分挖掘自己的潜能和智慧，调节自己的心态和情绪，从逆境中奋起。只有这样，学生走出校门后才不至于感到茫然无措，才能正确扮演自己在社会到舞台上的角色。

净化社会环境，充分发挥家庭、学校、社会的教育功能

中国孩子的成长环境决定了对学生进行教育存在一定的难度，仅靠学校单方面的教育是不够的，必须联合家庭，社会的力量，共同开展这项工作。目前，中国的孩子往往是在四位家长的庇护下度过他们的青少年时期，孩子们的独立意识与实际的独立能力之间反差较大，家长对子女生活上的周到照应和学习上的超现实要求与孩子逐渐萌发的独立意识之间存在着较大距离。如果生活环境，学习环境一旦出现变化，就会使长期处于顺境中的学生手足无措和心理失衡，陷入不能自拔的境地。这一问题的出现与家长对孩子的过分溺爱是有直接关系的。因此，要想对学生进行这方面的教育，必须加大向家长、社会的宣传力度，使他们也充分认识到这项工作的重要性，取得他们的支持，共同构建起挫折教育网络。

加强社会责任感教育，学会对挫折的自我调节

当今的中学生对家庭、社会、学校缺乏责任感，这也是造成他们遇到挫折后变得消沉、颓废而不能自拔的重要原因。因此，班主任在对学生进行挫折教育的同时，必须加强责任感教育。苏联教育家马卡连科曾说过这样一句话："一个缺乏责任感的人是找不到自己影子的。更经受不了任何挫折。"现在许多学生在家里任何事都由父母长辈包办了，在学校除了机械记忆以外，一切又由学校老师代替。他们不知道在家庭、学校和社会上自己该承担什么责任，应尽哪些义务。这样的学生往往表现出以自我为中心，稍有不顺便闹得家庭学校天翻地覆，甚至做出一些不可理喻的举动，有的甚至轻生。

当代青少年的社会责任、个人义务在他们脑海里印象并不深刻，他们生活在以自我为中心，以个人利益为半径所画的那个圈圈里。之所以这

样，是我国在对青少年的教育中出现了问题。所以，教育者在教育过程中应首先帮助青少年树立远大的理想，确定奋斗的目标，找准努力的方向，培养他们的爱国、爱家、爱校、爱他人的情感。这种情感形成之后，学生自身的免疫力才会提高，抗挫折能力才会增强，遭遇挫折后才能进行自我生理上和心理上的调节。

面对受挫学生，班主任要扮演好心理咨询师的角色

来自家庭、社会、学校等方面的挫折给学生造成的伤害往往表现在心理和生理方面。然而，调查结果显示：前者所占比例又远远大于后者。心理健康问题的产生是环境因素与个体心理交互作用的结果。当今中学生他们所承受的来自社会各方面的心理压力并不比成人小。无论是来自哪一方面的挫折和打击都将对他们健康心理的形成产生很大影响。因此，对学生进行挫折教育的过程就是培养学生良好心理素质的过程。班主任老师必须以一位心理咨询师的角色对待受挫的学生，帮助他们抚平挫折所造成的心理创伤，重新燃起希望之火，用温暖的手拉着他们走出心理上的沼泽地。

要扮演好心理咨询师这一角色并不容易。首先，要求班主任在日常班级管理中要能及时发现存在心理障碍的学生，以免错过教育的最佳时机。学生遭受挫折有了心理问题，往往不愿暴露而郁闷在心中，作为班主任要有一双善于察言观色的火眼金睛，能迅速从学生的言谈举止、神情外貌的细微变化中获得信息，做到及时发现问题。

其次，作为班主任，发现学生有心理问题的迹象以后，要耐心细致地去纾解，分析学生产生心理问题的各种因素。准确找出病因，对不同心理问题进行准确定性。既不能把学生因心理障碍产生的行为过失当成思想品德问题加以处理，也不能把学生的自卑、羞愧、孤僻的心理行为的外观看成是不热爱集体。这一过程要求老师必须具备一定的心理学知识。

最后，在摸准了学生产生心理疾患的原因后，要选准教育方法。教育要以一颗火热的爱心去感化、融解他们，引导他们把心头的郁积发泄出来。将心比心，最大限度地对学生心理进行减压，只有这样，学生心理上

的障碍才会逐渐消除。

综上所述，学生在学习过程中遭受各种挫折是不可避免的。挫折带给学生的可能是身心上的伤害，也可能变成继续前进的动力。问题的关键在于学校老师、家长、社会给他们以什么样的帮助。中学生大部分的生活时间在学校度过，班主任老师对学生心理问题的辅导和治疗具有十分重要的意义。面对中学生学习，人际关系，升学等方面的压力，挫折在所难免，所以挫折教育应该摆到班主任老师的工作日程。

给孩子一些自主感

人有自主的需要，想发挥自我的力量，按照自己的意志对外界施加影响。人们常说的控制感也是这个意思，只有参与活动并表现主体意志的力量，个体才能体会到自己的存在，获得成就与快乐的体验。

这种自主的需要是伴随自我意识产生而出现的，自我积极寻求自我发展的具体目标。心理学认为，在 12 个月左右新生儿开始使用"我"这个词的时候，已开始有意识地把"我"与外界分开；在儿童 3 岁时开始学会使用"不"这个词，就是凸显自己力量的一个明显标志，它是儿童自我的觉醒。"我自己做"，则是从内心发出的自我的呐喊。对这种弱小又充满生机的自我的压制，会造就一大批"乖孩子"，让大人，尤

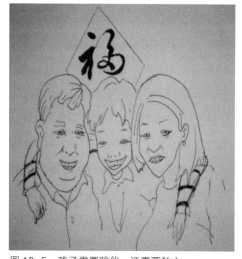

图 12-5 孩子需要陪伴，还需要独立

其是让老师省心的"好学生"。然而，这会扭曲一个儿童的心灵，忽视他自我的力量，抹杀了他自我生命的创造力。更为严重的是，他可能失去了主动承担任务的责任感，体会不到人生的真正快乐。

如果不考虑意外，儿童循着这样的发展方向走下去，这种结果一定会让我们惊讶、后怕。这种教育方式对成人个体的危害极其严重。这绝不是危言耸听的。我们不妨先放下自己已有的观念，认真、理性地看待这个问题的演变。

自主促进孩子的快乐

只有在轻松愉快的气氛下，个体才会不为外界干扰，全然忘却外界乃至内心存在的烦恼，全身心地投入做自己想做的事。个体支配自己的身心进行活动，有当下明确的目的，人的身心和外界融为一体，个体体会到身心有节奏的运动，意识到意志对外界产生的变化。个体不仅显示了主体力量，也体会到成功的成就感。同时，个体生理上由专心做事的紧张到做完一件事后的轻松，经历一张一弛能量的更新，致使废物排泄，浑身获得通透的放松，个体实实在在体会到快乐。

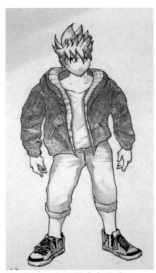

图12-6　自我做决定的孩子，易形成有责任感的人

有一次在外打羽毛球，儿子在旁边的场地上玩滚轴。不一会儿，几个与他一同玩的小伙伴离开，他独自玩了一小会儿，总因没伴，感觉无趣，也要离开。我刚刚球打到兴头上，又没有酣畅淋漓，着实不愿停止。与我一同打球的同事，他性格开朗，说话幽默，理解到我的难处，转头对我儿子说："小帅哥，你来帮我们做裁判，指挥谁捡球吧！"我瞅了儿子一眼，发现他眼睛一亮，不再局促不安站在那里，浑身来了精神，认真地走到球场边，开始履行他的权利。他关注我俩的打球，认真、果断地发号施令，已没有先前的烦躁情绪。我们

继续打，他则是一脸严肃、认真，坚守着自己的权利与对外界的控制，我们都用心做自己的事，竟然忘了流逝的时间。儿子很开心，他做着指挥我和同事打球的活动，体会到他的意志影响世界的力量。他的"裁判"活动和我的打球融为一体……

自主培养孩子责任的意志

自己做决定，其实质就是主体的我对客体的我的承诺。无论是向周围宣誓还是内心对自己的告诫，这都是心理学上的一种承诺与认同的过程。心理学认为，个体的认知、情感和行为存在一致性的驱动力，从而抚平内心的焦灼与不安，维持和谐圆满的身心状态。自我概念研究指出，人的想法会引导个体产生一致性的行为，这是自我概念引导行为的功能。埃里克森认为，处于青春期的个体寻求个体的过去、现在和未来的同一性。这些理论都强调一个核心，为了避免矛盾和困惑，个体极力维持心理活动的一致性。自己做的决定，随后会产生启动，维持这个活动的操作，否则产生压力。从伦理学上讲，努力监督个体去完成这个承诺，就是责任意识。

经常由孩子参与自己生活范围内事件的决定，也就是自己的事自己做主，客观上满足了孩子的权利意识。而对行使权力决定的执行及结果的关注与反馈，又强化了孩子的责任品质。只有从生活的点滴中培养孩子的权利与责任感，就会促使孩子成长，在以后涉及自己人生大事的抉择中慎重与坚持，做一个守信的人，有责任的人。

如果替孩子做决定，由于不能调动孩子的自主意识，那么对孩子言行的监控与督促，自然地落到"决定人"的身上。孩子对"决定"没有完全的认同、承诺，所以在完成任务的过程中，避免不了与决定人之间的争吵和抗争，招致成人与孩子之间的矛盾与伤害。作为孩子而言，他无论履行决定的完成与否，他内心都不会产生压力的困扰，因为支持他充足的理由是"这不是我说的"。这种方式中长大的孩子，不想做决定也不会做决定，也没有养成责任的意识，即使年龄已到成年，行为却表现出与他实际年龄不相称的、对自己人生大事没有积极参与的主动性，而是逃避现实，避免抉择，不承担责任。其结果，从小的方面说，依赖父母，没有生活热情和目标，得过且过，以后可能沦为彻头彻尾的"啃老"族；从大的方面说，造成一代人责任的缺失，丧失民族的自尊心、进取心、自豪感和气节，甚至沦为跟着别人跑，卖国求荣的民族败类。

塑造孩子自信、高成就的人格

心理学认为，自信来自于个体成功的经历和外界积极的评价。显然，个体积极参与有目标的活动并获得成功，是获得自信的唯一途径。实际上，人人都有努力做事、争取把事情做好的动力，这是成就动机。可以说，任何一个人都有获得成功，形成自信的人格愿望。但是一个重要的先决条件是个体一定要能感觉到成功，认同外界积极的评价。如果个体认为从事的活动达到了"别人认为的优异成绩"，而他自己并未认同这种评价，那么内心就没有成功、快乐的体验。对他来说，这种"别人认可的成功"就不能纳入他成功的经历，也不能由此而提高自己的自尊，形成自己能力强的自我概念。个体也就无法相信自己的能力，获得真正的自信。

以后面对具有成功可能性50%的目标，主观估计实现的可能性也大打折扣，表现出低的自我效能感，与一个自信、高成就的人形成巨大的反差。

为避免此类情况的发生，这就需要个体自己决定目标，发挥个体的自主性。自己决定的目标，不仅能调动个体实现目标活动的积极性，而且面对各种困难挑战，都能激起战胜困难的勇气，直至目标的达成。

由于个体全身心投入实现目标的各种活动，从头至尾经历并体验了酸、甜、苦、辣，因而刻骨铭心，难以忘怀。由于感受到成功来之不易，面对成功就会具有别人难以察觉的，也无法感受的快乐体验，当自己获取成功后，自然获得对自

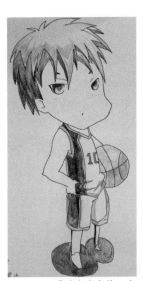

图12-7 成功产生自信，自信形成高成就的人格

己能力的相信和认同，从心底涌现出自信。此时，外界对他积极的评价，最能触动他内心的感受，从而强化他成功的体验，增强自我效能感，对自己充满自信。

为此，我们要经常让孩子自我做决定，吸纳孩子参与涉及他生活学习中的目标抉择，发挥其主动性，增强其自主感意识。在帮助孩子达到目标过程中，要有耐心爱心，允许孩子犯错误，协助孩子学会积极归因，激励他战胜困难的勇气，鼓励他坚持努力，不达目的誓不罢休。在这种方式的教育下，孩子极有可能获得真正的成功，如果经过多次成功的强化，就能塑造孩子自信、高成就动机的人格。

培养孩子独立生活的能力

学会生活是目前教育改革中大家热衷议论的话题之一，很多报纸杂志都发表文章，指出现在学生的独立生活能力太差。

什么是独立生活能力？我认为与社会和谐相处的条件下，有自己的人生观、价值观，并在这些观念影响下，不管是学习、工作，还是生活，都有自己的人生目标，自觉地为实现目标克服各种困难，努力促成目标的达成。一句话："不依赖他人，主动、独立过好每一天。"这就是对独立生活能力的客观描述，自我是核心、贯彻整个过程。

现在孩子的独立生活能力差，主要是没有生活目标，不会自我管理，遇到生活中的偶发事件不知道如何应对，不能享受生活的美好与快乐。细细分析其中缘由，无一不与自主性差有关。

第一，缺乏对生活意义的理解，没有生活目标。从小到大父母关照的太多，什么时候做什么都由父母安排。不考虑今天也不顾及未来，没有感动也没有行为。尤其到了青春期，正是自我意识发展的时期，抽象思维的发展为个体认识自己、探究生命的意义提供了条件，但是强烈的升学压力，让学生无暇思索这些问题，自己做不了自己生活的主人，缺乏自己对社会生活的体验，所以他们没有建构起自己生活的目标及价值观。可以说，是我们的溺爱及强烈的工具性养育方式，剥夺了孩子人生观、价值观的建立。

第二，缺乏自我安排生活，不会自我服务与时间管理。在应试教育的环境中，为了在竞争升学考试中出人头地，成人想尽办法，竭尽全力让孩子赢在起跑线上。与考试无关的人生学习内容尽可能压缩时间，甚至放弃。成人为了让孩子获得更多的学习时间，毅然充当保姆和拐杖，对孩子的照顾细致到举手之劳的生活琐事，比如挤牙膏、系鞋带、收拾文具等。这种生活上的呵护、照料，剥夺了孩子自我服务与管理时间的锻炼，甚至有些小学毕业了还不会系鞋带，穿衣服不懂得先后顺序，各种生活学习用具随手乱丢，根本不会自我服务与管理，离开成人的照顾，生活就会一团糟，如某个上大学的孩子打电话希望妈妈去陪他。这种个案屡见不鲜。

第三，生活单一，不会处理生活中遇到的偶发事件。现在的学生学习负担重，除了吃饭、睡觉，都安排了学习内容，生活内容非常单一。学校、家庭、补习学校，他们无缘参加社会丰富多彩的活动。接触最多的是父母、老师，虽说经常与同学在一起，但是各自忙着写作业，彼此交流也少。他们不会与别人交往，自我中心，遇到与同学的纠纷矛盾，不知如何处理。比如，有个学生丢了钱，无法回家，急得哭。他没想到先打车回到家，再由家长付款。有些事更让人哭笑不得。这种情况下，更加助长父母照顾孩子的力度，结果孩子更加缺少锻炼成长的机会，独立能力更差。

第四，不会独立做事，就不能享受生活的美好与快乐。只有学会独立做事情，我们的意志才体会到生存的价值，并在实实在在的做事中体验力量变化的快乐。生活是丰富多彩的，如果我们日出而作，日落而息，顺应自然地规律生活，我们就能体会到学习、休息、张弛有机结合的快乐。现实生活中许多无奈造成的痛苦，是我们做着我们根本不想做的事情。这真是人生的遗憾。

经过反复考虑而决定的事，这件事一定是我们需要的，我们从事这项活动时就会由衷地体验到愉快。这件事一旦抉择，内心就接纳这件事，全身的器官马上启动运转起来，聚精会神地努力做这件事，也会体验到使命感的驱动。只要有自己想做的事，就不孤独，不茫然，自我因此获得存在感、责任感以及控制感。这是积极的情感体验，伴随着成功又会强化内心的快乐。人生就是在这种决定目标、努力奋斗，结果达成，之后我们享受成功。所以，每一次经历既是一种生活历程也是你享受人生的一种经历。

如果孩子也是这样一天天地成长，那是一种多么大的幸福呀！

显然，自主感的获得和实现是生命的本能，也是愉悦的过程，所以激发和促进孩子自主意识的发展与成熟，让孩子做自己的主人，这不仅有助于孩子逐步养成责任感、自信的人格，而且有助于孩子在以后社会上生存，有一个幸福美好的人生。对于一个民族和国家来说，自主、自信、自尊是一个民族复兴发展的基础，因为国家的富强和发展来自于科技的进步、经济的发展，都离不开具有自主知识产权的创新成果。随着一大批自主开发的技术、行业及创新成果的问世，这不仅有助于民族自尊心、自信心的建立，责无旁贷地引领世界朝着和平、健康、平等、博爱的方向前进，从而推进人类文明的发展。给孩子一些自主感，就等于给父母一份轻松和放下，给孩子一个美好的未来，给民族一个创新发展的未来。

第十三章　自我成长

///

人是地球上有史以来最有灵性的物种，它由蒙昧时期的软弱无力，逐步发展而成为世界霸主的万物之灵。

人不仅能认识和改造外部世界，人还能认识自身，努力去开发自身的各种潜能。这是迄今为止，其他物种所不能企及的。

人的自我认识和超越是终生的。了解自己的潜力，反思自己的人生，关注自己的心灵，只有这样，我们才能不断成长。

人生驿站

虽然昨晚辗转反侧，睡得很迟，但是今天还是起得很早。因为，今天是新年的第一天，我很兴奋，起了床，走到阳台上，深吸一口新年的空气，真有种沁人心脾的感觉。伸伸懒腰，浑身说不出的舒坦，似乎神圣的感觉。我不禁感慨：新年的第一天就是不一样，万物皆有一种灵性。

一上午我精神抖擞，内心有股莫名的劲头，逼着我坐下来，静下心，耐着性子，终于把手中的书稿改完了，满心欢喜，哼几句小曲。

今天，是个特别值得纪念的日子，因为这是为自己以后生涯设计付诸实施的第一天。心里生出一种感慨：年年岁岁花相似，岁岁年年人不同！这真是今天我内心的写照。只要我们心里始终有自己的目标，使命感就成为每天做事情的动力。

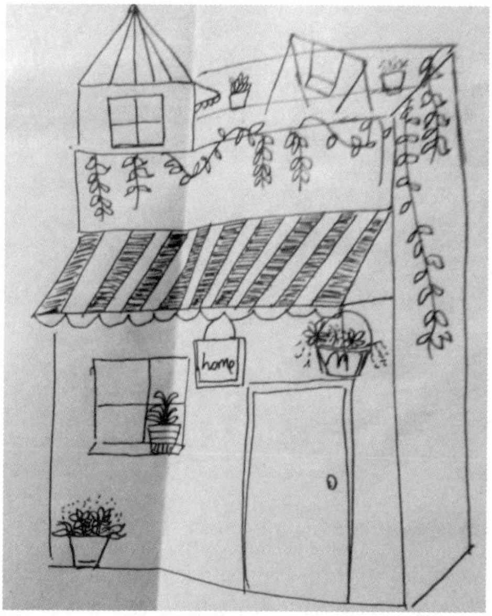

多少年来，一直有个习惯，心情烦乱时，偷闲使自己静下来，放下一切，给心灵一个休息的驿站。或到无人的山涧，或在夜阑人静的月夜下独自漫步，或在宁静的斗室，或面对寥远的天地。每每在这个时刻，我都有一种特殊的体验，心里涌动一股悲苍、神圣的情调，而后咬紧牙关，一阵酸楚浸入鼻腔，眼睛也很快蒙上了一层泪水。此时此刻，我很清楚，这是内心的我，

图 13-1 我们需要身体的家，还需要心灵有个精神的家园

我能体会到它神奇的力量，无视外在的所有影响、干扰。这个时候，我感觉很实在，我在聆听它的心动、想法。天底下，我属于我自己，我是自己的主人，我体会到自己的存在和价值。我能跳出身体，远远地审视端坐的我，还能对头脑中的我的经历，换个角度看待它们存在的问题，也能想明白生活中很复杂的事。有时，真的会豁然顿悟，能化解和放下一些恩怨，一下子感觉很轻松，身体也有了灵气和力量。我认为这是敬修的魔力，也是进入佛的状态。

如果我们每天临睡前能自我放松，身心浑然进入这个状态，那一定很好。在完全松弛的境况下，让内心的我活跃起来，受到外在我的关照，压抑的情绪毫无顾忌地释放，哭也好，笑也罢，痛痛快快，酣畅淋漓，随心所愿。之后，我们一定不认识此刻的自己，脱了伪装而纯粹的自己。在滚滚红尘的世界，内在的你经常会迷失，我们经常是一辆没有制动的车，在名利、功利、必胜的目标驱使下一直往前，走得很远，很多，以致忘了我们的本性、我们的家，更有可能异化，以至于颠倒了亘古以来的人生根本的目标和人生天然的运行轨迹。不知不觉中对内在的我忽视已久，以至于与外在的我出现严重的失衡，生活老感觉不顺，内心凸现出莫名的痛苦。面壁苦思良久，才突然发现自己已经迷失得很深，离开内心的我而走得很远。过了不惑之年，你也许得到了你并不需要的东西，也许至今才明白哪些东西才是属于你的。

当我们生命的年轮走向岁月的夕阳，一向自尊的你，也许嘴上并不承认你的后悔，可是，总有某个夜阑人静无人的时候，你放下一切的内心最能清楚自己内心的伤痛、感慨，你不得不面对内心真实的自我，以一种哲人的胸怀达观、全面地看待过去的热情和执着，以及引以为豪的得失。你可能领悟：不经意失去了人生最重要的东西；为了获得声誉而迷失了内心自己的愿望……

你会后悔，内心希望人生可以重来，期望下辈子你再明明白白的活着，可这都是聊以自慰，无奈的只能对年轻人发出人生的忠告，以获得一种心灵的慰藉和升华。

这种悔意可能伴余生，如果你不能超脱的话。

为避免类似命运的发生，我们要多些单独的时间，体悟内心，与那个内在的自我对话。静下心来反思一下走过的路，多问问自己真正快乐吗？我现在的行为方式和人生目标是我所需要的吗？你一定要激活内在的自我，与他心平气和的交流，让你的生命焕发出本性的魅力。

这真像是人生旅途的加油站，也好似人生身心休憩的驿站。有这个心灵歇脚的地方真好，它给我们内外自我一个对话的机会，给我们一个回首与感悟的契机，也让我们脱下各种伪装，寻觅真实的自我，思索我们生命的本性和源头。不管如何，在这里我们可以思前顾后，休整疗伤，养精蓄锐，面对未来及时调整我们自己的人生方向，不至于盲目，走更大的弯路，让此后的人生更有价值，让内在的自我引领你属于自己的人生。

只有这样，我们的人生路途才更加坚实，每一步都是我们真实生命的流露。为此，我们不能忽视人生道路上要有人生驿站，它能给我们一杯夏季的清凉，一份心灵的慰藉，让我们的身体和心灵获得沐浴和休憩。有这样的身心休整的驿站，我们才有机会进入忘我的境界，和内心的自我相拥、对话。人生驿站能让内心的自我获得生命的滋养，更为重要的是有它陪伴漫漫的人生，才会让我们有一个无悔的人生。

我喜欢待在人生驿站的感觉，如果人生也有节点，我很希望这个节点不仅仅是人生礼仪的重大时刻，更是人生旅途的"文武百官至此下马"的大驿站，好好回忆走过的岁月，晒晒内心的秘密，倾听内心自我的呼唤，毅然地放下不属于自己的东西，追寻心中向往的梦想……

人生驿站啊，我们的精神家园，我们人生的发动机，我们自我成长的乐园！

病：医治心灵疾患的契机

没有人喜欢患病，疾病会影响我们正常的学习与工作，还会限制我们的行动，让我们享受不了生活的许多乐趣。然而，疾病也是我们生命状况的一种信号，更是对我们的一种人生劝诫。

我们患什么病并非偶然的，其实都是身心状况的体现。有关精神健康的概念我们已经接受，一个人的精神世界，也就是他坚信什么观念，会影响他处世的方式，进而易影响他的情绪与健康。现代医学表明，生活习惯和情绪都是人健康的致病因素。不同的职业有不同工作的规范和要求，这些规范形成的行为习惯是职业病的元凶。所以，作司机的很容易患颈椎和腰椎的病；在计算机前搞设计的十个人中九个人也都有颈椎抑或腰椎的病；作教师的大多容易患咽炎和静脉曲张。

当我们身体的免疫力下降，各种常见的生活疾病就会找上门来。医学证明：类似高血压、糖尿病，以及某种精神病都具有家族性。所以，我们患什么病在某种程度上都具有必然性。从这个意义上说，我们患什么病，反映的是我们生命状况的一种信号。如果明白这个道理，我们就可以尽最大可能地关注自己的身心，精心安排自己的人生，对某些"命"里的病，及时采取必要的措施，从而使我们的身体防患于未然。

不过，没人喜欢得病，我们也不会人为地制造伤病。在我们生命成长的过程中总是不经意遭遇这样

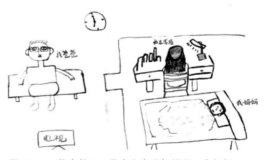

图 13-2　养病养心，是走向自我超越的一个契机

或那样的疾病，患病也是上天对我们未来人生的劝诫。倘若说我们是一驾马车，那么青春年少的我们始终有使不完的劲，一路奔跑。我们意识不到责任与义务，生命的力量似一匹野马，催着我们往前冲。如果不幸患病，我们身体的这驾马车戛然而止，不得不原地休整。从另一个角度来说，得病也是不幸中的万幸：让我们意识到我们的生命并非坚不可摧的"永动机"，我们的生命虽然是万物之灵也是非常脆弱的，需要好好善待，要学会爱护。只有承认生命的弱点，我们才能呵护自己的生命，在以后的人生中努力绽放自己生命的价值。

同时，在我们养病时期，行动的不便会让我们不停地思考。我们不得不放下自己一切"有价值的"任务，给自己身心一个彻底的休息。在这个节骨眼儿上，我们可以回归内心，倾听自己的心底呼唤。我们还可以从人生故事局外人的角度，评判我们的行为；还可以让我们体会人世间的各种恩、怨、情、仇。有那么多时间，让我们变换角度思考，我们不仅可以彻悟人生的很多道理，也能看透红尘的各种经纬。

我们被物欲诱惑，似奔跑不止的马，我们太缺少这么彻入骨髓的冷静思考，从而让我们失去了智慧得以成长的契机。

患病，一次让人痛心疾首的经历，也是意外开启我们人生思考的契机。在患病期间，我们会想很快了解我们自己，了解社会，了解人生。大病初愈如凤凰涅槃，我们会以更加成熟的姿态走近新的社会，开辟新的不悔人生。

如果不患病，我们不要期望患病；如果真遇上病，这是我们身心状态的信息，我们就接纳现实，在养病的寂寞时光里，走进内心去领悟我们的生活，去思考我们以后的人生。

疾病与养病，对未来的人生而言，也是我们真正调节心灵的契机！

爱一个人要全部包容

在一个和谐的国度，万事万物相依而存，相互弥补而构成一个整体。

任何一个事物既是一个微观的矛盾体，也是一个囊尽自然或社会机理的整体。以微观而推衍宏观，以个体而洞察社会万象，这叫研究、分析，也是人与人之间认识的一种境界：明察秋毫。具有一定经验，也就是心理学称为的图式，我们就可以据此对外界事物细微的变化而预测、控制其潜在的问题。一个老中医能聚焦一个细节，通过望、闻、问、切，明察秋毫，洞悉貌似健康的人可能潜在的疾病。这也是全息科学思想的精髓：事物是互相联系的整体，任何一个部分能负载整体的所有信息。比如"全息图"的每一部分都记录了物体上各点的光信息，它的每一部分都能再现原物的整个图像。

从事物的整体上说，任何事物都是和谐的整体。它们内部各部分互相联系，具有自我更新、保持动态平衡的特点。

矛盾论认为事物是对立统一的，处于运动变化中。统一就是一种平衡，而这种平衡是动态的，在对立中寻求和谐平衡的状态。从社会的基本结构家庭说起：一个家庭是一个整体，相互影响，和谐一致。夫妻和孩子处于相互依赖，相互影响的一个动

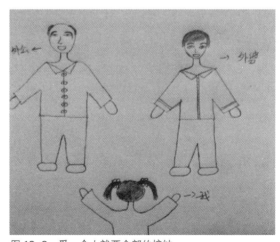

图 13-3　爱一个人就要全部的接纳

态平衡体系中，心理治疗中关于家庭治疗就是基于这个基本理论。孩子的问题就是家庭问题之一，更准确地讲是父母与之互动的问题。治疗孩子的行为或情绪问题，不能就事论事，头痛医头，一定要放在家庭的背景下进行整体治疗，采取辩证治疗的观点，否则治标不治本。换个角度说，孩子心理的问题是家庭文化出了问题。我们的行为、意识只是对周围环境的反映，然而，即使是具有主观能动性的反映，也是个体头脑中经验知识的一种折射，而个体头脑的知识经验乃至人格却仍然是社会环境累积作用的结果。正是在长期社会濡化的条件下，形成了我们的价值、理想、喜好和人格。因此，人格与个体相依的环境以及他的经历，是一个相依的和谐整体，密切相关联。

我们是一个有独特个性的人，对外界事物有自己独特的需求和选择，比如满足自我，趋利避害就是我们理性的本质特点。这种有选择性而忽视整体性却又造成我们认识的误区。对自然界的开发，我们忽视了自然的整体观，而是最大限度地索取能给我们带来价值利益的东西，以致超越了自然的弹性范围，而不能获得自我修补和回复，从而给自然界带来破坏和灾难。当然，时间不久我们就开始饱受自然环境恶化带来的不间断的惩罚。无独有偶，在人与人的交往中也不例外，我们爱周围的人，尤其是父母和孩子，我们是有条件的爱，根本忽视了他们是一个有生命的个体，具有个性的整体。我们试图按照我们的期望去塑造他，评判他。其结果往往是造成彼此的伤害，内心充满不满和委屈。人本主义心理学抓住了问题的实质，它认为人的生命充满自我发展的力量，不断地追求自我实现，我们周围的环境只要提供给个体无条件的积极关注，就能激发并促使个体生命的发展。当然生命的发展是一个充满矛盾的过程，是需要有一定的时间，甚至经受许多挫折。我们要有足够的耐心去宽容和等待生命的发展、转机出现。我们知道：生命的发展是曲折的，甚至要走弯路的，我们期待平坦的发展是不符合个体生命发展规律的。因为个体是有意志的，他不会按照我们的设计去循规蹈矩、安分守己。生命的成长是需要个体自己去亲历和践行的。殊不知，这些都是生命整体观的潜在表现。既然事物是整体的，那么我们爱一个人就要爱他的全部，包容他的一切。

我们爱一个人就要对他的发展充满信心。可能所爱的人身上具有我们不能接纳的特点，这需要我们学会包容。这些特点之所以存在总是有它存在的条件和环境。无论怎样都是以往环境造成的结果，与他完整生命联系为一体的。如果我们喜欢这个人的话，就要全盘接纳他这个整体，也就是包括我们认定的缺点和优点。实际上，每个人身上都有我们融合不了的东西，只不过接触时间不长，亲密程度不近罢了。如果有足够的时间相处、交流，我们就有可能见怪不怪，完全接纳对方，正如仆人眼里无英雄一样。仆人眼中看到的不是"高大全"的英雄，而是有鲜为人知缺点的凡人。英雄是人心目中有选择的关注，是放大某些特点的人，不是一个实实在在整体的人。既如此，何况人世间的凡人乎？更为实际的状况是，凡是我们心目中某些方面杰出的人，也有相伴随某些方面我们不了解的不足，它们和所谓的优点相依而生。它们之间达到有机的联系和一种平衡，是一种不能分割的整体。无论如何，人世间的得到与付出，放弃与获得，美好与丑陋都是大千世界的辩证统一，生命也顺应这种规律。正因为如此，我们应该不卑不亢，顺其自然，学会不抱怨，学会追求完美，但接受不完美。更主要的是，我们要学会接纳与宽容。

法道自然，人间正道是沧桑。我们一方面要用心做事；另一方面也要接纳自己的不足。我们爱一个人就要接纳完整的人。人世间得到和失去是一个事物的两方面，我们既要追求幸福与成功，但也要学会面对挫折。这些是矛盾的对立统一，是事物变化不可分割的整体。我们对待生活，既要享受一定的权利，也要学会担当应尽的责任。任何人生的痛苦都是暂时的，痛苦与美好是相伴的，任何人生的美好也会成为过去的回忆。爱一个人要接纳他的一切。

是环境影响人 还是决定人

心理学上争论较多的是环境决定人还是遗传决定人，这是一个非常尴尬的问题。因为影响人的发展因素太多了，结论又受到研究者的知识背景和研究对象取样的影响。不过，这里不从学理上分析阐述，仅仅从个人的生活感悟入手。这个问题是否具有中国文化的特点？这有待以后跨文化的考察。现实的生活经历还是说明环境对人的塑造作用大些，可以说人一出生就开始接受环境，尤其是文化环境的影响。某些时候或特殊条件下，那简直是压在我们生长力量上的一块巨大石头。为求得生存或更好地生存，我们不得不改变自己，顺应现实，与时俱进。

当然，这个结论针对于某个具体的人，可能会有意外。不过，即使这个例外的人，透过他表面的人格，也能窥视到他抗争环境自我塑造的痕迹。

当我们在维持生命存活的条件下，来考察这个结论时，我倾向于认同环境决定了人，遗传的力量只有适应周围环境后，才可以呈现独具个性的发展趋势。不过，个体生命的发展轨迹一定是打上环境烙印的，表现出具有环境特征的生命体。同样是小麦，在北方能很好地生长，磨出很好吃的面粉；但是移种到南方，就很难存活，即使成熟，不仅产量低而且加工出的面粉，一定不好吃。人的适应性乃

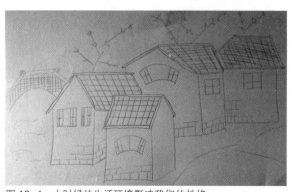

图 13-4　小时候的生活环境影响我们的性格

万物之上，可以说人的生存足迹遍布世界各地。除了生物特征相同或相似外，都具有地球人特征，但是语言文化以及民族性格却迥乎异同。同样是华人，旅居国外多年后，因文化环境的塑造，也表现出与身居国内不同的人格特征，比如理想、兴趣、生活习惯、价值和信念。

我曾到某个单位讲课，在晚饭之际，有个敢于说实话的领导，酒后感慨："一个单位是什么样的（文化）环境，就会造就什么样的人。崇尚溜须拍马，你再能干也得不到提拔和重用，逼着你也要说假话，一门心思讨好巴结领导；单位风气正，领导务实，注重发展，器重品德好，真才实学的实干的人，这种气候就适宜勤劳肯干的人发展，努力工作踏实肯干的人就多。"他说完，大家都拍手叫好。因为他痛快地说出了大家心理的认同和想法。他真是酒好、人缘好、人品更好，是个讲求实际，体恤民情的人。我也为他的人格魅力折服。这说明对一个单位，领导营造文化环境影响了下属价值取向的追求，也决定了单位的发展方向。

在青海省某个县级市，我有个做教务干事的朋友，他长相俨然地道的广东人，但是一开口，从说话、神情、饮食习惯都是地道青海本地人的表现。我很惊讶这种矛盾和差异。原来，他祖籍广东，初中毕业来青海，从入伍、工作到结婚，在青海扎扎实实生活了三十来年，生活环境和文化环境已把他塑造成地地道道的青海人了。初中以前的生活都只是记忆中的一些散碎，以至于前年回广东老家都不习惯。他心里认同了他是青海人，可工作的同事，包括我都认为他是广东人。他的内心始终处于这么一种或彼或此的认同危机中。

我经常利用业余时间接待一些有心理问题的个案。虽然帮助他们澄清问题，仅靠一般的沟通技能以及逻辑思维分析就能解决，但要是寻找问题的原因却是依赖如何运用心理学知识的水平。不过，任何问题经过不同方法的分析都能找到过去某个经历以及环境造成的原因。比如早年的经历，或重大事件造成心灵的创伤，由于无力自我获得积极的修复，致使形成错误的认知，或留下潜在的情感阴影，或造成不良的行为方式等。因此，过去不同的经历造成现实个体与环境之间的冲突，超过了个体应对的弹性，就形成了心理上的问题。

每个人都是过去经历的产品，我们只有采用历史的观点才能真正客观、全面地了解现在的自我。在心理治疗过程中不能就事论事，只解决表面问题，而是应该以此为契机，了解他已形成的自我概念，尤其是注重对内在自我的分析与挖掘，力求整体上把握求助者。然后，走进个体的内心，以改善自我为立足点，帮助求助者走出心理问题的阴霾，建构新的自我。如果没有从过去的环境或当下的亚文化环境找出自我的原因，个体依然是困惑，很难重新建构新的自我观。

人一出生就开始接受周围环境，尤其是文化环境的濡化过程，个体是没有自我的。由于没有自我，没有主体意识，我们几乎是全盘接受环境的影响。三岁以后我们的自主性发展起来，开始去选择环境的影响，尤其是到了青春期，我们的自我意识发生了质变，在决定自我朝什么方向以及何种面貌发展时发挥着主导作用。可以说，自我概念对行为起引导作用，对经验进行具有一致性的解释。但是，不管我们当下的行为或认知是何种轨迹，是如何受我们的自我概念影响决定的，如果追根溯源我们既有的自我概念如何形成的，都能找出过去的经历、文化环境对我们现在自我概念的作用。从这个意义上，自我概念是过去环境熏染的结果，因此，环境影响人，在决定人的行为方式中，环境起着决定的作用。这个环境包括现实和过去的，尤其是形成我的自我概念的环境事件。

在中国文化下，孩子，包括成人都是"无我"意识的，从家庭到学校，乃至工作单位，我们能决定自己命运的事情太少了。乖孩子，"三好生"，优等生，"十佳之星"等，这些称号就是典型的社会环境对自我的教化。真实表达自我，被视为不成熟，有时会影响到生存，或人生的发展。在这种环境下，个体要么扭曲，要么说假话。

如果我们能选择的话，我们一定要选择良好的生存环境，比如自然环境、社会环境、文化环境。我认为最重要的是社会文化环境，它有助于自我概念的形成，能够影响我们人格的形成，最终影响我们的人生发展。如果我们一时无法选择我们的生存环境，一定要意识到环境对我们人生发展的重要影响，努力提高自己的思想修养，吸纳周围环境中的积极信息和因素，自己主宰自己的命运，以百倍的努力获得自我的提升和发展。

人的潜能有多大

人是世界上有史以来最有灵性的物种，它由蒙昧时期的软弱无力，逐步发展成世界霸主。人不仅能认识和改造外部世界，人还能认识自身，努力去开发自身的各种能力。这是迄今为止，其他物种所不能企及的。人的这种能力，改变着承载生命的地球，也叙写着人类的文明史。人类的这种神奇能力，让我们惊叹，更让我们好奇，她像一位充满神秘的魅力的魔方，引来充满热情的探索：人类究竟有多大的潜力？

这是一个永远没有答案的问题，随着科学技术水平的发展，人类有许多潜在的能力被发掘，以往"自以为是"的结论被推翻。正如人在旅途中一样，人类的潜力正在呈现中。

关于人类潜能的研究集中在三个方面：一是往前，主要探索生命从何时开始有感知觉、记忆，这个年龄还在不断往前刷新；二是当下人与外界如何进行信息和能量的交流；三是如何延长人的寿命，主要是关注某些疾病与死亡的问题。

个体何时有感知觉和记忆？

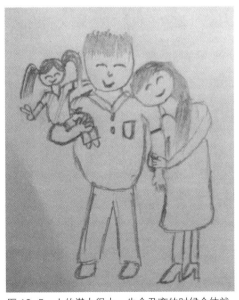

图13-5 人的潜力很大，生命孕育的时候个体就开始了学习

发展心理学通过观察等方法发现[①]：新生儿一出生就具备了完整的无条件反射装置，只要有适宜的刺激就会有相应的反射行为。如轻抚新生儿的面颊就能转头作觅食反射。灯光刺激瞳孔就会缩小。当一个新异刺激出现，新生儿都会产生逆向反射。表现为心率变化的注意朝向，以后相同刺激出现定向反射的次数会减少，这就是向反射及定向反射的习惯化。新生儿的视觉刺激理想焦距是距眼睛 8 英寸处，两个月才能改变焦点，从三四个月起能辨别彩色与非彩色。孩子一出生就有听觉反应，4 周的婴儿能辨别"ba"和"pa"两种语音。4 岁有部分知觉，七八岁有整体知觉，4 岁是图形知觉的敏感期。艾马斯（Eimas,F.D）指出，新生儿出生后两三天就有记忆，能在 30 分钟内学会对一种声音（如沙沙声连续两次向左转头 45° 以得到糖水[②]。

不过，有关早期教育的胎教，把已往的研究结论推翻。在胎儿三四个月时，就开始通过妈妈的肚子让他们来听音乐，儿歌，甚至英语，这样可以通过无意识的方式向孩子的头脑输入信息，待孩子出生后，特别容易接受这方面的学习。据说日本利用这种方式瞄准未来顶尖的国际钢琴或小提琴家，进行"订单培养"。更多的学者认为，早期的胎教主要在于开发了儿童的智力，整体提高孩子的智慧水平，出生以后，更加易于接受知识的学习和教育。在心理治疗领域，国外非常态心理学认为，在生命孕育过程中就存在生命活动，凡是有生命活动都存在感知和记忆。美国斯坦尼斯拉夫·格罗夫提出"围产期"的概念，认为从生命诞生的一刻起，受精卵就开始有自己生命的反射，到了胎儿，个体就能体验到集体无意识的东西。尤其在胚胎发育、成长、分娩过程中，孩子的潜意识都受到外界的影响，任何身心创伤，比如难产，都有可能诱发孩子成年的身心疾病。他还结合宗教的灵性大胆提出今生前世的联系这一思想，并利用催眠法寻找到患者的前世，从而拯救了一些疑难的精神病患者，让他们解除痛苦走上幸福的

① 李丹主编：《儿童发展心理学》，华东师范大学出版社 1987 版，第 161—167 页。
② 同上书，第 188 页。

人生①。不过，这方面都是来自临床的佐证，严格的实验或调查研究还比较缺乏。尽管如此，相关的案例还是不断涌现，这正开启人类认识自我的新天地。

人和外界的能量交流。我们始终与外界处在互动与交流中，这是我们存在的价值体现。人与人之间，我们通过语言进行信息的传递，与环境，我们通过操作，对它们产生影响。不管何种方式，其实质都是能量的交流。因为，物质世界是由最小的原子构成，原子又是由带正电的质子与带负电的电子组成，它们围绕着原子核旋转与运动。物质世界之间的任何影响都是原子之间的运动传递。这里举个形象的例子：当一队人员都以一定的节奏踏步时，其原子运动的节律如此大的汇聚，足以改变桥面各原子以相同的节律运动，进而产生共振，致使桥面断裂或坍塌。既然如此，人和周围的世界，乃至宇宙都处于一个共同体系中，能量之间是相互交换与联系的。太阳的变化会影响我们的情绪，一个快乐的人会感染我们周围的人，与他一同兴奋与高兴。同时，在心理治疗中，只要我们发自内心的尊重对方，做到真诚、温暖与共情，我们就能走进来访者的内心，以来访者为中心，对他无条件积极关注，贴心陪伴他走出困境。如果从能量运动的观点剖析"真心"的生理机制，那可能就是原子适节律的一致吧！不仅真心，还有类似的"共情"，其结果都是使来访者感到熟悉、安全与理解。既然物质世界都是能量的交流，除了能表达之外，还具有尚未了解的、非凡的洞察其他事物的能力。在国外，尤其苏联曾有个研究人体潜能的机构，他们研究发觉人有如下潜能②：

① 催眠术能增加人的创造力；

② 一个棋手能同时与十二个人下棋，一点都不会乱；

③ 可以用心快速做算术题，又好难；

④ 用生物生理能来探测地矿；

---

① ［美］斯坦尼斯拉夫·格罗夫：《非常态心理学》，刘毅等译，云南人民出版社 2003 年版，第 20—29 页。

② ［苏］史坦利·库皮尼：《潜能开发——人类发展的可能性》，张宝蕊译，中美精神研究所。

⑤ 用皮肤看东西的特殊能力。

这些机能发挥时，个体一般都处于身心放松的状态。不过，如果特别有意强调这时功能的出现，结果往往适得其反。值得一提的是，当个体在呈现这种活动时，都会消耗大量的精力。还有研究指出，个体在无意识时这些潜能最容易释放，为此，有人研究人处于催眠状态下脑电波的变化。一般来说，人的脑活动有四种不同的状态[①]：

贝塔（Beta）层次：一般人所经验到的昏昏欲睡，似睡非睡，似醒非醒的脑波状态。脑电波的频率为每秒 14—7 周期，五官与外界接触不太灵活，整个身体处于非常

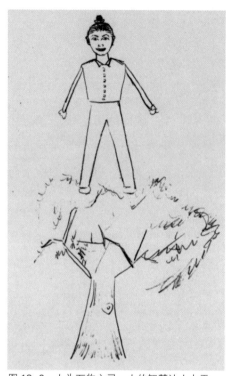

图 13-6　人为万物之灵，人的智慧让人上天入地

放松。研究表明：这个层次生理和心理呈现自我调节的现象，许多的内在压抑、痛苦情绪得到舒解，血压与心律都易趋向正常与平稳。这个层次称"内意识层"。人类智能的发展研究主要集中在对阿尔法脑波的利用。

西塔（Theta）层次：这属于刚刚入睡的脑波状态。介于内意识与潜意识之间，脑波活动的频率为每秒 7—4 周期。

得塔（Delta）层次：这是属于深睡眠的脑波状态，又叫做潜意识脑波的活动频率是每秒 4 周期以下，人会做梦，就是一种潜意识的作用（Silva and Stone，1989）。杜柏洛夫（A. P. Dubrov，1974）指出，所有的生物体都会解放出一种重力波。大自然中有四种力量存在：电磁力、动力，强

---

① ［苏］史坦利·库皮尼：《潜能开发——人类发展的可能性》，张宝蕊译，中美精神研究所，第113—115页。

核力及弱核力，脑也可以释放电磁场，人脑也可以调和这些电波，使其产生一些可观察的效应。这些效应包括：远距离物品的移动、心智活动的空中电离现象、远距离胶片的曝光、生物与时间的互动及分子变换的状态。

只有在放松的情况下，潜藏在我们潜意识，或心灵深处的能力才有可能有效被激发或触动。因此，身体自我放松，心理的空间相对也越宽大、气度也会增加。纳西叟·依瑞拉所著的《心身的潜力》一书中指出人的疾病并非由生理招致，还与人的大脑收到强烈而频繁的讯号有关。比如沮丧的情绪，就会对它释放出大量的 STH（Somatatrophic）荷尔蒙，以抑制、平衡这种沮丧的情绪。不过，如果供应过剩，就会造成疲倦、风湿及气喘。如果情感是亢奋的，例如紧张、焦虑，就会释放出大量的 ACTH（Adrenocoricolrophic）荷尔蒙，使身体注入肾上腺素，从而让人活泼起来。如果供应过剩，遂会造成溃疡、消化不良、失眠、糖尿病等生理上的病变，并使各肌体组织易于感染疾病。所以，只有在身体全然放松的情况下，荷尔蒙的分泌才会自然与正常。不仅如此，许多所谓的"脑鸦片"，它常常带给我们轻松自在、愉悦的荷尔蒙，这些化学递质的分泌，能激活我们身体的积极情绪，从而帮助我们面对各种困难，提高效率。

人为了，人的潜能很大，我们应该敬畏生命，努力认识生命，积极开发生命。

后记：写给自己看的文字

教学、科研之余，我喜欢写些所思所感的文字，希望能让生活中的心静下来，好让现实中的我回归内心，与心底的那个真我交流。我业余也从事一些心理咨询工作，自然也免不了写下有关心理咨询的文章。说到咨询，也是一个人发现自我，听从内心召唤与超越的心路历程。

我是2006年开始从事心理咨询的，以往也有，但多是与人聊天，内容大多是指导与心理学知识的传播。这主要是2000—2003年在北京师范大学读博士期间，我参加了《中美心理咨询师高级研修班》，它似一本新书让我真正懂得了心理咨询，它像一粒种子播下了我热爱这项助人的事业。这个班的任课老师是美籍华人李绍昆和张宝蕊，以后，我还参加过他们主持的其他培训。

此后，我又进入社会的培训机构，一边培训心理咨询师；一边参与心理咨询的实践。在这期间，我经常把我有感触的经历或一些感悟写出来。如果不写出来，内心如同有说话的冲动却没有表达一样，会很难受。为此，我会抓紧时间把这种冲动诉之笔端，顷刻间在行文的表达中，享受一种莫名的快乐与满足。

我认为，这些写给自己看的文字，最大的特点是情感很真实、文字也朴实。

写这样的文字自然、快乐。我非常欣慰这种作法，因为内心的冲动、困惑只有用文字表达出来了才明确与清楚，有关这个问题也才会真正放下。同时，我才真正在这个问题上获得自我的超越。这是我喜欢写作的原因，也是感到快乐的原因。因此，我认为写作，尤其是发自内心有表达欲望时的行文走笔，是有心理治疗作用的。难怪歌德会写《少年维特之烦恼》；司马迁会写《史记》。不言而喻，现实生活中很多艺术创作，也都是艺术家内心困惑或情感的宣泄，由于是内心的真情实感，又是受所谓"灵感"的驱动，所以他们完成了自我的超越，这是他们以后自我再无法复制的奇迹，也是无法再去超越的生命巅峰。

民间有云："有心栽花花不开，无心插柳柳成荫。"这说明人生中我们越着极力装饰、打造的事却往往不成，而只要我们努力尽心做好身边的事，不用去功利地期待"成功"，随着日积月累，成功就会自然找你来。真情实感的作文会打动人，无论如何修饰的"八股文"，也只能让人味同嚼蜡。为此，我认真做事，认真做人，而不去刻意追求所谓的"成功"。我认同一个同事说的话："生命中是你的迟早会来，不是你的，即使你已拥有了也会不经意间溜走。"如果生命是这样的话，人人做事尽责尽职，个个品行能"慎独"，那么社会就会和谐，人类就会进入真正的大同。然而，令人遗憾的是我们早已忘却了这些亟待回归的生活态度。当我秉承这一生活态度时，我就真的没有了麻烦和困扰，我内心也就充实与快乐。我一心就会想着："把当下的事做好吧。"可以说，我这样听从内心的召唤，我写的这些文字，也是在这种人生理念下完成的。

有感而发，有情则动。每写完一篇文字，我都会欣慰，我都会愉悦，我真地体会到了一种内心的满足，而非能用"自豪"、"成就之感"等溢美之词所形容。

人常说："文如其人。"我是这样朴实的人，我认为做这样平凡的"真人"是一种境界，这也是我认同并追求的人生观。

有时，在课堂上与学生分享我的文章，他们感觉非同一般，说："老师，我们很需要这些真诚的东西。"这句话，尤其那位同学的眼神，促使我把这些文字整理出版，我想让更多的人读到它，能给阅读这些文字的人以人生的启迪，也促使那些从事心理咨询的同仁得以专业的成长。

这曾经是我写给自己看的，是我内心的召唤！

如果你是同路人，或者说自己人，那就让我们一同上路吧！

宋兴川

2014 年 11 月，于浙江丽水